Bronwyn Hocking wurde in Australien geboren. In England besuchte sie das Hornsey Art College. Sie arbeitete als Grafikerin und in der Film- und Fernsehbranche.
Heute lebt sie mit ihrem Sohn in der Nähe von Oxford.

Dieses Buch wurde auf chlor- und säurefreiem Papier gedruckt.

Deutsche Erstausgabe März 1992

Titel der Originalausgabe: »Little boy lost«

Originalverlag: Bloomsbury Publ., London
Umschlaggestaltung: Adolf Bachmann
Umschlagfoto: Silvestris/Nowotny
Satz: MPM, Wasserburg
Druck und Bindung: Ebner Ulm
Printed in Germany 5 4 3 2 1
ISBN 3-426-02444-6

Bronwyn Hocking

Sam – Mein Sohn ist autistisch

Aus dem Englischen von
Barbara Steckhan und Christine Strüh
Kollektiv Druck-Reif

Knaur®

Dieses Buch ist meinem Sohn gewidmet, der viel tiefere Narben auf seiner Seele davongetragen hat als ich. Ich habe beschlossen, Freud und Leid mit ihm zu teilen.

Dieses Buch ist ein Tatsachenbericht. Alle Personen, die auf den folgenden Seiten beschrieben werden, gibt es wirklich. Allerdings sind einige Namen geändert worden, um die Privatsphäre der Betreffenden zu schützen.

Vorwort

Diese Geschichte ist sehr persönlich. Dazu möchte ich deutlich anmerken, daß ich in diesem Buch ausschließlich meine eigene Meinung zum Ausdruck bringe. Alle Personen, die beschriebenen Beziehungen, die Bücher und die Schlußfolgerungen, die ich über das Wesen des Autismus ziehe, werden so geschildert, wie sie sich meiner persönlichen Einschätzung nach darstellen.

Bestimmt werden manche meine Ansichten über den Autismus nicht teilen. Die Auseinandersetzung darüber, ob er auf Veranlagung oder auf Umwelteinflüssen beruht, ist bereits im Gange, seit Leo Kanner diese Frage im Jahre 1943 aufwarf. Eine Einigung konnte bis heute nicht erzielt werden.

Die Theorien, mit denen ich anfangs konfrontiert wurde, beruhten alle auf der Vorstellung, Autismus werde durch eine biologische oder organische Fehlfunktion hervorgerufen, deren Ursache im genetischen Bereich zu suchen sei. Unter den Ärzten und Lehrern, denen wir begegneten, schien diese Ansicht allgemein akzeptiert zu werden. Allerdings fand ich bald heraus, daß dieser Ansatz in Europa nicht so weit verbreitet ist, obwohl er unter Medizinern in Großbritannien vorherrscht. Beispielsweise ist man in Frankreich und in Italien eher bereit anzuerkennen, daß der Autismus eine psychische und emotionale Behinderung darstellt. Auf diese Weise eröffnet sich ein weitaus größeres

Spektrum an Therapiemöglichkeiten, besonders dann, wenn die Krankheit frühzeitig diagnostiziert wird.
Meine eigenen Schlußfolgerungen über den Autismus ergeben sich aus der Lektüre einschlägiger Literatur und den zehn Jahren, die ich jetzt mit meinem autistischen Sohn zusammenlebe. Meiner Ansicht nach entsteht autistisches Verhalten aus dem fortdauernden Versuch des betroffenen Kindes, sich von gerade denjenigen Erfahrungen abzuschotten, die für seine Mitmenschen das Leben an sich darstellen. Das Kind weicht dem direkten Kontakt mit anderen aus und kapselt sich von seiner Umwelt ab. Dabei ist am schlimmsten, daß es sich auch von seinen eigenen Gefühlen abgrenzt.
Wir alle verdrängen manchmal unsere Gefühle, wenn wir momentan nicht mit ihnen umgehen können. Ein autistisches Kind jedoch setzt diesen Schutzmechanismus mit einer solchen Beharrlichkeit ein, daß es schon von frühester Kindheit an kein Bewußtsein für die eigenen Reaktionen entwickelt, die doch die Grundlage einer zukünftigen emotionalen Entwicklung sind. Hat es diese erste Sprosse der Entwicklungsleiter verpaßt, müssen auch die nächsten Schritte zwangsläufig fehlschlagen. Deshalb entwickeln viele autistische Kinder niemals das komplexe Netzwerk einander bedingender Fähigkeiten, die notwendig sind, um zu anderen Menschen Beziehungen aufzubauen.
Vermutlich gibt es viele Gründe, warum ein Kind nicht in der Lage ist, mit der Umwelt in einen sinnvollen Kontakt zu treten oder diesen aufrechtzuerhalten. Allerdings ist der wichtigste sicherlich, daß es seine ersten Lebenserfahrungen nicht als befriedigend erlebt hat. Unsere Gesellschaft jedoch schreckt offenbar vor

diesem Ansatz zurück. Irrtümlicherweise wird angenommen, daß diejenigen, die derartige Ansichten vertreten, nur den Eltern die Schuld in die Schuhe schieben wollen. Aber Schuld ist in diesem Zusammenhang überhaupt nicht wichtig. Auch Eltern sind selbst einmal Kinder gewesen, und vielleicht haben sie ebenfalls gelitten, so daß sie heute keine Beziehung zu ihren eigenen Kindern aufbauen können. Niemand ist schuld an einer derart tragischen Entwicklung. Das Kind, die Mutter und die ganze Familie müssen die Konsequenzen tragen. Und auch die Gesellschaft, die die Augen vor der Tatsache verschließt, welch folgenschwere Fehler Eltern im Umgang mit ihren Kindern machen, und daß diese Eltern alle Hilfe bitter nötig haben.

1 Das Haus auf dem Hügel

Als das Jahr 1978 zu Ende ging, standen wir vor dem härtesten Winter seit langem. Er schärfte die Krallen und wetzte die Zähne, bereit, die Herrschaft zu übernehmen. Als mein Sohn schließlich am Anfang des neuen Jahres geboren wurde, hatte die kalte Jahreszeit uns voll im Griff. In den Dachbalken heulte der Wind, und er rüttelte an den morschen Fensterläden unseres kleinen Steinhauses. Vor den Fenstern hingen meterlange Eiszapfen, so daß wir die traumhafte Aussicht über das Tal mehrere Monate lang nicht genießen konnten. Ein paarmal waren wir sogar völlig eingeschneit. Damit begann unsere Isolation.

Peter und ich waren zwar schon vor mehreren Jahren von London nach Yorkshire gezogen, doch unsere Hütte hatten wir erst kürzlich gefunden. Da wir in dieser Gegend weder Freunde noch Verwandte besaßen, waren wir voll und ganz – also viel zu sehr – auf uns selbst gestellt. Unser Haus lag am Ende einer von vier Häuserzeilen, die, wie es für Yorkshire typisch ist, einfach mitten in die Landschaft gesetzt worden waren. Es gab nur einen einzigen Laden, und da die nächste Stadt mehrere Kilometer entfernt lag, lebten wir in gewisser Hinsicht wie in einem kleinen Dorf. Die Häuser schmiegten sich an den Nordhang einer steilen Hügelkette, die zu den ersten Erhebungen der Yorkshire Dales gehört. So lag unsere Hütte wirklich in einer wunderschönen Landschaft, doch dank der herunter-

hängenden Tapeten und der feuchten Mauern war es bis zu unserem »Traumhaus« noch ein weiter Weg.
Seit mehreren Jahren war dieses Haus leer gestanden und hatte offenbar nur auf zwei so naive Seelen wie Peter und mich gewartet. Auf den ersten Blick verliebten wir uns in die Aussicht – ich hatte mir schon immer gewünscht, einmal weit oben auf einer Anhöhe zu wohnen – und waren begeistert vom verwilderten Garten. Obwohl wir keinen Schlüssel hatten und das Innere nicht besichtigen konnten, hätte ich das Haus am liebsten sofort gekauft. Peter fiel die Entscheidung nicht so leicht wie mir. Erst viele Jahre später erfuhr ich von ihm, daß damals etwas geschehen war, das ihn beunruhigt hatte.
Als wir fortgingen und Peter sich noch einmal umdrehte, sah er hinter dem Fenster im ersten Stock einen offenbar eingeschlossenen Vogel, der völlig verängstigt mit den Flügeln schlug. Bei unserem nächsten Besuch konnten wir auch das Innere des Hauses besichtigen, und da fanden wir die traurigen Überreste des Tieres: ein kleines Häufchen schmutziger Federn auf dem gewellten Linoleum. Mir wäre es gar nicht aufgefallen, wenn Peter mich nicht darauf hingewiesen hätte. Ob es ihm nun zu dumm vorkam, dieses Ereignis als schlechtes Omen zu interpretieren, oder ob er sich einfach von meiner Begeisterung mitreißen ließ, jedenfalls war auch Peter schließlich damit einverstanden, Valley View zu kaufen. Also stürzten wir uns Hals über Kopf ins Abenteuer; die Vorstellung, Hausbesitzer und damit ein für allemal frei von jeglichen Verpflichtungen gegenüber Vermietern zu sein, fanden wir berauschend. Dabei machten wir uns nicht klar, was es hieß, dieses eigentlich unbewohnbare Gemäuer »herzurich-

ten«. Wir dachten, mit ein wenig Schmirgelpapier und ein paar Nägeln sei alles getan. Vielleicht würden wir höchstens einmal einen Handwerker brauchen, der uns bei den gröberen Arbeiten half. Allerdings besaßen wir keine Möbel, und im Haus gab es weder Heizung noch fließend warmes Wasser oder Bodenbeläge. In einem Raum war nicht einmal ein Fußboden vorhanden: Zwischen den verrotteten Dielen lugte die nackte Erde hervor. Außerdem hatten wir keinerlei finanzielle Rücklagen. Mit einem Wort: Wir waren ausgesprochen naiv.

Die ersten Monate in unserer eisigen Hütte wurden hauptsächlich von zwei Dingen beherrscht: von der alles durchdringenden sibirischen Kälte und von meiner überwältigenden Freude, ein eigenes Haus zu besitzen. Dabei war die Freude das überwiegende Gefühl, und sie half uns über die mir allmählich dämmernde Erkenntnis hinweg, daß unsere Entscheidung vielleicht etwas vorschnell gewesen war: Wir hätten besser unsere alte Wohnung behalten sollten, bis wenigstens einige der grundlegendsten Reparaturen durchgeführt worden waren. Am schlimmsten waren die Abende, wenn wir völlig durchgefroren und ausgehungert herumsaßen. Unsere mageren Ersparnisse reichten gerade noch für das Nötigste, und so bestand unser Abendessen hauptsächlich aus Brot und Kartoffeln, ergänzt durch unzählige Tassen lauwarmen Tees. Lauwarm deshalb, weil wir das Wasser auf unserem achtzig Jahre alten Küchenherd einfach nicht zum Kochen brachten. Zwar war er eine richtiggehende Antiquität, aber er wollte einfach nicht mehr so richtig funktionieren. Achtzehn Monate lang kämpften Peter und ich Abend für Abend mit seinen Tücken, bis wir

ihn schließlich herausrissen und in einem Anfall lustvoller Rache in Stücke schlugen.
Um uns warm zu halten, kuschelten wir uns aneinander – trotz Anspannung und der Risse, die sich allmählich in unserer Beziehung abzeichneten. In unserem verzweifelten Verlangen nach Sicherheit versuchten wir voneinander das zu bekommen, was wir in uns selbst vermißten. So klammerten wir uns regelrecht aneinander. Und manchmal gelang es uns sogar: Manchmal waren wir wirklich glücklich.
Nach vier Monaten in Valley View, gerade als sich das erste zarte Grün im Birkenwäldchen bereits in dichtes Laub verwandelt hatte, stellte ich fest, daß ich schwanger war. Obwohl es uns nicht völlig unvorbereitet traf, versetzte uns die Aussicht, ein Kind zu bekommen, in ziemliche Verwirrung. In den letzten Monaten war ich freiberuflich tätig gewesen, doch Peter hatte erst eine Woche vor meiner Entdeckung wieder eine Vollzeitstelle angenommen. Der Zeitpunkt für eine Schwangerschaft war also nicht gerade günstig.
Zusätzlich zu den Anforderungen, die sein neuer Arbeitsplatz an ihn stellte, schlug sich Peter vermutlich in dieser Phase mit ernsten Zweifeln herum, ob er für mich und unser Kind wirklich sorgen konnte. Hinzu kamen die Ängste vor den Veränderungen, die uns erwarteten, wenn das Kind erst einmal da war. Mir machte in den ersten Monaten meiner Schwangerschaft vor allem zu schaffen, daß wir, obwohl wir schon viele Jahre zusammenlebten, nicht verheiratet waren. Ich fühlte mich allein gelassen und schutzlos. Zwar hatten wir ursprünglich vorgehabt, die Sache mit der Ehe in Angriff zu nehmen, aber irgendwie kam es

nie dazu, und dann hatten wir auf einmal den richtigen Zeitpunkt verpaßt.
Rein körperlich verlief meine Schwangerschaft problemlos, doch psychisch befand ich mich im Chaos. Unsere unzulänglichen Wohnverhältnisse machten mir große Sorgen. Immer noch war unsere Hütte feucht, zugig und unmöbliert, also alles andere als ein passendes Zuhause für ein Neugeborenes. Außerdem fürchtete ich um meine Beziehung zu Peter, der sich mir gegenüber entweder völlig verschlossen oder aber aufbrausend und unberechenbar verhielt. Natürlich hatte ich auch die üblichen Ängste, mein Baby könnte mißgebildet oder in sonst einer Weise behindert zur Welt kommen. Aus unerklärlichen Gründen hatte ich das Gefühl, daß *mein* Kind einfach nicht lebensfähig sein konnte. Darin wurde ich durch die negative Haltung meiner Schwestern zu meiner Schwangerschaft nur noch bestätigt. Da sie beide weit entfernt lebten, fanden unsere Gespräche nur am Telefon statt. Die ältere wollte mir einreden, ich sei nicht zur Mutter geeignet und sollte das Kind besser abtreiben lassen, während die andere behauptete, aus ihrem »Kirschkerntest« erfahren zu haben, mein Kind sei ein Zwitter und somit eigentlich nicht wirklich existent. Beide Gespräche beunruhigten mich zutiefst.
Meine beiden Schwestern sind um einiges älter als ich. Da sie zur Zeit meiner Geburt bereits Teenager waren, konnten sie aus erster Hand miterleben, welch ungünstigen Einfluß die ablehnende Haltung unserer Mutter auf meine Entwicklung hatte. Vielleicht spürten sie instinktiv, daß ich mir mit dem Versuch, selbst ein Kind großzuziehen, nur Probleme einhandeln würde. Damit hatten sie letztendlich auch recht, doch da ich damals keine Ahnung hat-

te, worauf ihre düsteren Prognosen beruhten, taten sie mir mit diesen Gesprächen keinen Gefallen.
Als ich im siebten Schwangerschaftsmonat meinen Beruf aufgab, geschah das eher aus emotionalen Gründen als aus gesundheitlichen, denn die Arbeit hatte für mich immer eine große Belastung bedeutet. Meine Tätigkeit bei einer Fernsehgesellschaft war zwar recht interessant, aber ich hatte fast keinen Kontakt zu meinen Kollegen, da ich damals noch sehr schüchtern war. Jetzt arbeitete Peter in der gleichen Abteilung wie ich, und als er das Büro neben meinem bezog, wurde dadurch alles noch viel anstrengender für mich. Eigentlich war ich froh, daß ich einen guten Grund hatte, meinen Job an den Nagel hängen zu können.
Weil ich weder Freunde noch Nachbarn in meinem Alter hatte, mit denen ich reden konnte, war ich nun, da ich meine Verbindung zur Außenwelt abgebrochen hatte, die meiste Zeit allein. Darüber hinaus machte die Tatsache, daß ich jetzt sowohl finanziell als auch emotional völlig von Peter abhängig war, uns beiden angst. Mittlerweile hatte er die ersten Erfolge zu verzeichnen und arbeitete sehr viel, so daß wir nur wenige Stunden am Morgen und spät abends nach Arbeitsschluß für uns hatten. Offensichtlich kam Peter aber zusehends zu der Auffassung, daß sein Arbeitsplatz ein angenehmerer Aufenthaltsort war als sein Zuhause, das nun zwar nicht mehr einem Kühlschrank glich wie einst, aber immer noch bestenfalls spartanisch genannt werden konnte. Weil Peter fast nie da war und ich in meinem Zustand nicht viel unternehmen konnte, kamen wir mit der Renovierung unseres Häuschens nur quälend langsam voran.
Je weiter meine Schwangerschaft fortschritt, desto la-

biler wurde meine Gemütsverfassung. Ich konnte mich nicht einmal mehr aufs Lesen konzentrieren. Es kostete mich ungeheure Kräfte, nach außen hin »normal« zu erscheinen, und nur mit äußerster Mühe konnte ich meine Ängste vor den Nachbarn und meinem Arzt verbergen. Hätte ich nicht eine Freundin gefunden, wäre ich vielleicht unter dieser Belastung zusammengebrochen. Doch durch meinen Kontakt zu Jo wurde alles viel einfacher. Sie war erst vor kurzem in die Häuserzeile, die ein Stück unter uns lag, gezogen, und unsere Babys sollten ungefähr zur gleichen Zeit auf die Welt kommen. In mancherlei Hinsicht war unsere Situation ähnlich. Mit Mitte Dreißig gehörten wir beide zu den »älteren« Erstgebärenden. Jo gab mir Sicherheit. Peters gelegentliche ungestüme Ausbrüche schienen sie ebensowenig aus der Ruhe zu bringen wie mein neurotisches Verhalten. Vielleicht fiel es ihr auch einfach nicht auf. Doch zweifellos war Peter ebenso unberechenbar wie ich neurotisch, und in diese Umgebung wurde unser Sohn hineingeboren.

2 Das Baby

Zu meinem großen Kummer wurde Sams Geburt künstlich eingeleitet. Eigentlich wollte ich mein Kind in der kleinen Entbindungsstation des örtlichen Krankenhauses zur Welt bringen, aber es kam alles ganz anders. Man schickte mich zu einer Routineuntersuchung in das größere Krankenhaus in der Stadt. Dort stellte man fest, daß mein Blutdruck viel zu hoch war, und teilte mir mit, ich müsse im Krankenhaus bleiben. Für mich war mein Blutdruck jedoch nur darauf zurückzuführen, daß ich während der Untersuchungen mehr als zwei Stunden halb nackt und lediglich mit einem Laken zugedeckt daliegen mußte. Doch die Mitarbeiter des staatlichen Gesundheitsdienstes setzten sich durch, und man schob mich in ein Krankenzimmer. Nachdem ich dort mehrere Tage weiter nichts getan hatte, als an den Nägeln zu kauen, verkündete man mir endlich, mein Kind sei seit zwei Wochen überfällig. Mir war das neu, doch die Fachleute waren sich ihrer Sache ganz sicher. Ein nächtlicher Ausflug in den Kreißsaal erwies sich als falscher Alarm. Nach mehreren Stunden nutzlosen Wartens erschien jemand mit einem Gestell, an dem bedrohlich wirkende Infusionsflaschen hingen. Es hieß, die Geburt meines Kindes müsse künstlich eingeleitet werden. Schließlich wollte ich doch nicht riskieren, daß ihm etwas zustieße? »Natürlich nicht, aber ...«

Daß meine Proteste ignoriert wurden, überraschte

mich nicht weiter. Mittlerweile hatte ich den Eindruck, daß das Schicksal die Zügel in die Hand genommen hatte – meine Zukunft und die meines Kindes lagen in den Händen der Götter. Also wurde Sams Geburt eingeleitet. Für mich bedeutete das eine ausgesprochen beängstigende Erfahrung. Trotz der Schmerzwellen, die stundenlang meinen Körper schüttelten, hatte ich seltsamerweise das Gefühl, als ob ich überhaupt nicht existierte. Auf einmal brach das absolute Chaos aus. Irgend jemand rief eindringlich: »Pressen, pressen!« Das war mein Stichwort. Hastig blätterte ich die noch vorhandenen Fetzen meiner Erinnerungen durch, doch die wahre Bedeutung dieser Anweisung wollte mir einfach nicht mehr einfallen. Ich erinnerte mich an nichts mehr. Der Schmerz erreichte seinen Höhepunkt, und dann war alles vorbei. Wenige Minuten später legte man mir ein warmes Bündel in die Arme, doch bald darauf war es wieder verschwunden. Ebenso wie alle anderen Beteiligten auch.

Einige Stunden später lag ich noch immer allein im Kreißsaal. Inzwischen hatte ich das Gefühl, ich müßte den Rest meines Lebens an diesem kalten, einsamen Ort verbringen. Als eine vorbeigehende Krankenschwester mir mitteilte, ich müßte warten, weil mein Baby von einem Kinderarzt untersucht werde, flatterte ein letztes Bruchstück von Erinnerung durch mein Bewußtsein. »Warum?« fragte ich mich. Es war zwei Uhr nachts, und ich war einsam und verwirrt und wußte nicht, wo mein Baby war. Voller Trauer wurde mir bewußt, wie sehr sich die Ereignisse der letzten vierundzwanzig Stunden von der erfüllenden Erfahrung in einer entspannten und liebevollen Atmosphäre unterschieden, die ich mir gewünscht hatte.

Die folgenden zwei Tage vergingen wie im Traum, bis wir schließlich unseren ursprünglichen Bestimmungsort, die kleine Wöchnerinnenstation in unserem örtlichen Krankenhaus, erreichten. Dort herrschte eine freundliche Stimmung, und die Zimmer waren nicht so überbelegt. Doch den schlechten Start, den mein Sohn und ich gehabt hatten, konnten wir damit nicht ungeschehen machen. Man ermunterte mich, mein Kind zu stillen, was mir eigentlich auch wichtig war. Allerdings klappte es nicht so einfach und selbstverständlich, wie ich es mir vorgestellt hatte. Alle vier Stunden saßen wir Mütter mit den Babys im Arm neben unseren Betten und legten die Kinder an die Brust. »Eine Minute an jeder Brust, und das vier Minuten lang«, rief die Kinderschwester fröhlich. Pflichtbewußt folgte ich ihren Anweisungen, aber dabei fiel mir auf, daß Sam nie länger als ein paar Sekunden saugte. Zuerst machte ich mir deswegen große Sorgen und erwähnte das ein- oder zweimal. Später jedoch tat ich so, als ob ich es nicht bemerkte. »So wird es schon richtig sein«, dachte ich, und setzte das fort, was ich heute als ausgesprochen schlechten Ernährungsplan bezeichnen würde. Gleichzeitig bekam ich immer mehr Angst davor, Sam anzulegen. Vor der Hoffnungslosigkeit, die mich befiel, wenn er nicht trinken wollte, schirmte ich mich ab, indem ich alle meine Gefühle verdrängte. Von einer »reziproken Interaktion«, wie sie D. W. Winnicott in *Reifungsprozesse und fördernde Umwelt* beschreibt, war bei uns nicht die Rede.

Als ich viele Jahre später auf die Arbeiten dieses einfühlsamen Kinderpsychologen stieß, mußte ich weinen. Voller Schmerz und Enttäuschung erkannte ich, wie viel Freude Sam und mir entgangen war und was er alles hatte entbehren müssen. Nutzlos liegen die menschlichen Fähigkeiten brach, wenn nicht schon von Anfang an der Grundstein für ihre Entwicklung gelegt wird. Sam und ich hatten in unseren ersten Tagen wenig Glück gehabt. Ganz gleich, ob mein Sohn durch meine problematische Schwangerschaft negativ beeinflußt worden ist, trugen die Umstände, unter denen seine Geburt stattfand, sicherlich beträchtlich zu dem Streß in seinen ersten Lebenstagen bei. Das bedeutete, daß die erste Sprosse auf seiner Entwicklungsleiter nur sehr schwach ausgebildet wurde. Dies wiederum vergrößerte die Gefahr, daß er auf der zweiten Stufe stolpern würde, wenn sie nicht genau in der richtigen Höhe angebracht war. Da Sams Start in diese Welt so schwierig war, wurde er deshalb verletzlicher als andere Kinder.

Meine letzten Tage im Krankenhaus verbrachte ich in ständiger Angst. Ich litt unter schrecklichen Alpträumen und war hin- und hergerissen zwischen zwei widersprüchlichen Bedürfnissen: Einerseits wollte ich zurück nach Hause, um selbst zu sehen, ob alles in Ordnung war. Andererseits fürchtete ich mich vor den Ansprüchen, die dort an mich gestellt werden würden. Hinzu kam, daß Peter sich eigenartig verhielt. Offenbar war er unfähig, sich die Besuchszeiten des Krankenhauses zu merken. Jedesmal, wenn alle anderen Besucher bereits aufbrachen, kam er atemlos ins Zimmer gestürzt.

»Du kommst zu spät. In einer Minute mußt du schon wieder gehen«, beschwerte ich mich dann.

»Aber es ist doch jetzt erst vier. Du hast gesagt, die Besuchszeit ist von vier bis fünf«, verteidigte er sich.

»Ich verstehe dich nicht! Das gleiche Problem hatten

wir doch schon gestern. Warum kannst du denn nicht pünktlich kommen, wie alle anderen auch?«

»Tut mir leid! Entschuldige bitte. Tut mir wirklich leid!«

Daraufhin fing ich regelmäßig an zu weinen, und Peter wirkte geknickt. Nach diesem Schema verliefen fast alle seine Besuche während meines Krankenhausaufenthaltes.

Schließlich wurden Sam und ich aus der Wöchnerinnenstation entlassen, und Peter wartete auf uns, um uns nach Hause zu bringen. An diesem Morgen, an dem wir wieder in die Welt hinaustraten, herrschten vier Grad minus, und die Landschaft hatte sich in eine Traumwelt verwandelt. Es war sogar zu kalt, um zu schneien, aber Wege und Bäume waren mit Rauhreif überzogen, der im Sonnenlicht wie Kristall funkelte. Vorsichtig stellten Peter und ich die Tragetasche auf den Rücksitz, wobei wir kaum wagten einen Blick auf ihren Inhalt zu werfen.

»Ist alles in Ordnung mit ihm?« fragte Peter.

»Ja«, antwortete ich, »alles ist in Ordnung.«

Zu Hause angekommen, tranken wir den Champagner, den Peter von unserem letzten Geld gekauft hatte. Dann blickten wir voller Ehrfurcht auf unseren Sohn, der noch immer in seiner Tragetasche schlief. Ich genoß die himmlischen Töne von Delius' *Spaziergang im Paradies*, während ich auf das Tal hinunterblickte, und ich weiß noch genau, daß ich zum erstenmal eine leise Ahnung davon bekam, welch ungeheure Aufgabe uns bevorstand.

Bald gewöhnte ich mich an die neue Situation. Jeder meiner wachen Momente war von Müdigkeit überschattet, die sich wie ein feiner grauer Nebel über die

Wirklichkeit legte. In meiner ständigen Sehnsucht nach Schlaf verschmolzen Tag und Nacht zu einer Einheit. Die seligen Phasen des Forttauchens in den Dämmerzustand wurden jedes Mal abrupt vom Geschrei meines Sohnes unterbrochen. Ich fühlte mich unfähig, seine ständigen Bedürfnisse zu befriedigen, und ich konnte einfach nicht verstehen, warum er immer schrie. Seine Forderungen schienen unermeßlich, meine Kräfte hingegen schwanden zusehends. Damals wußte ich noch nicht, daß er wahrscheinlich die meiste Zeit über hungrig war, weil wir uns nie einen regelmäßigen Rhythmus beim Stillen angewöhnt hatten. Sam nahm auch nur wenig zu; in einer Phase verlor er sogar an Gewicht.

Einen Monat nach Sams Geburt kam Harry, der Sohn meiner Freundin Jo, zur Welt, und von nun an konnten wir Mütter einander unterstützen. Allerdings war zumindest mir von Anfang an klar, daß ich sie mehr brauchte als sie mich. Auch Jo fiel es schwer, nach einem Leben in völliger Unabhängigkeit und nach ihrer erfolgreichen Karriere plötzlich für ein Wesen verantwortlich zu sein, dessen Wohlergehen einzig und allein von ihr abhing. Doch wenigstens hatte sie Freunde und Verwandte, die ihr unter die Arme griffen. Ich beneidete sie zwar um diesen Rückhalt, aber ich war froh, daß sie da war. Normalerweise legten wir die Babys auf den Teppich in ihrem Wohnzimmer, wo wir sie beobachten und verglichen, während wir Kaffee tranken. Sam war groß und schlank, Harry dagegen klein und rund. Daß mit Sam möglicherweise etwas nicht stimmte, kam dabei nie zur Sprache. Ich weiß noch, daß ich Jo sogar bedauerte, weil ihr Sohn einen leichten Leistenbruch hatte. Dieser heilte zwar schnell, aber zumindest hatte so auch er in den ersten Wochen einen kleinen Makel – wenigstens sah es in meinen Augen so aus. Interessanterweise erwies sich damals Sam als der aufgeschlossenere der beiden; er griff oft nach Harrys Hand und schaute ihm direkt in die Augen. Angesichts der langen Zeit, die seitdem vergangen ist, würde ich normalerweise an meinem Erinnerungsvermögen zweifeln, aber ich besitze Fotos, auf denen zu sehen ist, wie Sam Harrys Hand drückt und ihm ins Gesicht lacht.

Von der Jugendpflegerin wurde Sam als nervöses Baby bezeichnet. Ich weiß noch, daß er manchmal wie ein kleiner alter Mann seinen Kopf ganz merkwürdig schüttelte. Doch abgesehen von dieser Eigenart schien seine Entwicklung normal zu verlaufen. Mit fünf Wochen lächelte er und beobachtete seine Finger und Zehen, wenn er sie bewegte. Muster und Formen begeisterten ihn, und er schien auf viele Anregungen fast überzureagieren. Wenn ihm etwas besonders gefiel, zitterte er am ganzen Körper.

In dieser Zeit bastelten Peter und ich ständig am Haus herum. Es gab so viel zu tun! Inzwischen hatten wir genügend Geld, um das notwendige Material zu kaufen, damit wir auch größere Arbeiten selbst in Angriff nehmen konnten. Allerdings besaßen wir nicht genug, um einen Handwerker zu bezahlen. Und so machten wir aufs Geratewohl allein weiter: Wenn uns etwas gelang, hatten wir viel Freude daran, aber unsere vielen Mißerfolge trieben uns regelrecht in die Verzweiflung. Dazu stritten wir uns ständig. Obwohl Sam jeden Morgen schreiend aufwachte, lag er dann später brav in seinem Kinderwagen, während wir arbeiteten. Offenbar schien es ihm gutzugehen. Oft stand sein Wagen viele Stunden lang unter dem Fliederbusch in unserem Garten, und er betrachtete einfach nur die über ihm im Wind wehenden Blätter. Und da er sich fast nie beschwerte, nahmen wir an, er wäre zufrieden und sein Verhalten für Kinder in seinem Alter ganz normal. Die Jugendpflegerin war allerdings anderer Meinung. Sie fand, Sam müßte mit seinen sechs Monaten allmählich nach Gegenständen greifen. Behutsam schlug sie vor, wir sollten ihn dazu ermuntern, indem wir ein Spiel daraus machten. Aber Peter und ich mußten uns dazu zwingen. Außerdem fanden wir beide ihre Sorge etwas übertrieben.

Es kam mir nicht so wichtig vor, ob ein Kind nun nach einem Schlüsselbund griff oder nicht, bis ich wenige Wochen später eine Radiosendung über Autismus hörte, die mich sehr nachdenklich machte. Mit einem Mal wurde mir klar, daß die Beschreibung dieser Störung voll und ganz auf meinen Sohn zutraf, den ich bis dahin für völlig gesund gehalten hatte. Aber es stimmte: Er folgte mir nicht mit den Augen, wenn ich mich bewegte, und die Dinge um ihn herum schienen ihn nicht genug zu interessieren, daß er danach griff. Doch obwohl ich den Eindruck hatte, daß Sams Verhalten in vielerlei Hinsicht mit dem übereinstimmte, was man gemeinhin als autistisch beschreibt, machte ich mir keine allzu großen Sorgen. Da ich von Autismus keine Vorstellung hatte, war dieser Zustand für mich eher ein seltsames, romantisch angehauchtes Verhalten, das gerade bei besonders intelligenten Kindern auftrat. Und ich dachte nicht weiter darüber nach. Kurze Zeit später mußte Sam zu dem routinemäßig im achten Monat durchgeführten Hörtest und fiel prompt durch. Er reagierte überhaupt nicht. Dies beunruhigte mich nun doch, denn ich fürchtete, er sei taub und somit behindert. In der Klinik am Ort führte man noch drei weitere Hörtests mit ihm durch, aber schließlich gab man die Versuche auf. Ich hatte den Eindruck, daß auch die Fachleute vor einem Rätsel standen, denn seltsamerweise schien Sam manche Dinge zu hören und andere wieder nicht. Der leiseste Wassertropfen versetzte ihn in helles Entzücken, doch wenn ein großer Topf direkt hinter ihm krachend zu Boden fiel, zeigte er nicht die geringste Reaktion. Aber da niemand von Autismus sprach, machte ich mir weiter keine Sorgen.

Als Sam neun Monate war, machten wir mit Freunden, die ebenfalls Kinder hatten, Ferien am Meer. Zu meiner großen Freude gefiel Sam meiner Freundin Anne sehr gut, und ihrer Meinung nach war mit ihm auch alles in Ordnung. In diesen zwei Wochen in Cornwall, taute Sam wirklich auf. Peter und ich entspannten uns in der Gesellschaft dieser fröhlichen Menschen und hatten viel Spaß. Ohne Zweifel reagierte auch Sam auf die heitere Ferienstimmung und auf die vielen neuen Gesichter, die plötzlich um uns herum waren.

Strahlend begann unser letzter Ferientag. Von der Küste her strich eine angenehm salzig schmeckende Brise zu uns herüber, und die grün und braun gefleckten Klippen, die steil ins Meer hinabfielen, ließen mich noch immer in Ehrfurcht erstarren. Der Gedanke, daß wir abfahren mußten, brach mir fast das Herz. Wir hatten schon versucht, unseren Aufenthalt zu verlängern, denn Peter und ich spürten beide, daß mit diesen Ferien irgend etwas unweigerlich zu Ende ging. Aber wir konnten nicht länger bleiben. So unternahmen wir noch einmal einen ausgedehnten Spaziergang die Steilküste entlang. Dann verabschiedeten wir uns und machten uns auf den Weg nach Norden, nach Hause. Es waren wunderbare Tage – und zugleich die letzten, die nicht von der Sorge um meinen Sohn überschattet waren.

3 Die Sorgen beginnen

Die Tage wurden kürzer, die Bäume ließen ihre Blätter fallen, und auch meine Lebensgeister sanken. Wenn ich mit Sam zu meinem Nachmittagsspaziergang in den Wald aufbrach, war es oft schon recht frisch und neblig. Trotzdem schien er diese Ausflüge zu genießen, wenn er auch niemals Anstalten machte, die sichere Umgebung seines Sportwagens zu verlassen. Auch mir machten diese Spaziergänge Spaß, doch es gab zwischen uns nur wenig Kontakt. Das störte mich zwar, aber je mehr die Sorgen von mir Besitz ergriffen, desto stärker bemühte ich mich, sie zu verdrängen. Ich war traurig und einsam, denn Jo war fortgezogen und mittlerweile vollauf damit beschäftigt, ihr neues Haus einzurichten. Außerdem war sie wieder schwanger; in meinem Elend sah ich das als Verrat an unserer Sache, denn nun saßen wir nicht mehr im selben Boot.

Manchmal kam es mir vor, als seien Sam und ich die einzigen Menschen auf der ganzen Welt. Wenn Peter sich einmal zu Hause blicken ließ – was selten genug vorkam –, war er niedergeschlagen und gereizt. Ich hatte keine Ahnung, was mit ihm los war, und er anscheinend auch nicht. Zu Anfang des Jahres hatte er eine Affäre gehabt, und seitdem war ich noch unglücklicher und zudem auch verunsichert. Je mehr er mich verletzte, um so stärker sehnte ich mich nach seinem Trost, denn ich hatte ja sonst niemanden. Es war ein Teufelskreis. Aber beide liebten wir Sam und wollten eigentlich nichts anderes sein als eine glückliche Familie. Manchmal entspannte sich die Situation, und dann verbrachten wir schöne Tage miteinander. Wenn er nur wollte, konnte Peter ein liebevoller Vater sein, und ihre glücklichsten Stunden erlebten die beiden, wenn Peter Sam auf seine Schultern setzte und mit ihm lange Wanderungen unternahm. Oft kam er erst Stunden später mit einem erschöpften, aber hellauf begeisterten Sam zurück.

Zu Winterbeginn war die Angst zu meinem ständigen Begleiter geworden. Mit seinen zehn Monaten konnte Sam gerade erst allein sitzen. Ich weiß noch, wie ich versuchte, meiner Schwester von meinen Ängsten zu erzählen. Doch es fiel mir schwer, ihr zu beschreiben, was mit meinem Sohn nicht stimmte. Meinem Gefühl nach fehlte es ihm an Zielstrebigkeit, nicht an Neugier. Inzwischen machte sich auch Peter Gedanken und entwickelte einen Test für Sam. Dabei setzte er ihn auf den Boden mitten zwischen lauter Spielsachen und anderen interessanten Gegenständen. Gewöhnlich jedoch schaute Sam die Dinge kaum an und dachte nicht im entferntesten daran, danach zu greifen. Manche optischen Eindrücke hingegen begeisterten ihn in einem Ausmaß, daß er in einen wahren Freudentaumel verfiel: Beim Anblick eines Lichts oder der Aufschrift an einem Paket begann er am ganzen Körper zu zittern. Sam ergriff nur selten selbst die Initiative, aber seine Reaktion auf Erlebnisse, denen er sich ausgesetzt sah, war oft übersteigert.

Inzwischen machte sich die Jugendpflegerin Sorgen über Sams langsame Entwicklung. In den Augen unseres praktischen Arztes jedoch war alles in Ordnung. »Das liegt noch immer im Bereich des Normalen«, meinte er, »kein Grund, in Panik zu geraten.« Und so zog sich der Winter dahin. Im folgenden gebe ich einen Ausschnitt aus dem Tagebuch wieder, das ich damals führte:

> Sam ist jetzt gerade ein Jahr alt. In der letzten Zeit hatte ich Schwierigkeiten mit ihm. Obwohl ich ihn liebhabe, ist es anstrengend für mich, so eng an einen anderen Menschen gebunden zu sein, daß ich praktisch nichts unternehmen kann. Ich habe viel Energie und große Lust, schwere körperliche Arbeit zu leisten; statt dessen bin ich gezwungen, im Haus zu bleiben und mich um ihn zu kümmern. Ich weiß, es ist furchtbar selbstsüchtig und dumm zugleich, daß ich kaum erwarten kann, bis er älter ist. Seine Zeit als Baby ist doch ohnehin so kurz, und eines Tages werde ich mich sicher nach ihr zurücksehnen. Schon jetzt geht es mir manchmal so. Sam ist mit allem ein bißchen spät dran – mit Sitzen, Zahnen, Krabbeln, Laufen (das kann er immer noch nicht) und Sprechen. Ich hoffe, daß er bald reden lernt und wir uns unterhalten können. Sicher wird es mir dann viel besser gehen. Es erscheint mir oft so wichtig, daß Sam diese Dinge ganz schnell lernt, aber natürlich ist das dumm von mir. Außerdem kommt mir sein Sozialverhalten manchmal sehr erwachsen vor. Er scheint über ein weites Spektrum an Gefühlen und Stimmungen zu verfügen. Oft beobachtet er mit Seitenblicken, was vor sich geht, und manchmal habe ich das Gefühl, er will mich auf den Arm nehmen.
>
> Was mir große Sorgen bereitet, ist die Tatsache, daß es absolut unmöglich ist, Sams Aufmerksamkeit zu

erregen. Ich habe es mit Rufen und mit Händeklatschen versucht, aber wenn er nicht gerade umgänglich aufgelegt ist, hat es keinen Zweck. Außerdem zeigt er wenig Bereitschaft, Hindernisse zu überwinden. Nach wie vor allerdings faszinieren und begeistern ihn Muster und Formen.
Tagsüber, wenn wir allein miteinander sind, sollte ich mein Verhalten ihm gegenüber ändern. Vielleicht muß ich alles viel ruhiger angehen und versuchen, mit ihm in seiner Welt zu leben, anstatt darüber zu jammern, daß er noch nicht an meiner teilhaben kann. Wahrscheinlich wären wir dann beide viel glücklicher. Sam reagiert deutlich darauf, wenn man ihm weniger Aufmerksamkeit schenkt: Er zieht sich zurück. Aber obwohl er soviel Zuwendung braucht, fordert er sie nie ein. Wenn er etwas will, schreit er nicht wie Harry, sondern er wird einfach nur traurig, wenn man ihn zu lange allein läßt. Dieses Verhalten hat eine gewisse Eigendynamik, und nach ungefähr einer Woche fange ich an, ihn für ein stummes kleines Wesen zu halten, das niemals reagieren wird. Wenn ich ihm hingegen viel Aufmerksamkeit schenke (wie Peter und ich es heute taten), wird er gleich viel geselliger, und manchmal erkenne ich ihn kaum wieder.

Während dieses Winters, der nicht enden wollte, tat ich fast nichts anderes, als in mein Tagebuch zu schreiben. An einem der wenigen sonnigen Nachmittage im Februar saß ich mit Sam vor dem Haus und sah plötzlich Jo und Harry den Weg zu uns hinaufkommen. Ich freute mich riesig, denn ich hatte Jo nicht mehr gesehen, seit sie vor fünf Monaten fortgezogen war. Tatsächlich bekam ich in diesem Winter abgesehen von Sam und Peter kaum noch jemanden zu Gesicht. Wir gingen ins Haus, um Kaffee zu trinken, und legten die Kinder zusammen auf den Boden, wie wir es immer getan hatten. Plötzlich schob Harry sich mit einem seltsamen Hüpfen vorwärts. »Was tut er da?« fragte ich verwundert.

»Er krabbelt«, antwortete Jo. »Das macht er schon seit ein paar Monaten.« Dabei lachte sie.

Natürlich! Harry war vierzehn Monate alt, also war es ganz normal, daß er krabbelte. Aber Sam schaffte es noch nicht; er hatte erst vor kurzem das Sitzen gelernt. Der Unterschied zwischen den beiden Jungen war augenfällig, und ich mußte es einfach aussprechen.

»Mach dir darüber keine Sorgen«, entgegnete Jo. »Kinder sind nun mal verschieden. Sie haben alle ihr eigenes Tempo. Außerdem, spielt es denn wirklich eine Rolle, ob er nun krabbelt oder nicht?«

Für mich spielte es eine große Rolle, und dieses Thema beschäftigte mich noch, als Jo und Harry schon lange wieder aufgebrochen waren. Meine Betroffenheit wurde sogar noch stärker, als ich die Fotos sah, die wir an diesem Tag aufgenommen hatten. Sams Gesicht war gerötet und aufgedunsen – später fand ich heraus, daß dies auf seine Allergien zurückzuführen war. An seinem abwesenden Gesichtsausdruck konnte man deutlich erkennen, wie wenig er sich für das interessierte, was um ihn herum vor sich ging. Die Fotos waren der offensichtliche Beweis für die unterschiedliche Entwicklung der beiden Kinder, und ich konnte mich dieser Erkenntnis, die ich bis dahin in die hinterste Ecke meines Bewußtseins verdrängt hatte, nicht länger verschließen. Aber ich wollte Peter die Sorgen ersparen,

und mit dem Gedanken »Soll er sie sehen, wenn Sam seinen Rückstand aufgeholt hat« beschloß ich, Peter die Bilder nicht zu zeigen.
Peter hatte die Fotos noch immer nicht zu Gesicht bekommen, als die Jugendpflegerin einige Monate später Sams Entwicklungsstand als besorgniserregend einstufte. Um mich nicht zu beunruhigen, faßte sie ihre Beurteilung in vorsichtige Worte, aber zu diesem Zeitpunkt hatte ich mich bereits so in mich zurückgezogen, daß nichts mehr zu mir durchdrang. Obwohl ich mich ständig in einen Zustand depressiver Unruhe befand, gab es nichts, was mich wirklich aufrütteln konnte. Alles wurde sofort vom schwarzen Meer der Angst verschluckt, das in meinem Hinterkopf brodelte. Der Gedanke, daß Sam »hinter der Norm zurückblieb«, war unvorstellbar für mich, denn mein Kind mußte einfach die Vollkommenheit in Person sein. Jedoch bestand die Jugendpflegerin darauf, daß ich mit Sam noch einmal den zuständigen Arzt aufsuchte, und diesmal war die Diagnose eine völlig andere: Man stellte fest, daß Sam deutlich in seiner Entwicklung zurückgeblieben war; er galt also jetzt als ein Kind, das bestimmte Entwicklungsschritte nicht vollzogen hatte. In unserem Krankenhaus führte man mit Sam daraufhin verschiedene Tests durch. Da diese jedoch kein Ergebnis brachten, verwies man uns an die Kinderabteilung des Kreiskrankenhauses. Dorthin sollten wir Sam einmal in der Woche zur Spieltherapie bringen, in deren Verlauf die Therapeutin ihn gleichzeitig anregen und seine Fähigkeiten beurteilen wollte.
Vor der ersten Sitzung saß ich voller Angst im Wartezimmer. Jetzt, so befürchtete ich, würde ich endgültig erfahren, daß mit meinem Sohn etwas nicht stimmte.

Der Raum war hell und luftig und modern eingerichtet. An den Wänden hingen Tierbilder, und es gab ein großes Puppenhaus aus Holz. Mir gegenüber saß eine unvorstellbar dicke Frau, deren Umfang durch die verschiedenen Tragetaschen, Jacken, dem Spielzeug und der Sammlung von Pullovern, die sie an sich gepreßt hielt, noch vergrößert wurde. Sie wirkte aufgelöst und erschöpft. Von ihren drei Kindern schien sie nur noch das jüngste, das behinderte, unter Kontrolle zu haben. Später erfuhr ich, daß der Junge an Gehirnlähmung litt. Zu jenem Zeitpunkt nahm ich jedoch nur wahr, wie schrecklich behindert er war. Da ich keine Erfahrungen mit Kindern hatte, erschienen mir die zwei anderen lediglich als eigenartige, unverständlich agierende kleine Bestien, bei denen ich nicht feststellen konnte, ob mit ihnen etwas nicht stimmte. Die Frau und all die anderen Eltern, die wie ich schweigend darauf warteten, daß sie aufgerufen wurden, taten mir unendlich leid. Ihre Kinder hatten alle deutlich erkennbare Probleme, und in meiner Verzweiflung versuchte ich mir vorzumachen, daß Sam anders war als sie, daß wir nicht mit diesen Leuten auf derselben Stufe standen. Gewiß, Sam war zurückgeblieben und irgendwie lethargisch, aber wenigstens sah er noch »normal« aus – und verhielt sich in jener Zeit auch relativ unauffällig.
Sally, die Spieltherapeutin, war eine energische, fröhliche Frau, die sich von Sams Apathie offensichtlich nicht aus der Ruhe bringen ließ. Wenn ich ihr zusah, wie sie versuchte, mein Kind zu einer Aktion – ganz gleich, zu welcher – anzuregen, verspürte ich manchmal richtiggehende Freude. Ich fand es unbeschreiblich schön, wenn jemand versuchte, mit ihm Kontakt aufzunehmen, und wenn er gelegentlich reagierte, hät-

te ich vor Glück am liebsten geweint. Vielleicht hätte die Spieltherapie Sam helfen können, jedenfalls bin ich sicher, daß sie ihm nicht geschadet hat. Ich hingegen brauchte sie wirklich; für mich war sie ein Lichtblick. Dieser Nachmittag war der einzige in der Woche, an dem ich mit anderen Menschen in Berührung kam. Außerdem wurde ich auf diese Weise gezwungen, mich der Realität zu stellen: Ich war Mutter und hatte ein Kind, das ich besser verstehen lernen und um das ich mich kümmern mußte.

Nach ungefähr sechs Monaten Einzeltherapie schlug man uns vor, daß Sam von nun an die kleine therapeutische Kindergruppe des Krankenhauses besuchen sollte. Ich war jedoch der Meinung, ein Kind könne die komplexen Beziehungsstrukturen einer Gruppe nur dann bewältigen, wenn es vorher eine stabile Beziehung zu einer Person aufgebaut hatte – und ich spürte, daß sich so etwas gerade zwischen Sam und Sally entwickelte. Aber ich hatte kein Vertrauen in mein eigenes Urteil und in meine eigenen Fähigkeiten. Auch ging ich fälschlicherweise davon aus, daß die Leute in meiner Umgebung genau wußten, was sie taten, und ein konkretes Konzept hatten, um meinem Sohn zu helfen. Also kam Sam in die Gruppe. Anwesend war er allerdings nur körperlich, geistig war er nicht bei der Sache. Bald waren alle bis dahin erreichten Fortschritte wie weggeblasen – zumindest hatte ich den Eindruck, wenn ich sah, wie Sam ziellos zwischen den anderen Kindern hin und her wanderte oder gedankenverloren in die Luft starrte.

Schließlich erhielten wir einen Termin für eine Unterredung mit dem leitenden Psychologen, der die undankbare Aufgabe hatte, uns Eltern die Probleme und die Zukunftsaussichten unserer Kinder zu erläutern. Ich saß nervös auf der Kante meines Stuhles und wartete voller Angst auf das Urteil, das meiner damaligen Ansicht nach den weiteren Verlauf unseres Lebens bestimmen würde. Dr. Jones blätterte zerstreut in den Papieren auf seinem Schreibtisch, als suche er darin nach der richtigen Antwort. Offensichtlich hatte er sie noch nicht gefunden. Es schien ihm ausgesprochen schwerzufallen zu sagen, was Sam fehlte, oder eine Prognose abzugeben. Er habe »autistische Züge«, aber das solle nicht heißen, er sei autistisch. Dann wollte Dr. Jones wissen, ob wir wirklich ein Etikett für Sams Störungen bräuchten.

»Nicht unbedingt«, antwortete ich, »aber ich möchte wissen, was mit meinem Sohn nicht in Ordnung ist!«

»Nun, diese Art von autistischen Zügen ist sehr schwer festzumachen und zu definieren«, erklärte uns Dr. Jones.

Seiner Meinung nach (die für mich damals das Evangelium war) hing die Störung mit der Reifung des Gehirns zusammen. Unterschiedliche Partien reiften unterschiedlich schnell heran. Bei Sam kam es nun zu einem Ungleichgewicht verschiedener Funktionen, wodurch seine Entwicklung ins Stocken geriet. Vielleicht glich es sich wieder aus, wenn er älter wurde, vielleicht aber auch nicht. Niemand konnte das mit Sicherheit voraussagen.

Nach dem Gespräch waren Peter und ich ratlos und verzweifelt. Wahrscheinlich wäre zu diesem Zeitpunkt eine klare Aussage hilfreicher gewesen wie zum Beispiel in der Form: »Wir wissen nicht, wodurch dieses Problem entsteht. Unter den Fachleuten herrschen verschiedene Meinungen, von denen ich Ihnen einige erklären kann«. Denn dann hätten wir wenigsten genau verstanden, in welcher Situation wir steckten.

Immerhin entschlossen wir uns, der »National Society for Autistic Children« beizutreten, der offiziell anerkannten Hilfsorganisation für Eltern autistischer Kinder in England. Dieser große Verband besteht aus unabhängigen regionalen Gruppen und unterhält Schulen im ganzen Land. In der Literaturliste, die man mir schickte, fand ich mehrere Bücher mit Berichten über autistische Kinder, und jetzt erkannte ich allmählich, daß Sams seltsames Verhalten keineswegs ein Einzelfall war. Als ich eine Aufstellung der Symptome des Autismus las, war ich einerseits erleichtert, nun endlich eine Beschreibung gefunden zu haben, die auf meinen Sohn zutraf. Andererseits aber überfiel mich die schmerzliche Erkenntnis, daß es sich dabei um eine schwere Störung handelte, die sich möglicherweise auf seine gesamte weitere Entwicklung verheerend auswirken könnte. Widerstand gegen jegliche Veränderungen, mangelnde Sprachentwicklung, gestörter Kontakt zu anderen Menschen, abnorme Fixierung auf leblose Objekte, extreme Reaktionen auf bestimmte Sinneswahrnehmungen – all dies war auch bei Sam der Fall. Dennoch gab es mir eine gewisse Sicherheit zu wissen, daß es noch andere Menschen mit den gleichen Problemen gab. Wenigstens konnte ich nun etwas unternehmen. Zunächst widmete ich mich voller Schwung der Aufgabe, Symptome und Ursache der Störung herauszufinden. Ich las *Autistic Children: A Guide for Parents* von Lorna Wing und telefonierte auch mit anderen betroffenen Eltern. Elaine, die Vorsitzende unserer Ortsgruppe der »Autistic Society«, besuchte uns und brachte ihren autistischen Sohn mit. Genau wie Sam wirkte auch er fast ätherisch; die Züge dieses Kindergesichts waren noch nicht von weltlichen Erfahrungen geprägt. Ich sah viele Parallelen zwischen den beiden Jungen, und allmählich festigte sich in mir die Gewißheit, daß mein Sohn autistisch war.

Gleichzeitig mußte ich erkennen, daß mich all die Bücher, die ich las, dem wahren Verständnis dieses rätselhaften Zustands kein Stück näherbrachten. Viel wurde über Symptome und Verhaltensweisen, über Möglichkeiten und Zukunftsaussichten geschrieben. Doch nirgendwo fand ich eine sinnvolle Verknüpfung der Symptome zu einer übergreifenden Theorie von Ursache und Wirkung, die das seltsame Verhalten meines Sohnes auch nur annähernd erklärt hätte.

Und dann gab es da noch etwas, was mich wie ein Gespenst verfolgte, das ich nie ganz zu fassen bekam. Immer schon hatte ich das unbestimmbare Gefühl gehabt, daß zwischen Sam und mir irgend etwas grundlegend falsch lief. Doch weder konnte ich sagen, was es war, noch woran es lag. Da Sam mein einziges Kind war, konnte ich auch keine Vergleiche anstellen. Zwar kümmerte ich mich um Sam, badete ihn und zog ihn an, wechselte seine Windeln und fütterte ihn, aber ich sah ihm dabei nie wirklich ins Gesicht. Auch er wich meinem Blick aus, und wir lebten nebeneinander her wie zwei Planeten, die sich zwar umkreisen, doch sich eigentlich nie nahe kommen. Unausweichlich waren wir aneinandergekettet, und doch gab es da etwas, das sich unserem Einfluß entzog und verhinderte, daß wir unsere Isolation überwanden. Da bei Sam nun deutliche autistische Züge festgestellt worden waren, konnte man natürlich davon ausgehen, daß er Schwierigkeiten hatte, zu anderen Menschen Beziehungen aufzubauen. Doch ich wußte, daß es nicht nur daran lag: Ich konnte mit ihm ebensowenig Kontakt aufnehmen wie er mit mir.

Als ich versuchte, mit den Mitarbeitern der Kinderabteilung des Krankenhauses über das Fehlen einer wirklichen Beziehung zwischen Sam und mir zu sprechen, wurde ich nicht ernst genommen. Es ist ausgesprochen verwirrend, wenn einem ein Psychologe vorwirft, der mangelnde Kontakt zum eigenen Kind beruhe nur auf Einbildung. Er war fest davon überzeugt, die Probleme lägen einzig bei meinem Sohn. Meine Befürchtungen seien lediglich Ausdruck meiner Unfähigkeit, mich mit Sams Behinderung abzufinden. Vielleicht kam der Psychologe zu diesem Ergebnis, weil Sam gut versorgt wirkte und keine Anzeichen von Mißhandlung aufwies. Deshalb wurden wir auch nicht als »gefährdete Familie« eingestuft. Hätte der Psychologe jedoch nur eine halbe Stunde unbemerkt belauschen können, was in unserem Wohnzimmer vor sich ging, wäre er wahrscheinlich schnell zu einer anderen Schlußfolgerung gelangt. Doch offensichtlich war es mir nicht möglich, ihm meine Sorgen und deren Ursachen angemessen zu vermitteln. Allerdings muß ich zugeben, daß ich mir große Mühe gab, damit niemand von unseren Schwierigkeiten erfuhr. Kein Mensch durfte wissen, in was für einem emotionalen Chaos Peter und ich lebten und unser Kind großzogen. Aus diesem Grund war mein Hilferuf wohl auch nur gedämpft zu hören, und ich nehme an, daß niemand ihn verstanden hat – zumindest damals nicht.

Bald schon stellte sich heraus, daß die Gruppentherapie im Krankenhaus Sam nicht weiterhalf, und man schlug uns vor, daß wir ihn statt dessen jeden Tag für einige Stunden in den Kindergarten unseres Ortes bringen sollten. Trotz der langen Warteliste erklärte sich die Leiterin bereit, Sam für einen Nachmittag in der Woche aufzunehmen, wenn ich bei ihm bleiben würde. Und ich war froh, daß Sam endlich zusammen mit normalen Kindern ein normales Leben führen würde.

Später begriff ich, daß der Kindergarten an gravierendem Personal- und Geldmangel litt, doch damals machte er auf mich einen guten Eindruck. Es herrschte eine freundliche Atmosphäre, und beeindruckte mich zu sehen, wie die Kinder einfach durch den Umgang miteinander lernten. Allerdings blieb Sam die ganze Zeit über entweder in meiner Nähe oder suchte sich zwanghafte Beschäftigungen. Beispielsweise drehte er die Räder eines Spielzeugautos oder zwirbelte die Ekken eines Lappens zusammen.

Von Zeit zu Zeit ertappte ich ihn jedoch dabei, wie er beinahe verstohlen die anderen Kinder beobachtete. Je mehr ich die ungeheure Bedeutung verstand, die der Kontakt zu anderen Menschen für die Entwicklung eines Kindes hat, desto heftiger sehnte ich mich danach, daß auch Sam das erleben sollte. Außerdem hatte ich große Achtung vor den Kindergärtnerinnen. Sie konnten sich sehr gut auf das Wesen der Kinder einstellen und ein unbeschwertes und natürliches Verhältnis zu ihnen aufbauen, das sich von unserem stummen Nebeneinander drastisch unterschied. Solch einen Kontakt hätte ich auch gern zu Sam gehabt. Und ich erkannte, daß diese Menschen meinem Sohn auf eine Weise helfen konnten, wie es mir nicht möglich war.

4 Auf der Suche nach den Gründen

Gegen Ende von Sams zweitem Lebensjahr war ich von der Sorge um ihn völlig mit Beschlag belegt. Dabei mußte ich mich nicht nur mit seiner verzögerten Entwicklung auseinandersetzen, denn inzwischen hatte er deutliche Verhaltensstörungen entwickelt. Zumindest machte es mir Probleme, mit seinem seltsamen Benehmen umzugehen. Die Busfahrten ins Dorf wurden zu einem Alptraum. Ununterbrochen zappelte Sam auf meinem Schoß herum und zog mich an den Haaren. Trotz aller Bemühungen konnte ich ihn nicht davon abbringen; meine Ermahnungen blieben erfolglos, da er auf nichts reagierte, was ich sagte. Ich konnte mir die mißbilligenden und strafenden Blicke der anderen Fahrgäste genau vorstellen. Vielleicht starrten sie uns tatsächlich an, aber gewiß war ich auch überempfindlich. Sam hingegen sah fast nie jemanden an, und wenn er es doch tat, riskierte er nur einen schnellen Seitenblick. Anscheinend verstand er nicht, was man ihm sagte, und jahrelang nahmen Peter und ich an, daß er dazu gar nicht in der Lage war.

Jeden Morgen hörten wir beim Aufwachen Sam bitterlich schluchzen. Warum er weinte, wußte ich nicht, aber es war mir auch gar nicht klar, daß das ungewöhnlich war. Nach ungefähr einer halben Stunde beruhigte er sich meistens wieder. Peter brach immer so schnell wie möglich zur Arbeit auf und ließ mich mit meinem seltsamen, rätselhaften Kind zurück. Keine

Minute konnte ich ihn allein lassen, ohne daß er in schreckliche Verzweiflung geriet. Wenn ich mich mit irgend etwas anderem beschäftigte und mich zum Beispiel in ein Buch vertiefte, wurde er ganz aufgeregt und versuchte mit allen Mitteln, meine Aufmerksamkeit auf sich zu lenken. Also konnte ich kaum etwas anderes tun, als ihm vorzusingen, was Sam manchmal gefiel. Außerdem unternahmen wir endlose Spaziergänge, und ich habe den Buggy sicher über viele hundert Kilometer durch die Landschaft geschoben. Es war eine schlechte Zeit. Alles lief irgendwie falsch. Wir fühlten uns elend, und ich sah keinen Hoffnungsschimmer.

Sams Zustand schwankte zwischen Apathie, die mich traurig machte, und Hyperaktivität, die mich fast in den Wahnsinn trieb. Dabei wurden die Anfälle von Hyperaktivität immer häufiger. Er konnte inzwischen endlich laufen, aber das bedeutete natürlich auch, daß es viel schwieriger war, auf ihn aufzupassen. Plötzlich stand er oben auf dem Waschbecken und drehte die Hähne auf, fegte im nächsten Moment alles vom Tisch und warf die Stühle um. Manchmal rannte ich buchstäblich stundenlang hinter ihm her, bis er erschöpft wieder in seine Einsamkeit versank und auf nichts mehr reagierte.

Eines Tages hielt ich es nicht mehr aus. Ich rief den Psychologen im Krankenhaus an und sagte ihm, daß ich Hilfe brauchte, und zwar sofort. Dann rief ich meine Schwester an und weinte über eine Stunde lang am Telefon. Innerhalb von wenigen Wochen organisierte man daraufhin für Sam einen Platz bei einer ausgebildeten Kinderpflegerin, die ihn einmal wöchentlich vormittags mit zu sich nach Hause nehmen sollte. Sie war eine wunderbare Frau. Sie holte Sam ab und kümmerte sich ein paar Stunden um ihn, so daß ich endlich einmal ein bißchen Zeit für mich hatte. Sobald Sam fort war, stürzte ich mich gewöhnlich mit aller Kraft in körperliche Arbeit – ich zog Gartenmauern, setzte Bäume um, pflanzte Hecken –, um endlich die aufgestaute Energie loszuwerden. An meinen freien Vormittagen entwarf und gestaltete ich unseren Garten, und am Ende hatte sich mein Gemütszustand deutlich verbessert.

Sams Hyperaktivität war für mich ebenso unverständlich wie die meisten anderen seiner Verhaltensauffälligkeiten. Tatsächlich hatte ich den Begriff »Hyperaktivität« noch nie gehört, bis ich eines Morgens einen Brief von einer Freundin erhielt. Sie schickte mir einen Zeitungsausschnitt, der die Symptome dieses Phänomens in allen Einzelheiten beschrieb.

»Ich dachte, das klingt ganz so wie bei Sam«, erklärte sie in dem Brief.

Damit hatte sie recht. Die Beschreibung der Kinder, um die es in dem Artikel ging, kam mir sehr bekannt vor: »... unberechenbar und aufbrausend ... leicht erregbar und weinen viel.« – »Ich kam mir wie eine Versagerin vor, weil er einfach nicht tun wollte, was ich ihm sagte, besonders wenn andere Leute anwesend waren. Er ignorierte mich einfach.«

All dies traf auch auf Sam zu. Er wies viele für hyperaktive Kinder typische Symptome auf. Auch er hatte eine ausgeprägte Lernhemmung, und rückblickend stellte ich fest, daß sich bei ihm in den letzten zwei Jahren auch Anzeichen jener Allergie gezeigt hatten, unter der viele dieser Kinder leiden. (In den ersten neun Monaten hatte er weitaus öfter als normal sein

Essen erbrochen – manchmal bis zu zehnmal am Tag, ohne daß unser Arzt eine Ursache dafür finden konnte. Oft bekam er einen Ausschlag auf den Wangen und den Oberarmen. Fast ständig hatte er Schnupfen, und seine Neigung zu Verdauungsstörungen und Infektionskrankheiten war nicht zu übersehen.)
Ich schöpfte neue Hoffnung. Vielleicht war mein Sohn nur hyperaktiv. Vielleicht waren all seine Probleme auf körperliche Ursachen zurückzuführen, die wir nur aufspüren mußten. Dann würde alles wieder gut werden.
Ich versuchte mein Bestes. Von jetzt an achteten wir sorgfältig auf Sams Ernährung. Bestimmte Nahrungsmittel wurden für gewisse Zeit aus seinem Speiseplan gestrichen und die Ergebnisse sorgfältig aufgezeichnet. Ich notierte alles, was Sam aß und trank, außerdem Zeitpunkt sowie Menge der Nahrungsaufnahme und wie er darauf reagierte. Es war ein verzweifelter Versuch, sein Verhalten durch das zu erklären, was er zu sich genommen hatte.
Heute kommt mir das verrückt vor. Sicher litt Sam unter einer Lebensmittelallergie, und ich will auch nicht abstreiten, daß dadurch bestimmte körperliche Symptome ausgelöst wurden. Doch die wahren Ursachen seiner Probleme lagen viel tiefer. Allerdings dauerte es mehrere Jahre, bis ich zu dieser Schlußfolgerung gelangte. Damals wollte ich einfach glauben, ich sei auf der richtigen Spur. Aber schließlich verlor ich das Zutrauen daran, daß eine Diät das Allheilmittel sein könnte. Auch jetzt noch kenne ich Leute, die sich geradezu sklavisch an eine Diät halten und fürchten, ein Ausrutscher könne sofort zu einer Verhaltensstörung führen. Doch ich kann mir einfach nicht vorstellen, daß eine bestimmte chemische Substanz notwendigerweise auch ein bestimmtes Verhalten nach sich zieht.

Allerdings gehe ich nach wie vor davon aus, daß es zwischen emotionalen Störungen und allergischen Reaktionen eine Verbindung gibt. Viele der künstlich produzierten chemischen Stoffe, die wir zu uns nehmen, sind nur schwer zu verdauen, und indem wir sie unserem Körper zuführen, setzen wir ihn einer Belastung aus. Wenn jemand ohnehin schon unter emotionalem Streß leidet – wie beispielsweise ein verhaltensgestörtes Kind –, kann die zusätzliche Belastung, die durch schwerverdauliche Nahrungsmittel hervorgerufen wird, zu Gegenreaktionen des Körpers führen. Wenn also eine Lebensmittelallergie die Folge eines Übermaßes an Streß ist, tritt sie wahrscheinlich vor allem bei Personen auf, die unter einer emotionalen Überbelastung leiden; das heißt jedoch nicht, daß die Allergie die Ursache dieser Störung ist. Indem man das Allergen vermeidet, kann man zwar den Streß verringern, aber keineswegs das verursachende Problem beseitigen.

Damals traten wir der »Hyperactive Children's Support Group« bei. Diese Gruppe konnte uns zwar nicht bei der Lösung unserer Schwierigkeiten helfen, aber trotzdem war ich froh, daß ich durch sie viele Leute kennenlernte. Peter und ich besuchten einige interessante Vorträge, und ich lernte, die Aufschrift auf den Lebensmittelpackungen gründlich zu studieren, um Schadstoffe in unserer Nahrung so weit wie möglich zu vermeiden.

Die nächste Theorie, über die wir bei unserer Suche nach einer körperlichen Lösung für Sams Probleme stolperten, war die Multivitamintherapie. Wir setzten uns mit einem Arzt in Verbindung, der nach einer Methode arbeitete, die von einigen amerikanischen Medizinern entwickelt worden war. Kinder mit Lernstörungen und/oder Autismus wurden mit einer hohen Dosis bestimmter Mineralstoffe und Vitamine behandelt. Voller Hoffnung pilgerten wir in die kleine Stadt in Sussex in Südengland, wo wir erschöpft in Dr. Evans' hübschem Sprechzimmer landeten.

Der Arzt war ein netter, interessanter und ausgesprochen verständnisvoller Mann. Obwohl Sam die ganze Zeit schrie und Peter sich in der Toilette einschloß, verzog Dr. Evans keine Miene. Es brachte ihn nicht einmal aus der Fassung, als mir plötzlich unsere Adresse nicht mehr einfallen wollte. Er half mir über meine Verwirrung hinweg, indem er mir erzählte, wie er mit Hilfe seines Ophthalmoskops im Bett im Dunkeln las, wenn seine Frau schon schlief.

Dann gab er uns Ratschläge, wie wir Streßsituationen vermeiden konnten, und erklärte uns einige grundlegende Dinge über die Behandlung von Kleinkindern – zum Beispiel, wie wichtig es ist, daß man das Kind in einem einigermaßen regelmäßigen Rhythmus füttert und badet; eine einfache Tatsache, die ich oft einfach nicht berücksichtigte. Durch Dr. Evans' Fragen kam nämlich heraus, daß Sam schon seit über sechs Stunden nichts mehr zu essen bekommen hatte, was natürlich ein guter Grund für sein Geschrei sein konnte. In der Aufregung über unsere Reise in den Süden hatte ich einfach nicht daran gedacht.

Aber Dr. Evans bemerkte auch, daß nicht nur Sam Hilfe brauchte. Seiner Einschätzung nach litten wahrscheinlich auch Peter und ich unter einem Mineralstoff- und Vitaminmangel, der unser Verhalten negativ beeinflußte. Er schickte Haarproben von uns allen zur Analyse zu einem Institut in den Vereinigten Staaten, und es stellte sich heraus, daß unsere Körper allesamt überdurchschnittlich mit Schwermetallen belastet waren, während uns wichtige Mineralstoffe und Spurenelemente fehlten. Dieser Mangel sollte nun durch die Einnahme von Vitaminen und Mineralstoffen ausgeglichen werden. Obwohl unser Leben zu diesem Zeitpunkt von Sorge und Verwirrung geprägt war, gab uns Dr. Evans das Gefühl, uns mit Hilfe der Multivitamintherapie helfen zu können, damit wir unser Leben wieder in den Griff bekamen.

Dementsprechend befolgte ich seine Vorschriften geradezu fanatisch; ich wog Pülverchen in kleinen Portionen ab, sortierte, stellte Listen und Tabellen auf. Zumindest verschaffte ich mir so die Illusion, alles unter Kontrolle zu haben. Tatsächlich sah Sam auch bald besser aus, und Peter wirkte glücklicher und zufriedener. Möglicherweise lag dies aber auch daran, daß ich mich mit ihm, seinen Pillen und Vitaminen nun ebensoviel befaßte wie mit Sam.

Wir fuhren nur zwei- oder dreimal zu Dr. Evans, aber er schrieb uns, und wir telefonierten gelegentlich miteinander. Seine Briefe und das Gefühl, daß es jemanden gab, der sich wirklich um uns kümmerte, halfen mir viel. Aber mit der Zeit wurden uns die Fahrten von mehr als siebenhundert Kilometern, ganz zu schweigen von den Kosten der Multivitamintherapie selbst, doch zu teuer.

Die Unterstützung, die wir in unserem Ort bekamen, sah ganz anders aus. Noch immer wurden wir vom Kinderkrankenhaus betreut, und Don, Sams Psychologe, behandelte Sam nach einem Lernmodell, das sich »Portage« nannte. Einmal in der Woche kam Don zu uns nach Hause, um mir ein simples Verfahren beizubringen, das ich mit Sam regelmäßig durchführen mußte. Seiner Vorstellung nach sollte ich Sam dazu bewegen, fünfmal täglich eine einfache Aufgabe zu erledigen, und seine Fortschritte dabei auf einer Tabelle eintragen. Anscheinend hoffte Don, anhand dieser Tabelle feststellen zu können, daß Sam immer häufiger meine Forderungen erfüllte. Ich hätte mir kaum etwas Unsinnigeres vorstellen können. Warum, um alles in der Welt, sollte Sam fünfmal am Tag mit dem Finger die Nase berühren, selbst wenn er mir damit einen Gefallen tat, was ganz bestimmt nicht seine Absicht war? Ob Sam verstand, was während der Sitzungen von ihm verlangt wurde, weiß ich nicht, aber er hatte genausowenig das Bedürfnis, auf die Annäherungsversuche einer anderen Person einzugehen, wie er Lust hatte, selbst Kontakt aufzunehmen.

Doch obwohl er die Aufgaben ignorierte, freute sich Sam über Dons Besuche. Er interessierte sich besonders für Dons Bart, und sobald der Psychologe bei uns eintraf, holte mein Sohn sofort sein Lätzchen, das aus steifem Plastik bestand. Freudestrahlend saß er dann da, sein Plastiklätzchen fest in der Hand, und blickte vom Lätzchen zum Bart und wieder zurück. Die Ähnlichkeit der beiden Dinge bereitete ihm offensichtlich großes Vergnügen.

Überhaupt gefielen ihm derartige Vergleiche, und sie schienen eine große Bedeutung für ihn zu haben. Wenn unsere Katze ihren Platz auf dem Sofa verließ, holte er manchmal seinen kleinen Plüschaffen, der nur ungefähr fünf Zentimeter groß war, und legte ihn mit einem zufriedenen Lächeln an den Platz, wo vorher die Katze gesessen hatte. Er besaß viele Kuscheltiere, die als Katzenersatz besser geeignet gewesen wären, aber für ihn war der Schwanz des Affen am wichtigsten. Oft strich er zärtlich darüber und warf dabei der Katze flüchtige Blicke zu. Eines Tages bemerkte er einen nassen Fleck auf dem Küchenfußboden. In großer Aufregung lief er in das Nebenzimmer zu der Stelle, wo er am Tag zuvor auf den Teppich gepinkelt hatte. Er befühlte sie mit den Fingern, und als er bemerkte, daß sie noch ebenso naß war wie der Fleck in der Küche, breitete sich auf seinem Gesicht helle Freude aus.

Mittlerweile interessierte er sich stärker für seine Spielsachen, unter denen sich auch einige mit aufziehbarer Spieluhr befanden. Am liebsten mochte er, wenn sie alle gleichzeitig vor sich hin klimperten, und sobald eine es wagte auszusetzen, fing er wie wild an sie aufzuziehen. Offensichtlich durfte keine der Spieluhren aufhören, solange die anderen noch weiterliefen, so daß es eigentlich unmöglich wurde, den Kreis zu durchbrechen. Daß er dieses Problem nicht lösen konnte, regte Sam furchtbar auf, und oft mußte ich ihn aus dem Zimmer tragen, bis die Spieluhren alle ausgelaufen waren.

Gerade als ich den Eindruck hatte, daß zwischen Sam und mir nie Kontakt entstehen würde, machte er den ersten Schritt. So klein der Erfolg auch war, für mich war er ungeheuerlich. Sam, inzwischen zwei Jahre alt, zeigte auf Gegenstände! Es war nicht mehr als eine vage Handbewegung, aber unmißverständlich wollte er mir damit etwas mitteilen. Es handelte sich also um Kommunikation, auch wenn sie nur über Gesten lief. Plötzlich bestand zwischen uns eine dünne Verbindung, allerdings noch verletz-

lich und zart wie der feine Faden eines Spinnennetzes.
Ganz optimistisch schrieb ich in mein Tagebuch:

> Ich bin jetzt viel glücklicher mit Sam und mag ihn sehr gerne, obwohl ich mir natürlich noch immer Sorgen um seine Zukunft mache. Wir haben keine Ahnung, wie er sich entwickeln wird, warum er sich mit allem so viel Zeit läßt und so verschlossen ist. Inzwischen hat er zwar aufgeholt, aber er spricht noch immer nicht. Wir haben den Eindruck, daß er etwa fünfzig bis hundert Prozent von dem, was wir zu ihm sagen, versteht, aber sicher sein können wir nicht. Er deutet auch auf verschiedene Gegenstände, und manchmal holt er etwas, wenn man ihn darum bittet.

Leider hielt meine glückliche Stimmung nur kurze Zeit an. Einige Monate zuvor hatten wir das Ausbildungszentrum für Kindertherapie am High Wick Hospital um eine erneute Untersuchung unseres Sohnes gebeten. Jetzt traf das Ergebnis ein, und Sams Psychologe teilte uns die traurige Diagnose mit. Sam habe zwar eine autistische Phase durchlaufen, hieß es, doch diese sei jetzt abgeschlossen. Jedoch sei er in seiner Gesamtentwicklung immer noch zurückgeblieben; sein Intelligenzquotient liege bei einem Wert um 50. Ich war am Boden zerstört, und wir konnten die Nachricht kaum fassen. Peters Eltern, die zwei Wochen zuvor bei uns zu Besuch gewesen waren, hatten uns regelrecht Vorwürfe gemacht, daß wir überhaupt daran dachten, mit unserem Sohn sei etwas nicht in Ordnung. »Er ist völlig normal«, beharrten sie, »nur ihr seid neurotisch. Hört auf, euch Sorgen zu machen!«

Ich fühlte mich verloren in diesem Wirrwarr von Meinungen. Deshalb faßte ich den Entschluß, mir jemanden zu suchen, der mir definitiv etwas über meinen Sohn und seine Zukunftsaussichten sagen konnte. Das Buch *Toys and Playthings* von Elizabeth Newson gab mir einen Anstoß in die richtige Richtung. Da die Autorin alles über Kinder, die nicht in der Lage waren, mit anderen zu kommunizieren, zu wissen schien, rief ich sie an. Sie arbeitete mit der Universität von Nottingham zusammen, in der sich eines der wichtigsten Diagnosezentren für Autismus in ganz England befindet. Nachdem wir die bürokratischen und versicherungstechnischen Hürden überwunden hatten, trafen wir uns mit ihr in der Universität – wir, das waren Peter, Sam, ich und das Töpfchen, welches uns damals überallhin begleitete. Gleich als wir die Diagnoseklinik betraten, hatte ich das Gefühl, daß wir uns in den Händen von Menschen befanden, die genau wußten, was sie taten.

Peter und ich saßen neben Frau Dr. Newson, die mit uns sprach und sich gleichzeitig Notizen machte. Dabei beobachteten wir Sam, der sich mit einer Therapeutin im Spielzimmer hinter einem Einwegspiegel befand. Dr. Newson meinte, sie könne noch keine endgültige Diagnose stellen. Allerdings habe sie den Eindruck gewonnen, Sam sei autistisch. Ihrer Meinung nach sei die Krankheit jedoch noch nicht vollständig ausgebrochen. Sie versprach uns, einen umfassenden Bericht zu schicken, der die Resultate der verschiedenen Beobachtungsstunden sowie ihre Prognose für unseren Sohn enthielt. Mehrere Monate später traf dieser bei uns ein:

Beobachtungssitzung

Mary, die mit Sam im Spielzimmer gearbeitet hatte, beschreibt ihren Eindruck folgendermaßen:

Während der Sitzung beschäftigte Sam sich im wesentlichen mit den Dingen, die er sich ausgesucht hatte, und zeigte fast nie spontanes Interesse für das, was ich ihm anbot. Einen großen Teil der Zeit befaßte er sich ganz intensiv mit Rädern und Erbsen. Mit ihm Kontakt aufzunehmen, indem man sich entweder seiner Tätigkeit anschloß oder ihn davon abzulenken versuchte, war sehr schwierig. Selbst wenn es gelang, gewann ich dabei lediglich seine momentane Aufmerksamkeit, nicht jedoch sein Interesse.

Obwohl ich Respekt und Sympathie für Sam entwickelte, entstand zwischen uns kein echter Kontakt. Die meiste Zeit über schien er meine Anwesenheit nicht wahrzunehmen: er versuchte es auch nicht, Distanz zwischen uns herzustellen. Ich war erstaunt, wie gelassen er auf die Unannehmlichkeiten reagierte, denen er ausgesetzt war: Die Situation war ungewohnt für ihn, und ständig übte ich Druck auf ihn aus.

Außerdem litt er unübersehbar an einer Erkältung. Wenn ich ihn zu einer Beschäftigung veranlassen wollte, mußte ich ihn festhalten. In solchen Fällen versuchte er regelmäßig, sich freizukämpfen. Allerdings eher deshalb, weil er unbedingt mit seiner alten Tätigkeit fortfahren wollte, und weniger, weil es ihm mißfiel, gehalten zu werden. Zweimal stieß

er sich dabei an, doch weil er so wild entschlossen war, mit dem Räderdrehen weiterzumachen, ignorierte er es. Möglicherweise aber nahm er auch das Drehen der Räder wieder auf, um sich zu trösten, weil er sich weh getan hatte. Sam suchte nur sehr wenig direkten Blickkontakt; er versuchte auch weder durch Seitenblicke noch durch den Spiegel herauszubekommen, was ich gerade tat. Sein Interesse galt ausschließlich leblosen Objekten. Wenn ich etwas machte, was in engem Zusammenhang mit einem Gegenstand stand (wenn ich zum Beispiel zum Öffnen der Spielzeugtruhe einen Riegel betätigte), schien er die Bewegung zu beobachten und führte sie anschließend selbst aus. Stand mein Verhalten jedoch nicht in räumlichem oder zeitlichem Zusammenhang mit einem Gegenstand, war Sam deutlich weniger in der Lage, meine Absicht zu verstehen.
Sams verbales Verständnis beschränkte sich auf einfache Anweisungen, jedoch hatte ich öfter den Verdacht, daß das Problem in erster Linie darin bestand, überhaupt »zu ihm durchzudringen«. In Sams Äußerungen konnte ich weder Wortreste und Intonationen noch irgendwelche spontanen sinnvollen Laute entdecken.

Sams kognitive Kompetenz einzuschätzen ist recht schwierig. Oft schien er sich über den Zweck einer Handlung nicht im klaren zu sein, zum Beispiel Holzstifte in runde Löcher zu stecken. Beim Zusammensetzen eines Puzzles mußte ich ihn zum Legen jedes einzelnen Puzzlesteins überreden und ihn gleichzeitig davon abhalten, einmal hingelegte Teile wieder zu entfernen. Das Ziel dieser Übung leuchtete ihm nicht ein, und mein Lob für seine Bemühungen schien auf taube Ohren zu stoßen. Bei anderen Gelegenheiten zeigte Sam jedoch deutlich, daß er Probleme lösen konnte. In der Eingangshalle zog er mich zuerst an den richtigen Platz und brachte mich dann dazu, ihn hochzuheben (indem er mir seine Arme entgegenstreckte), so daß er den dort hängenden Papagei erreichen konnte. Grundsätzlich untersuchte er alles sehr sorgfältig, ließ es liegen, wenn man ihn darum bat, und fand später ohne Schwierigkeiten allein zu dem zurück, was vorher seine Aufmerksamkeit gefesselt hatte.

Nachdem ich mich mit Sam beschäftigt hatte, war mein wichtigster Eindruck, daß man mehr als zwei Arme und Augen braucht, um sein Interesse zu gewinnen und ihn von seinen zwanghaften Tätigkeiten abzulenken. Mindestens sechs Arme und Augen wären nötig, um ihn zu halten, seine Aufmerksamkeit zu steuern, seine Handlungen zu beeinflussen und in seinem Gesicht nach Anzeichen von Verständnis und Reaktionsbereitschaft zu suchen. Mit Sicherheit entdeckte ich während dieser Sitzung in Sam jedoch mehr Funken, als ich tatsächlich entfachen konnte.

In dem Bericht hieß es weiter:

Eigentlich ist Sam noch nicht alt genug für eine endgültige Diagnose. Doch er zeigt alle klassischen Züge des Autismus, und wir hegen nur wenig Zweifel, daß die Diagnose Autismus bei diesem Kind im Verlauf der nächsten ein oder zwei Jahre bestätigt wird.

Sam wies eindeutig die wichtigsten Symptome auf, die bei der Diagnose des Autismus als grundlegend gelten:

1. Sprachstörungen im Bereich aller Kommunikationsebenen
2. Störungen im Sozialverhalten, darunter wenig Blickkontakt
3. Anzeichen für rigide Denkstrukturen, darunter ritualisiertes und zwanghaftes Verhalten
4. Einsetzen der vorher beschriebenen Störungen vor dem Alter von zweieinhalb Jahren.

Nun wußten wir also mit Sicherheit, daß Sam autistisch war. An dem Morgen, als ich den Bericht erhielt, wanderte ich durch den Wald, der nach einem nächtlichen Regen noch immer feucht dampfte und duftete. Unter einer Gruppe von Birken am Ende unseres Hügels brach ich schließlich erschöpft zusammen. In mir tobten eher unbedeutende Befürchtungen und gleichzeitig echte Angst. Wir gehörten jetzt zu einer Minderheit – zu den Familien mit einem behinderten Kind. Das wirkliche Leben und die wichtigen Dinge würden an uns vorbeiziehen. Nie würde ich mein Kind vorzeigen können – zumindest konnte ich niemals stolz auf es sein. Sam würde von allem mehr als andere brauchen – mehr Geld, mehr Zeit, mehr emotionale Sicherheit. Aber ich konnte ihm das nicht geben. Denn ich hatte nichts zu verschenken. Zugleich wagte ich jedoch nicht, von anderen etwas zu verlangen, und ich glaubte nicht, daß ich die Belastung bewältigen könnte, die ein behindertes Kind bedeutete.
Wieder einmal dachte ich daran, wie es war, wenn ich

mit Sam im Bus fuhr – an sein eigenartiges Verhalten, an die Leute, die uns anstarrten, die mich kritisierten und beurteilten. »Bitte laß mich sterben«, dachte ich, »und laß ihn auch sterben.«

Stundenlang lag ich unter den Bäumen und starrte hinauf in den Himmel, der zwischen den im Wind wehenden Ästen hervorlugte und wieder verschwand. Dann legte sich der Wind, und um mich herum herrschte Schweigen. Ich fühlte mich betäubt, heimatlos, gefangen in der Ewigkeit. Als ich versuchte, über meine Situation nachzudenken, war ich dazu nicht mehr in der Lage. Doch plötzlich erschien vor meinem inneren Auge ein Gedanke, so wie die Sonne plötzlich hinter den Wolken auftaucht: »Wenn ich jemals verstehe, was in diesem Kind vorgeht, werde ich auch mich selbst verstehen.«

Dieser Gedanke wurde der Leitfaden, der mich durch die folgenden Jahre führen sollte. Ich hatte erkannt, daß Sams Schicksal unlösbar mit meinem eigenen verbunden war. Nur durch die Auseinandersetzung mit seinen Problemen konnte ich hoffen, auch meine zu lösen.

Vielleicht setzt sich ein Mensch nur dann mit seinen tiefliegenden emotionalen Konflikten auseinander, wenn er so sehr aus seinem Alltagstrott geworfen wird, daß er nicht mehr so weitermachen kann wie bisher. Solange wir diesen Mangel an Selbsterkenntnis in unserem Leben bequem ausgleichen können, sehen wir keinen Grund, die verborgene tiefe Wunde freizulegen. Doch nur auf diese Weise kann eine echte Heilung erfolgen, die uns zugleich die Möglichkeit gibt, unser Leben selbst in die Hand zu nehmen.

Durch Sam und seine Probleme wurde ich gezwungen, mich mit Teilen meiner Persönlichkeit zu beschäftigen, die ich lieber nicht beachtet hätte. Ich ließ mich in eine Depression sinken – wahrscheinlich, um an überhaupt nichts mehr denken zu müssen –, aus der ich viele Monate nicht mehr auftauchte. Schließlich zog ich mich selbst an den Haaren aus diesem Sumpf, indem ich die Initiative ergriff. Sam besuchte zu diesem Zeitpunkt bereits den städtischen Kindergarten – wo er, wie ich wußte, eine Zeitlang gut aufgehoben war. Allerdings mußten wir die Möglichkeit in Betracht ziehen, daß er irgendwann in einer Sonderschule besser untergebracht wäre. Von der »Autistic Society« bekam ich Material über die acht Sonderschulen, die diese Organisation überall in England unterhielt. Da Peter für eine Fernsehanstalt arbeitete und Aufträge damals relativ leicht zu bekommen waren, hätte er sich wahrscheinlich auch bei einem Sender in einer anderen Stadt bewerben können. Also studierten wir die Karte von England und Wales und markierten die Orte mit Schulen der »Autistic Society« in Blau und die Orte mit Fernsehanstalten in Rot. Auf diese Weise fanden wir drei Städte, in denen Sender und Schule nicht zu weit voneinander entfernt lagen: Plymouth, Southampton und Maidstone. Schnell traf ich Vereinbarungen für die Besichtigung der Schulen, und wir machten uns auf den Weg. Unsere erste Station war Plymouth, eine Stadt, die mir persönlich am liebsten gewesen wäre.

Die Schule stand ähnlich wie unser Haus in einer zauberhaften Waldgegend, und bis zum nächsten Dorf waren es einige Kilometer. Man erklärte uns, daß die Kinder Kontakt zu Gleichaltrigen aus der benachbarten Regelschule hatten. Es gab dort auch die Möglichkeit zu reiten und anderen Sport zu treiben. Das alles klang sehr attraktiv, doch von den Kindern, die wir dort sahen, von ihren Fortschritten und von der Arbeit der Lehrkräfte konnte ich mir kein rechtes Bild machen. Einige Schüler wirkten außerordentlich intelligent – sie arbeiteten an Computern und anderen technischen Geräten. Andere wiederum machten einen stark zurückgebliebenen Eindruck, und alle verhielten sich unglaublich merkwürdig. Keiner von ihnen beachtete uns – es war, als wären sie Bewohner eines anderen Sterns. Als wir aufbrachen, waren wir ratlos.

Aus irgendeinem Grunde konnten wir die Schule in Southampton nicht besichtigen, und so war unser nächstes Ziel Gravesend. Hier blieben wir einen Vormittag lang bis zum Mittagessen in der Kleinkindergruppe. Ich war tief beeindruckt, was diese kleinen und zumeist sehr zurückgezogenen Kinder alles konnten – sie deckten beispielsweise den Tisch und aßen mit Messer und Gabel –, denn ich sah nach wie vor keine Möglichkeit, wie man sie ansprechen konnte, um ihnen all das beizubringen.

Das Verhalten von jemandem zu beeinflussen, der – aus welchen Gründen auch immer – nicht auf normale Weise mit seinen Mitmenschen in Kontakt tritt, ist sehr schwierig. Abgesehen davon, daß es frustrierend ist, mit jemandem zu sprechen, der nicht antwortet, darf man dabei nicht den Mut verlieren. Man muß fest daran glauben, daß es sinnvoll ist, auch dann weiterzureden, wenn keine Reaktion erfolgt. Dazu muß man blind darauf vertrauen, daß der andere versteht, was man sagt, und daß es ihm tatsächlich wichtig ist. Da die Kinder in dieser Schule bereits so viel gelernt hatten, hoffte ich, daß auch Sam soweit kommen konnte. Nur, wie wir das erreichen sollten, davon hatte ich keine Ahnung.

Anschließend sahen wir uns die Schule an und sprachen kurz mit einigen älteren Kindern. Als wir die Schüler später durch das Fenster in einem oberen Stockwerk auf dem Spielplatz beobachteten, wurde uns noch einmal ihr eigenartiges Benehmen deutlich vor Augen geführt. Sie waren festgefahren und zwanghaft, sowohl in ihrem Sprechverhalten (sofern sie überhaupt sprachen) als auch in ihrem Handeln. Ihre Spiele verliefen offenbar nach Regeln, die sklavisch befolgt werden mußten. Ein Junge warf einen Ball an die Wand, fing ihn auf und vollzog dann ein feststehendes Ritual: Er schlug den Ball auf, lief dabei über den Spielplatz, berührte bestimmte Gegenstände und kehrte schließlich zu seinem Ausgangspunkt zurück, wo das Ganze von vorn begann. Warum machen Menschen so etwas? fragte ich mich.

Als wir aufbrachen, gingen uns viele Gedanken im Kopf herum. Wenn wir näher an eine der Schulen der »Autistic Society« ziehen wollten, hieß das, daß wir unser Haus verkaufen mußten. Diese Vorstellung behagte mir ganz und gar nicht. Nun, da das Haus allmählich wohnlich wurde, wollte ich es eigentlich nicht verlassen. Auch Peter war unentschlossen. Außerdem war noch nicht sicher, ob er in der Gegend, die wir uns aussuchten, auch wirklich Arbeit finden konnte. Es gab auch keine Garantie, daß die Schulbehörde einen Platz für Sam in einer der Schulen der »Autistic Society« finanzieren würde, obwohl wir von beiden eine Zusage hatten. Es erschien uns so unsicher, einfach unsere Zelte abzubrechen – vielleicht war es einfach mehr, als wir verkraften konnten. Jedenfalls rückte die Idee, nach Südengland zu ziehen, allmählich in den Hintergrund. Statt dessen widmeten wir uns der Aufgabe, bei uns am Ort Hilfe für unseren Sohn zu suchen.

5 Kindergarten und Vorschule

Bevor Sam eingeschult wurde, besuchte er ungefähr sieben Monate lang den Kindergarten. Einer der größten Erfolge aus dieser Zeit, zumindest von meiner Warte aus, war die Tatsache, daß er sauber wurde. Bei der Aussicht, ihn eines Tages davon überzeugen zu müssen, die Windeln aufzugeben, war mir schon immer ganz mulmig geworden. Jetzt saß er auf einmal neben all den Kindern in einer Reihe auf einer der Miniaturtoiletten im Kindergarten! Wie süß er dabei aussah! Ich war begeistert, denn nun gab es eine Sache weniger, um die ich mir Sorgen machen mußte.

Sam besuchte den Kindergarten an drei Vormittagen in der Woche, und Peter brachte ihn auf dem Weg zur Arbeit dort vorbei. Wenn ich Sam am Kindersitz im Auto festschnallte, schien er mich nahezu nie wahrzunehmen – entweder war er abwesend oder verkrampft und ängstlich, aber immer hatte er sein kleines Plastikflugzeug fest im Griff. Er klammerte sich daran, als ob sein Leben davon abhinge. Als wir ihm das Spielzeug schenkten, hatten wir weder eine Vorstellung, welche Bedeutung es einmal für ihn annehmen würde, noch konnten wir seine zukünftige Begeisterung für alles, was fliegt, voraussehen.

Seit dem Augenblick, als er entdeckte, daß über seinem Kopf etwas vorging, beobachtete Sam, fasziniert von den lärmenden Ungeheuern, die wie durch Zauberhand dort auftauchten und wieder verschwanden, den

Himmel. Deswegen war er hingerissen, als er selbst eines dieser Dinger bekam. Von diesem Zeitpunkt an wuchs Sams Interesse an Flugzeugen und Hubschraubern nur noch mehr. Oft stand er im Garten und blickte nach oben. Nur gelegentlich warf er dann verstohlen einen vergewissernden Seitenblick auf das Flugzeug, das seine Hand fest umklammert hielt. Vielleicht verkörperten fliegende Gegenstände für Sam Macht und Freiheit. Es kann aber auch sein, daß er sie einfach um ihrer Fähigkeit beneidete davonzufliegen – er muß des öfteren den Wunsch gehabt haben, das gleiche zu tun. Aber was Sam wirklich dachte und fühlte, konnte ich nur mutmaßen, denn er war nicht in der Lage, über die Dinge, die um ihn herum passierten, Fragen zu stellen. Ich glaube nicht einmal, daß er in diesem Abschnitt seines Lebens derartige Gedanken hatte, denn er war mit der wirklichen Welt viel zu wenig in Kontakt, um wissen zu wollen, wie sie funktionierte. Was ihm vor Augen kam, wurde von ihm entweder ignoriert oder aber sogleich in das starre Weltbild eingegliedert, an dem er sich orientierte.

Im Kindergarten teilte man Sam der Gruppe der ältesten und erfahrensten Kindergärtnerin zu. Ich hatte den Eindruck, daß er sie sehr gern mochte. Sie war verständnisvoll und einfühlsam, und wahrscheinlich hätte sie Sam weitaus mehr helfen können, wenn sie nicht so überarbeitet gewesen wäre. Doch selbst unter diesen Bedingungen erreichte sie es, daß Sam sich an den Tisch setzte und gemeinsam mit den anderen Kindern seine Mahlzeiten einnahm. Außerdem lernte er, die anderen Kinder zu tolerieren, wenn er auch nicht den Kontakt zu ihnen suchte. Der Umgang mit Gleichaltrigen machte Sam zwar nicht geselliger, aber zumindest lernte er, wie man sich unter anderen Menschen benahm. Schließlich aber akzeptierten wir notgedrungen, daß Sam diese ihm inzwischen vertraute Umgebung verlassen mußte. Der Kindergarten war mittlerweile überfüllt, und die Mitarbeiterinnen konnten ihm nicht mehr die Unterstützung geben, die er brauchte. Schon früher hatten wir eine Schule mit einer Vorschulabteilung für Kinder mit besonderen Problemen besichtigt, die uns vom Psychologen des Krankenhauses empfohlen worden war. Eigentlich sollten die betreffenden Kinder diese Einrichtung nur für eine begrenzte Zeit besuchen (bis zu einem Jahr, sagte man uns), während man feststellte, welche besondere Art von Betreuung sie brauchten. Anschließend wurden sie dann entweder als reguläre Schüler in diese Schule aufgenommen oder aber an eine andere Schule überwiesen, die ihren Bedürfnissen eher entsprach. Verglichen mit unserem Kindergarten schien die Schule gut ausgestattet. In Sams Gruppe waren lediglich sechs Kinder, die von einer Lehrerin und einem Referendar betreut wurden, und in dem hellen, freundlichen Klassenzimmer gab es viel Lehrmaterial. Allerdings gab es noch einen Stolperstein. Bevor Sam die Schule besuchen durfte, mußten wir ein Formular unterzeichnen, durch das wir bestätigten, daß unser Sohn unserer Ansicht auf eine Sonderschule gehörte. Dies war für mich immer noch ein schmerzliches Zugeständnis, und Peter erging es ebenso. Beide klammerten wir uns so lange wie möglich an die Hoffnung, daß Sam sich auch in einer normalen Umgebung zurechtfinden würde. Außerdem glaubte ich, der Kontakt zu normalen Kindern in unserem hiesigen Kindergarten würde Sams Verhalten positiv beeinflussen. Doch Peter und ich sprachen fast nie ernsthaft über Sams Probleme, und dies ist wohl auch der Grund, weshalb ich meine Gedanken zu diesem Thema so oft niederschrieb:

> Was uns die Mitarbeiter der Schule über ihre Methoden und Ziele erzählt haben, beeindruckte mich tief. Sie schienen Sam auch sehr zu mögen und wollten ihn offensichtlich gern in ihrer Schule aufnehmen. Wenn er dorthin ginge, hätte ich das sichere Gefühl, daß er in guten Händen ist und die Hilfe bekommt, die er braucht. Bestimmt kann man dort seine Problembereiche genauer festmachen, als es bis jetzt geschehen ist. Deswegen fällt es mir schwer zu entscheiden, ob Sam diese Schule besuchen soll oder besser eine reguläre Vorschule. Meiner Meinung nach wäre er in der Vorschule besser aufgehoben – wo er wenigstens mit normalen Kindern zusammenkäme –, vorausgesetzt, die Erzieherin könnte ihn dazu bewegen, sich den anderen Kindern anzuschließen, und ihm dabei helfen, das Versäumte nachzuholen. Wenn das allerdings nicht passiert, würde er in einer Umgebung, die nur von geringem Nutzen für ihn ist, kostbare Zeit verlieren.

Je näher der Zeitpunkt rückte, daß wir über Sams Zukunft eine Entscheidung treffen mußten, um so deutlicher wurde, daß er alle Hilfe brauchte, die er nur bekommen konnte. Er entwickelte einige alarmierende Marotten, wie ständiges übertriebenes Schlucken und eine Art tiefes Knurren. Die Kluft zwischen Sam und seinen Altersgenossen wurde immer tiefer. Außerdem hatte sich bei ihm die Gewohnheit festgesetzt – unter autistischen Kindern nichts Ungewöhnliches –, ständig ein starres Objekt in der Hand zu halten. Dies mußte inzwischen nicht mehr unbedingt das Flugzeug sein, sondern praktisch jeder Gegenstand kam in Frage – eine Mohrrübe, sein Becher, ein Stift, ein Spielzeugauto –, Hauptsache, irgend etwas war da. Immer mehr war Sam in seinen autistischen Verhaltensmustern gefangen, und so stimmten wir für die Sonderschule. Zusammenfassend schrieb ich über Sams Aufenthalt im Kindergarten in mein Tagebuch:

> Heute ist Sams letzter Tag im Kindergarten, und daß er dort fortgeht, stimmt mich traurig. Ich glaube, daß es ihm dort gefiel – zumindest machte er immer einen glücklichen Eindruck, wenn Peter ihn rief, um ihn hinzubringen. Ich war froh, daß er dort mit normalen Kindern zusammenkam. Sicher wird er Terry, die ihn betreut hat, vermissen, denn sie ist ein so freundlicher und lieber Mensch. Daß er so oft ihr Foto ansieht, zeigt, wie gern er sie hat. Zum Glück gibt es also jetzt auch außer uns jemanden in seinem Leben, dem er sich verbunden fühlt – und mein Kummer, daß er immer so allein ist, wird dadurch etwas gemildert.
>
> Die Zeit im Kindergarten hat Sam sehr geholfen, doch ich darf nicht vergessen, daß er sich dort oft mit seinem Spielzeug selbst überlassen blieb, was ihm gar nicht guttat. Aber trotzdem war diese Umgebung hilfreich für ihn. Ständig gab es dort etwas zu tun, und dies bedeutete für Sam, daß er jederzeit mitmachen konnte, wenn er Lust dazu hatte. Er ging zum Beispiel oft in die Küche, wo die Köchinnen sich mit ihm unterhielten oder ihn beim Saubermachen »helfen« ließen. Die anderen Kinder spra-

chen ebenfalls mit ihm, und wenn er auch nicht antwortete, so entstand dadurch doch eine Art von Kommunikation, der er sich sicherlich bewußt war. Hinzu kommt, daß sich in den letzten Monaten Sams Eßgewohnheiten sehr zum Vorteil entwickelt haben. Endlich kaut er sein Essen und nimmt gelegentlich sogar Stücke von einem Apfel oder Brot. Außerdem ißt er jetzt Reis und »Grünzeug«, was er früher immer ausspuckte. Vor ungefähr sechs Wochen trank er im Kindergarten zum erstenmal aus einer Tasse. Terry hat ihm die Tasse gegeben, aber hier benutzt er sie nicht, sondern verlangt nach wie vor nach seiner Schnabeltasse. Ich hoffe, daß es mit seiner Bereitschaft, richtig zu trinken, nicht wieder vorbei ist, wenn er nicht mehr den Kindergarten besucht. Er ist einfach zu alt für eine Schnabeltasse, und deshalb ist es wichtig, daß er normal trinken kann. Für mich steht fest, daß Sams Fortschritte beim Essen und Trinken nur durch den Kindergarten erreicht wurden. Allerdings weiß ich nicht, ob Terry ihm das alles beigebracht hat oder ob er es einfach von den anderen Kindern abschaute.

In dieser Zeit waren wir als Familie relativ glücklich. Ich hatte genügend Zeit, um auch meine eigenen Interessen zu verfolgen, und Peter fand Anregung in seiner abwechslungsreichen Arbeit. Er konnte dabei auch Erfolge verzeichnen und hatte mittlerweile einige Freundschaften geschlossen.

Manchmal kamen Gäste zu uns zum Abendessen, und unser gesellschaftliches Leben wurde nun abwechslungsreicher. Natürlich überschattete die Sorge um Sam nach wie vor alles, aber manchmal konnte ich sie auch vergessen. Auf jeden Fall war der Umgang mit ihm in jener Zeit leichter, trotz der neuen absonderlichen Zwänge, die er entwickelte: All unsere Küchenstühle durften nicht mehr aufrecht stehen, sondern mußten auf der Seite liegen, und die Schondeckchen auf dem Sofa mußten auf ganz bestimmte Weise gefaltet und angeordnet werden. In regelmäßigen Abständen überprüfte Sam, ob auch niemand sein Werk zerstört und den normalen Zustand wiederhergestellt hatte. Andererseits war seine Hyperaktivität abgeklungen, und er schlief auch besser. Wir drei unternahmen gemeinsam Dinge, wie sie für eine »normale« Familie üblich sind, beispielsweise Ausflüge und Besuche. Das alles erfüllte mich mit so viel Zufriedenheit, daß ich darüber die zeitweise auftretende Mißstimmung vergessen konnte.

Beim Durchblättern unseres Fotoalbums hätte man den Eindruck gewinnen können, wir seien wirklich die glückliche Familie, die ich mir immer gewünscht hatte. Doch bei der Zusammenstellung der Fotos war ich sehr wählerisch zu Werke gegangen. So schuf ich ein harmonisches Bild unseres Lebens, das niemals der wahren Situation entsprach. Es war, als ob zwei völlig verschiedene Realitäten existierten. In jener Zeit hatte ich oft das Gefühl, als lebten wir in einer Traumwelt, wo die Menschen und Ereignisse – also die offensichtliche Realität – nur als Requisiten für das auf der emotionalen Ebene ständig ablaufende Drama dienten. Das meiste, was Peter und ich zueinander sagten, hatte nur wenig damit zu tun, was wir in unserem Innersten fühlten. Über längere Zeiträume hinweg spielten wir alle unsere Rollen in unserem scheinbar so glücklichen Familienleben. Das wirkliche Drama jedoch fand auf einer ganz anderen Bühne statt.

In unseren prägenden Jahren hatten wir beide keine Stabilität erfahren und waren somit sehr unsicher. Jetzt fühlten wir uns einerseits vom Partner kontrolliert und versuchten andererseits, einander für unsere Zwecke einzuspannen. Im Verlauf dieses Prozesses quälten wir uns gegenseitig. Wie oft hatte ich das Gefühl, Peter sei böse auf mich – als ob ich ein schreckliches Verbrechen begangen hätte!

Erst viele Jahre später erkannte ich, worin dieses Verbrechen bestand. Indem ich ein Kind bekam, hatte ich unwissentlich für Peter eine ähnlich schmerzliche Situation geschaffen, wie er sie als kleines Kind erlebt hatte. Damals hatte er den Eindruck, daß seine Mutter ihm nach der Geburt eines neuen Babys ihre Zuneigung entzog. Die erste Phase seines Lebens verlief schwierig und ohne Beständigkeit. Bereits mit zwei Jahren wurde er völlig entwurzelt: Seine Mutter zog mit ihm in ein anderes Land und setzte ihm einen Stiefvater vor. Außerdem mußte er kurz darauf seine Mutter mit dem neugeborenen Baby teilen. Die Angst muß ihn damals geradezu überwältigt haben. Peters Stiefschwester war ein Problemkind, das einen großen Anteil der mütterlichen Aufmerksamkeit verlangte. Und so war Peter wahrscheinlich einsam und verängstigt – und außerdem böse auf die Mutter, weil sie ihm nicht die Zuwendung gab, die er brauchte, und wütend auf das Baby, weil es ihm die Mutter fortnahm. Vielleicht wurden durch Sams Geburt viele dieser verdrängten Gefühle wieder wachgerufen. Von meiner Warte aus waren Peters Wutausbrüche und seine gelegentlichen Anfälle von Feindseligkeit Sam und mir ge-

genüber jedoch unentschuldbar. Aber obwohl ich seine Handlungsweise verurteilte, fühlte ich mich gleichzeitig schuldig, wenn er so gemein zu mir war.
Die verworrenen Fäden in meiner Beziehung zu Peter neu zu ordnen schien mir in jener Zeit unmöglich. Rückblickend kann ich heute aber in unserem damaligen Verhalten bestimmte Mechanismen erkennen, die sich stets wiederholten. Wenn Peter Sam schlecht behandelte, hatte er Schuldgefühle. Dann machte er mich dafür verantwortlich, daß es ihm so schlecht ging. Ich wurde darüber zwar wütend, wagte jedoch nicht, meine Gefühle zu zeigen. Unbewußt lud ich wahrscheinlich statt dessen meine Wut auf Sam ab. Auch ich fühlte mich schuldig; zum einen wegen meiner ambivalenten Haltung Sam gegenüber und zum anderen, weil ich ihm eine destruktive Umgebung zumutete, die ich eigentlich, wie ich sehr wohl wußte, hätte verändern müssen.
Dies also war, wie uns insgeheim klar war, unsere Realität, obwohl wir es nicht zugaben und es auch nicht erklären konnten. Und doch verstand ich mich mit Peter in gewisser Hinsicht sehr gut. Beispielsweise verständigten wir uns in einer Art «Geheimsprache«, die so verkürzt war, daß eine Freundin, wie sie mir einmal gestand, oft nicht wußte, wovon wir redeten. Kein Wunder, daß unser Sohn Probleme mit der Kommunikation hatte.
Weil Sam jetzt weniger erregbar und der Umgang mit ihm leichter war, wagte ich allmählich zu hoffen, es würde ihm mit der Zeit immer »besser gehen«. Erst sehr viel später erkannte ich, wie furchtbar unglücklich er in dieser Zeit gewesen sein muß. In dieser Lebensphase bekam er häufig aus heiterem Himmel Fie-

ber, das ihn oft tagelang außer Gefecht setzte. Kaum ein Monat verging, in dem er nicht mit Antibiotika behandelt wurde, die bei ihm allerdings nicht anzuschlagen schienen. Manchmal faßte er sich plötzlich an den Kopf, als habe er Schmerzen – ich weiß noch, wie ich einmal befürchtete, er würde einen Anfall bekommen. Bei anderen Gelegenheiten hielt Sam sich Augen oder Ohren zu, ganz als fühlte er sich von den Umwelteindrücken überwältigt. Dann schien ihm die kleinste Bewegung oder das leiseste Geräusch unvorstellbare Schmerzen zu bereiten.

Sams erster Tag in seiner neuen Schule – der Sonderschule, die wir uns angeschaut hatten – kam und verging ohne besondere Zwischenfälle. Mehrere Monate lang machte er sich nun dreimal in der Woche in dem Taxi, das das Jugendamt für uns bezahlte, auf den Weg. Die unvermeidbar lange Fahrt von jeweils einer Stunde gefiel mir gar nicht, denn das bedeutete, daß Sam einen großen Teil seines Tages im Auto verbrachte. Da Sam nicht sprach, hielt mich seine Lehrerin mittels eines Notizbuches, das er immer bei sich trug, über seine Aktivitäten in der Schule auf dem laufenden. Als Kommunikationsmittel zwischen mir und Mrs. Stanley funktionierte das auch gar nicht schlecht, nur beschränkte es sich auf die Übermittlung von faktischen Informationen. Allerdings befriedigte es nicht meine bohrende Neugier. Ich fragte mich, was Sam in den sieben Stunden, die er von zu Hause fort war, tatsächlich machte – wie er sich verhielt, wie er sich fühlte. Der kleine Junge, der um drei Uhr fünfundvierzig nachmittags zurückkam, verriet mir nichts, und so hatte ich keine Ahnung, was er erlebte. Froh, ihn wiederzusehen, holte ich ihn aus dem Taxi, doch sogleich prallte ich wieder gegen seine Mauer aus Ablehnung und Unzulänglichkeit. Anschließend unternahmen wir bei Regen oder Sonnenschein unseren unvermeidlichen Spaziergang, und später saßen wir zusammen und warteten auf Peter. Während dieser Spaziergänge erschien mir das Leben oft vollkommen losgelöst von Zeit und Raum. In einer endlosen Folge zogen sich die Tage, Wochen und Monate dahin. Abgesehen von den Jahreszeiten schien sich niemals etwas zu ändern. Im Winter schob ich Sams Kinderkarre über vereiste, holprige Wege. Im März konnte man auf den Wiesen die ersten Lämmchen sehen. Sie interessierten Sam zwar nicht, aber wir blieben trotzdem stehen und beobachteten sie. Wenn das Wetter im April und Mai wärmer wurde, ließ ich die Karre stehen und trug Sam auf den Gipfel der Anhöhe, von wo aus man manchmal dreißig Kilometer weit sehen konnte. Im Sommer streiften wir durch die Hügel und pflückten Blumen, oder wir gingen in die Felder, weil Sam von den riesigen Erntemaschinen stark beeindruckt war.

Einige Male fuhr ich vormittags zusammen mit Sam zur Schule. Damals beschrieb ich Mrs. Stanley als »ruhig und geduldig, wahrscheinlich eine gute Pädagogin, aber nicht besonders liebevoll«. Sam schien sie zu mögen, und ich glaube, nach dem etwas chaotischen Kindergarten gefiel ihm die durchstrukturierte Umgebung des Klassenzimmers recht gut.

Vorhersehbarkeit ist das allerwichtigste für autistische Kinder. Daher gehören starre Gedankenmuster zu den Hauptkriterien für die Diagnose dieser Störung. Diese können sich auf die verschiedensten Arten äußern. Weit verbreitet ist beispielsweise die Forderung eines Kindes, daß auf einem bestimmten Weg immer exakt

die gleiche Route genommen wird. Glücklicherweise war Sam nicht so, doch ich kannte Kinder, die unaufhörlich schrien, wenn die Mütter nur wenige Meter von der vertrauten Strecke abwichen.
Sam zeigte diese Art von zwanghaftem Verhalten in anderen Bereichen. Wenige Wochen nachdem er eingeschult worden war, entwickelte er eine Marotte, die er seither beibehalten hat, wenn auch in veränderter Form. Er riß eine Handvoll Gras aus dem Boden und rieb es langsam zwischen den Fingern der erhobenen Hand, während er es Halm für Halm zu Boden rieseln ließ. Dabei blieb sein Blick wie gebannt auf dem Gras haften; es schien eine geradezu magische Wirkung auf ihn zu haben, wenn es nur wenige Zentimeter vor seinen Augen vorbeischwebte. War er in diese selbstbezogene Aktivität versunken, existierte nichts mehr um ihn herum. Mich machte es wahnsinnig, wenn ich Sam bei seinem besessenen Grasausrupfen zusah. Dabei wirkte er immer so seltsam und zugleich auch völlig unerreichbar. Allerdings wurden mir in diesem Zusammenhang zugleich auch einige Mechanismen bewußt, mit denen auch ich mich von der Umgebung abkapselte. Dadurch wurde ich gezwungen, das schreckliche Gefühl der Entfremdung wiederzuerleben, die entsteht, wenn man seine Emotionen verdrängt.
Wenn Sam beim Grasausrupfen gestört wurde oder wenn man ihn davon abhielt, regte er sich furchtbar auf. Überhaupt war meiner Ansicht nach der Grund für seine Szenen, die oft ohne erkennbare Ursache auftraten, daß er seine Umgebung nicht so beeinflussen konnte, wie er es gerade wollte.
Dieses Beharren auf Wiederholung entsteht aus dem Verlangen, zumindest über einen kleinen Teil des Lebens absolute Kontrolle zu haben. Autistische Kinder sind des-

halb so verletzlich, weil sie die eigene Identität nicht voll entwickeln konnten. Sie haben kein Vertrauen in ihre Fähigkeit, Einfluß auf ihre Umgebung zu nehmen, und glauben nicht an ihr eigenes Potential. Weil sie in ständiger Furcht vor Angriffen oder Überwältigungen leben, nehmen sie eine starre Grundhaltung ein und versuchen so, sich vor dem Unbekannten zu schützen. Doch mit dieser drastischen Einstellung können sie praktisch nur entweder alle Wahrnehmungen filtern – oder aber gar keine. Durch seine ablehnende Haltung schreckt das Kind gewöhnlich diejenigen Menschen ab, die versuchen, Kontakt mit ihm aufzunehmen. Verzichtet es jedoch darauf, bleibt ihm als Schutz nur noch der autistische Rückzug. Es verfügt nicht über Verteidigungsmechanismen oder die Fähigkeit zu verhandeln. Hinzu kommt, daß das autistische Kind völlig in seinen starren Lebensregeln gefangen ist, die keine Verfeinerung der Verhaltensmuster zulassen.

Nach Mrs. Stanleys Aussage fügte sich Sam ausgesprochen gut in den Schulalltag ein. Das Problem war nur, daß er wie eine Klette an ihr hing, und sich aufregte, wenn er eine Tätigkeit zugunsten einer anderen aufgeben sollte. Allerdings besorgte es mich sehr, daß er sich weigerte, zu trinken, solange er in der Schule war. Dies konnte ich mir nicht erklären, doch ich befürchtete, daß sein altes Problem mit dem Trinken aus der Tasse wieder zum Vorschein kam. In unserem Notizbuch teilte ich Mrs. Stanley mit:

> Sam trinkt zu Hause normal, deshalb weiß ich nicht, worin das Problem liegen könnte. Aber er ist äußerst empfindlich in allem, was mit Trinken und seiner Tasse zusammenhängt, die eine Zeitlang der

Gegenstand war, den er immer mit sich herumtrug. Geben sie ihm eine normale oder eine Schnabeltasse? Vor ein paar Monaten versuchte ich, ihm seine Schnabeltasse abzugewöhnen, doch ihn bekümmerte das so sehr, daß es beim Essen und Trinken zu schweren Störungen kam. Er konnte die Nahrungsmittel und Getränke zwar an den Mund führen, schien sie aber nicht hineinzubekommen. Irgendwie blieb er in seiner Bewegung stecken. Er hielt den Löffel oder die Tasse an die Lippen und geriet dann außer sich. Da er an Gewicht verlor und ich mir deshalb Sorgen machte, setzte ich den Schnabeldeckel wieder auf die Kindertasse. Langsam überwand er das Trauma und konnte wieder normal essen und trinken. Seitdem wagte ich jedoch nicht mehr, ihn zu überreden, den Deckel der Kindertasse fortzulassen. Zwar weiß ich, daß er in seinem Alter nicht mehr aus der Schnabeltasse trinken sollte, aber vielleicht ist es besser, ihn im Augenblick nicht zu bedrängen.

Inzwischen habe ich erkannt, daß Sam deshalb in seine alten Verhaltensweisen zurückfiel – also ins Nuckeln wie ein Baby, anstatt wie ein größeres Kind zu trinken –, weil zu diesem Zeitpunkt in seinem Leben zu viele Veränderungen gleichzeitig stattfanden. Der Abschied vom Kindergarten (und damit von der einzigen anderen Person, zu der er eine Art von Beziehung aufgebaut hatte) und der Eintritt in die neue Schule müssen fürchterlich beängstigend für ihn gewesen sein. Schließlich war er erst drei Jahre alt und zudem gestört und emotional instabil. Aber da er so ruhig wirkte, dachte ich, er würde die Veränderung verkraften. Und so verstand ich auch nicht, daß der Schulbeginn für Sam zugleich eine Folge von Ereignissen einleitete, die er nur sehr schwer bewältigen konnte. Weil ich der Meinung war, daß er lange genug in einem Schlafzimmer mit gelb-blauem Blümchenmuster aus den fünfziger Jahren gelebt hatte, tapezierte ich es neu. Der Gedanke, dies könnte der falsche Zeitpunkt sein, um zusätzlich zu seiner neuen Schule Aufregung und Veränderung in sein Leben zu bringen, kam mir nicht in den Sinn. Selbst als er begann, die neue Tapete, die ich mit so viel Mühe angebracht hatte, von den Wänden zu reißen, verstand ich die Botschaft nicht, sondern wurde nur böse auf ihn. Plötzlich kletterte er ständig aus seinem Kinderbett. Deshalb bauten wir es ab und stellten statt dessen ein normales Bett an die gleiche Stelle. Neue Schule, neue Tapete, neues Bett – es muß Sam so vorgekommen sein, als ob seine ganze alte Welt in Stücke fiel. Und damit begannen seine schweren Schlafstörungen. Von nun an konnte er nicht mehr in seinem Zimmer allein bleiben. Wenn wir ihn zur Schlafenszeit dort zurückließen, weinte er und hämmerte gegen die Tür, bis er erschöpft zu Boden fiel. Dadurch wurde er wieder wach gerüttelt, worauf er aufs neue zu weinen begann. So ging das die ganze Nacht. Bald schon gaben Peter und ich auf und versuchten nicht mehr, Sam dazu zu bewegen, allein ins Bett zu gehen. Abwechselnd saßen wir an seinem Bett und hielten seine Hand, bis er einschlief. Dies dauerte oft mehrere Stunden, und da Sam Licht ablehnte, mußten wir im Dunkeln sitzen und, wie es uns vorkam, eine Ewigkeit warten. Während die Belastung für Peter und mich immer größer wurde, zeigten sich die Risse in unserer Erziehung zusehends deutlicher. Stän-

dig stritten wir uns. Und Sam machte wieder in die Hosen. Verzweifelt suchten wir nach einem Ausweg und entschlossen uns schließlich, eine kleine Reise zu machen. Heute erscheint mir dies unglaublich dumm, denn das war das letzte, was Sam brauchte, um zur Ruhe zu kommen.
Einen Monat später unternahmen wir eine weitere Reise – dieses Mal fuhren wir zu meiner Schwester nach Südengland. Sam war mittlerweile sehr in sich gekehrt. Fast schien er jegliche Auflehnung aufgegeben und sich statt dessen noch tiefer in sich selbst und seinen Autismus zurückgezogen zu haben. Wir hatten gerade zwei Tage bei meiner Schwester verbracht, in deren Verlauf Sam sich tagsüber isolierte und nachts schrie, als sich plötzlich sein Verhalten änderte. Erstaunt hielt ich es in meinem Tagebuch fest:

> Den ganzen Morgen über war Sam unnahbar und gab schreckliche, kehlige Geräusche von sich. Doch im Lokal machte er plötzlich Alice (meiner Nichte) den Hof. Es war ein Anblick für die Götter. Er lächelte und streichelte sie zärtlich, woraufhin er sich gleich schämte. Dann bestand er darauf, daß sie ihre Hand auf meinen Arm legte – er mag es gern, wenn die Menschen, die eine Bedeutung für ihn haben, tatsächlich miteinander in Verbindung stehen. Bis jetzt kannte er sie noch nicht, aber sie scheint ihm sehr zu gefallen – leider wird er sie voraussichtlich für sehr lange Zeit nicht wiedersehen.

Sams Verhalten an diesem Tag und auch in mehreren ähnlichen Situationen kann man nicht anders nennen als Flirten. Mir erschien es außergewöhnlich, daß ein

Kind, das sich der verschiedenen Möglichkeiten der menschlichen Kommunikation so wenig bewußt ist, ein derartig komplexes Verhalten an den Tag legt. So wie er Alices Hand auf meinen Arm legte, verband er seit ungefähr einem Jahr gelegentlich die Hände von Menschen miteinander. Wahrscheinlich wollte er damit diejenigen zusammenbringen, die ihm etwas bedeuteten – möglicherweise, um zu erreichen, daß sie gemeinsam eine solidere Basis zu seiner Unterstützung bildeten als es ihnen allein möglich gewesen wäre. Aber ich glaube, irgendwann änderte sich der Zweck dieser Handlung. Eine meiner schmerzlichen Erinnerungen bezieht sich auf eine Situation, in der Peter und ich uns wütend quer über den Raum hinweg anbrüllten und Sam kläglich zwischen uns hin- und herlief. Er zog uns an den Armen und versuchte, die Kluft zu überbrücken und uns wieder zusammenzubringen. Daß wir so grausam sein Betteln ignorieren konnten, zeigt erst richtig deutlich, wie gestört wir selbst in unserer Persönlichkeit waren. Er stellte seine Versuche, unseren Bruch zu kitten, zur gleichen Zeit ein wie seine allgemeine Rebellion. Er gab einfach auf. Zu diesem Zeitpunkt war Sam in seiner Entwicklung deutlich zurückgeblieben. Zwar konnte ich mir damals nicht erklären, was mit ihm oder uns los war, aber instinktiv hatte ich den Eindruck, daß Sams Probleme sehr eng mit dem Konflikt zwischen Peter und mir zusammenhingen. Unverständlicherweise teilten die Ärzte, Psychologen und Lehrer, die ich kennenlernte, diese Ansicht nicht. Einerseits stand unübersehbar fest, daß Sam in seiner generellen Entwicklung und in seiner Kommunikationsfähigkeit weit hinter Gleichaltrigen zurücklag. Andererseits war es genauso deutlich

geworden, daß er sehr unsicher war – er konnte es nicht ertragen, allein gelassen zu werden und hatte schwere Schlafstörungen.
Verzögerte Entwicklung und emotionale Störungen treten in gewissen Stadien bei allen autistischen Kindern auf. Aus diesem Grunde erscheint es mir sinnvoll zu untersuchen, ob beide Phänomene nicht zusammenhängen oder sich gegenseitig bedingen. Wenn die Kinder heranwachsen, wird ihr Verhalten komplexer, eine Interpretation wird schwieriger, und das Bild verdunkelt sich. Ich glaube jedoch, daß die Zusammenhänge zwischen einer emotionalen Störung und einer verzögerten Entwicklung in den frühen Lebensjahren eines Kindes für alle diejenigen deutlich sichtbar sind, die auch sie sehen wollen.
Ich hatte gerade begonnen, mich mit diesen Gedanken zu beschäftigen, als ich zufälligerweise in einer Videozeitschrift auf eine Anzeige stieß, in der von einer Spezialklinik zur Beobachtung und Behandlung autistischer Kinder bestimmte Gerätschaften angeboten wurden. Die Leiterin dieser Klinik, mit der ich mich sofort in Verbindung setzte, kam daraufhin zu uns, um zu sehen, ob sie Sam vielleicht in ihre kleine Gruppe von ungefähr sechs Kindern aufnehmen konnte. Sie hielt das Verhalten eines jeden Kindes genauestens auf Videofilm fest. Ihr ging es darum, eine Verbindung zwischen Ursache und Wirkung herzustellen. Obwohl Sam keinen Platz in der Gruppe bekam, war ich froh, daß ich diese Methode kennengelernt hatte. Nur dadurch bekam ich überhaupt erst ein Verständnis für die unterschwellig wirksamen Aspekte des menschlichen Verhaltens.
Besonders interessierte mich dieser Bereich, weil ich

kürzlich über die Arbeiten eines Arztes gelesen hatte, der die Reaktionen von Neugeborenen auf den unterschiedlichen Gesichtsausdruck ihrer Mütter mittels Video aufgezeichnet hatte. Seine Ergebnisse waren faszinierend. Die Babys zeigten die größte Schmerzreaktion nicht bei einer ärgerlichen Miene, wie man vielleicht erwartet hätte. Am meisten litten sie, wenn die Mutter ein leeres Gesicht ohne jeden Ausdruck zeigte, wie es manchmal bei depressiven Menschen zu finden ist. Wenn es also bereits möglich war, die feinsten Abstufungen zwischenmenschlichen Verhaltens aufzuzeichnen und zu deuten, mußte man doch auch in der Lage sein, unsere Beziehungen und deren Störungen besser zu verstehen. Damals wußte ich noch nicht viel über Psychologie, und meine Vorstellung von dieser Wissenschaft war, milde ausgedrückt, vage. Dennoch war ich überzeugt, daß Sam in seiner Entwicklung stehengeblieben war, weil er sich von der Welt zurückgezogen hatte.

6 Die Holding-Therapie

Als Jennifer Stonecross in mein Leben trat, war es fast so, als hätte ich nur auf sie gewartet. Begierig saugte ich wie ein Schwamm auf, was sie mir zu sagen hatte. Jennifer war Holding-Therapeutin und von der Ortsgruppe der »Autistic Society« eingeladen worden, um über ihre Vorstellungen und Behandlungsmethoden zu sprechen. Lisa, die Vorsitzende der Gruppe, wußte, daß ich mich für die psychischen Ursachen des Autismus interessierte, und rief mich vor dem Vortrag an. Sie dachte, ich würde Jennifer sicher gern persönlich kennenlernen. Ich war begeistert, denn es zeigte sich, daß Jennifer genau über das sprach, was mich schon seit geraumer Zeit beschäftigte.
Ihrer Meinung nach war Autismus eine psychische Störung, bei deren Entstehung die Umgebung die wichtigste Rolle spielte. Die Eltern sollten sich jedoch nicht die Schuld dafür geben. Jennifer verstand meinen Kummer über die Distanz, die zwischen Sam und mir herrschte, und sie glaubte, daß die Holding-Therapie* uns helfen könnte. In ihren Augen war Autismus heilbar, ein Gedanke, der mir selbstverständlich gut gefiel. Fast auf Anhieb überzeugte sie mich, daß die Holding-Therapie genau das richtige für uns war.
Kurz darauf lud ich Jennifer, Lisa und einige andere Mütter der »Autistic Society« zum Mittagessen ein. Be-

* in Deutschland auch unter dem Namen »Festhalt-Therapie« bekannt.

reits beim Nachtisch war klar, daß wir uns fein säuberlich in zwei Lager teilten – Jennifer und ich auf der einen Seite, die übrigen auf der anderen.
Jennifer fand mit ihren Gedanken bei der »Autistic Society« keinen Anklang. Sobald die Eltern erkannten, daß Jennifer emotionale Schwierigkeiten für die Störung ihrer Kinder verantwortlich machte, sträubten sie sich gegen ihren Ansatz. Sie konnten die Vorstellung, daß die Probleme ihrer Kinder mit ihrem Verhalten oder mit der Atmosphäre im Elternhaus zu tun hatten, nicht ertragen. Und ich konnte recht gut nachempfinden, weshalb.
Denn durch einen solchen Ansatz wurden alle möglichen beängstigenden Fragen aufgeworfen, die, wenn man sie genauer untersuchte, schmerzten. Wie Peter und ich hatten auch die meisten anderen Eltern, zu denen Jennifer sprach, mit dem unberechenbaren Verhalten ihrer autistischen Kinder schwer zu kämpfen. Für viele Betroffene war der Glaube, daß sie in ihrer schwierigen Situation bereits das Bestmögliche taten, das einzige, was ihnen Halt gab. Wenn sie jedoch eingestanden, daß ihre Kinder unter einer gestörten Beziehung litten, würden sie den Boden unter den Füßen verlieren – denn dann mußten sie sich selbst hinterfragen. Deshalb konnten viele nicht ohne das Gefühl leben, daß sie »gute Eltern« waren.
Ein behindertes Kind großzuziehen bedeutet an sich schon harte Arbeit, die die Betroffenen oft an den Rand ihrer Kräfte bringt. Bei einer Störung wie Autismus, deren Verlauf schwer vorhersehbar ist und die sich manchmal sprunghaft verändert, entsteht zudem auch eine große nervliche Belastung. Zukunftsängste vergrößern den Streß, der unvermeid-

lich ist, wenn man mit einem Kind lebt, dessen bizarre und unlogische Reaktionen in den Eltern das Gefühl erzeugen, abgelehnt zu werden und überflüssig zu sein. Alle Eltern autistischer Kinder haben das emotionale Auf und Ab zwischen Hoffnung und Enttäuschung erlebt. Ihre Kinder wirken oft so intelligent, daß man sich von ihnen große Fortschritte erwartet, oder sie sind in bestimmten Bereichen überdurchschnittlich begabt. So stiehlt sich dann plötzlich ein Hoffnungsstrahl in den grauen Alltag, der jedoch neuer Verzweiflung Platz macht, wenn der erträumte Fortschritt ausbleibt.
Wie viele Male habe ich ein interessiertes Leuchten in den Augen meines Sohnes aufflackern sehen, das dann jedesmal wieder von der schützenden Mauer der Apathie überlagert wurde! Dann stagnierte seine Entwicklung über einen langen Zeitraum, wodurch meine Hoffnungen für seine Zukunft erneut zunichte gemacht wurden. Manchmal hatte ich den Eindruck, das Leben wäre einfacher, wenn ich einfach akzeptierte, daß ich mein Los nicht ändern konnte. Das Schicksal gibt uns eben keine Erklärungen – doch ich suchte nach einer, wie schmerzlich sie auch sein mochte! Ich wollte herausfinden, warum meine Familie in diese schreckliche Situation geraten war und warum sich mein Sohn hinter einem Panzer der Gefühllosigkeit verbarg. Ich hielt es für möglich, daß Jennifer Stonecross mir auf diese Fragen eine Antwort geben konnte.
Sie war Diplompsychologin, allerdings ohne eine Zusatzausbildung als Therapeutin. Die Technik der Holding-Therapie, die sie anwandte, war von der amerikanischen Ärztin Martha Welch in deren Klinik ent-

wickelt und erprobt worden. Dr. Welch hält Autismus für eine psychische Schädigung, die durch Holding-Therapie geheilt werden kann:

> Autismus entsteht durch eine gestörte Urbeziehung zwischen Mutter und Kind. Wird diese Beziehung durch die Holding-Therapie wiederhergestellt, bleiben keine organische Schäden zurück. Aus diesem Grunde können wir annehmen, daß prägende Umwelteinflüsse, besonders einzelne Aspekte der Interaktion zwischen Mutter und Kind, bei der Entstehung von Autismus die größte Rolle spielen. Jedes Neugeborene ist auf verschiedene Weise sensibel und verletzlich. Manche Mütter lassen nicht zu, daß ihr Kind sich zurückzieht. Andere glauben, es möchte gern allein gelassen werden, und wieder andere verkennen, natürlich ohne es zu merken, die wahren Bedürfnisse ihres Kindes, bis es resigniert.
> Die Holding-Therapie kommt sowohl der Mutter als auch dem Kind zugute. Vor der Behandlung fehlt der Mutter im Umgang mit ihrem autistischen Kind oft das instinktive Gespür. Sie versteht seine Bedürfnisse nicht und kann nicht angemessen auf sie reagieren.

Jennifer Stonecross stand unter Supervision von Frau Dr. Welch. Per Telefon und Brief unterstützte die Ärztin sie mit Ratschlägen, und gelegentlich trafen sich die beiden Frauen auch persönlich. Einige Male gab ich Jennifer eine ganze Liste von Fragen mit, die sie mir später, nach ihrem Telefongespräch mit Dr. Welch, beantwortete.
Um die Holding-Therapie genauer zu beschreiben,

schickte sie mir einen Aufsatz, den sie gemeinsam mit Dr. Welch verfaßt hatte:

> Die Mutter setzt das Kind auf den Schoß, so daß beide einander in die Augen sehen können. Sie legt die Arme des Kindes um sich und die eigenen Arme darüber. Dabei sollte sie darauf achten, daß das Kind nicht fortlaufen kann. Wenn das Kind schon größer ist, kann es auch neben der Mutter sitzen. Der Vater sollte, wenn irgend möglich, seine Frau ebenso halten wie diese das Kind. Oder er nimmt die anderen Kinder in den Arm. Ansonsten warten die Geschwister geduldig, denn sie wissen, daß auch sie noch an die Reihe kommen.
>
> Normalerweise bringt das Kind, das gehalten wird, tausend verschiedene Ausflüchte vor, um sich aus den Armen der Mutter zu befreien: »Ich habe Hunger!« oder »Ich will nicht lieb zu dir sein!« und so weiter. Je älter das Kind ist, um so ausgefeilter und geschickter gestaltet es seine Ausflüchte. Man sollte die Therapie aber auf jeden Fall fortsetzen, auch wenn daraus ein schlimmer Kampf entsteht. Vielleicht wird das Kind beleidigend, oder es versucht, seine Mutter zu verletzen. Wenn der Kampf dann abebbt, weint das Kind aber oft mehr aus Kummer als aus Wut. Dann kann die Mutter es trösten. Bei dem Kampf kann auch die Mutter ihre Gefühle, gerade auch ihre Wut, zum Ausdruck bringen.
>
> Normalerweise wendet das Kind in dieser Auseinandersetzung nur einen kleinen Teil seiner Kraft auf. Entkommt es dennoch, möchte es von seiner Mutter eingefangen werden. Sobald das Kind die Gewißheit hat, daß die Mutter die Therapie auf je-

den Fall fortsetzt, wird es sich in ihren Armen entspannen. Dann kann es zu spontanem Spiel kommen, an dem beide ihre Freude finden.
Während der Trotzphase sollte die Mutter das Kind täglich halten, bis schließlich die gegenseitige Liebe überwiegt. Außer den üblichen Zeiten sollte man das Kind immer dann halten, wenn es Anzeichen von Kummer zeigt, wie Wutanfälle oder anderes Fehlverhalten. Die entsprechenden Verhaltensweisen werden mit der Zeit abnehmen.

Jennifer hatte ein Mütterzentrum aufgebaut, das sie ganz allein leitete. Einmal in der Woche veranstaltete sie einen Gruppenabend für Mütter, die mit ihren Kindern die Holding-Therapie durchführten – nach den von Frau Dr. Welch entwickelten Richtlinien. Die Störungen, unter denen die betreffenden Kinder litten, reichten von leichter Destruktivität bis hin zu völliger autistischer Zurückgezogenheit. Jennifers Arbeit in diesem Mütterzentrum war mehr oder weniger ehrenamtlich; sie lag ihr einfach am Herzen. Die Mütter zahlten für eine Sitzung in der Holding-Therapie nur einen geringen Betrag, von dem praktisch nichts mehr übrigblieb, wenn Jennifer die Miete für den Sitzungsraum im Gemeindezentrum gezahlt hatte.
Hauptsächlich arbeitete sie jedoch als Hauslehrerin eines autistischen Mädchens, eine Aufgabe, durch die sie überhaupt erst mit dem Phänomen Autismus und im Anschluß daran mit der Holding-Therapie in Kontakt gekommen war. Ihre Schülerin Caroline sprach sehr stark darauf an, daß Jennifer sie als intelligentes Wesen behandelte, obwohl Caroline sich oft seltsam benahm und eigentlich nicht in der Lage war, sich verständlich

zu machen. Jennifer ermutigte ihre Schülerin, sich schriftlich auszudrücken. Über dieses Medium konnte Caroline auf nachvollziehbare Weise von ihren Gefühlen, ihren Ängsten und ihren Sehnsüchten berichten. Während ihres Vortrags vor der »Autistic Society« machte uns Jennifer mit manchem bekannt, was Caroline geschrieben hatte:

> Caroline will so gern sprechen schafft es aber einfach nicht wird sie jemals reden fragten alle Leute ihre Mutter und ihre Lehrerin worauf diese antworten möglicherweise irgendwann denn es gibt keinen Grund warum sie es nicht tun sollte es ist alles da was sie braucht und als kleines Mädchen hat sie gesprochen einige Leute wollten das nicht glauben und meinten ihre Eltern bilden sich das nur ein und sie war schon immer stumm aber sie hat wirklich gesprochen sie erinnert sich noch genau an die Zeit, als sie ihrer Mami etwas erzählt hat sieh nur der Mond hat sie gesagt ergriffen von seinem leuchtenden Anblick am Tageshimmel sie muß ungefähr sechs Jahre alt gewesen sein damals war sie bereits in ihrem Elend gefangen aber sie reagierte noch auf die unerwartete Schönheit die sich am Firmament zeigte sie erinnert sich auch an andere Gelegenheiten als sie etwas sagen wollte aber in dem schwarzen Netz ihres Unglücks gefangen war und keinen Laut herausbringen konnte es ist schwierig zu erklären wie die Angst ihre Stimmbänder lähmte wie wenn eine unsichtbare Hand ihr die Kehle zudrückte um das Leben selbst auszulöschen der Raum durch den die Luft kommt und geht ist so eng so wenig Platz für die rätselhafte Kraft des Le-

bens dieser Bereich ihres Körpers schien ihr besonders verletzlich so ungeschützt daß sie ihn um jeden Preis bewahren mußte selbst wenn sie dadurch zum Schweigen verurteilt war so konnte sie die kostbare Luft für den Lebensprozeß selbst aufsparen für das Reden blieb keine Luft mehr übrig und deshalb gab sie das Reden auf niemand erkannte daß eine ihrer Ängste hinter dem Schweigen steckte dieses Gefühl der Enge das den Atem abschnürt bis zum Ersticken und das kleine bißchen Leben erlöschen läßt so war es als sie ein kleines Mädchen war doch erst als sie beinahe erwachsen war hatte sie die Fähigkeit es zu erklären ähnlich ging es ihr auch mit vielen anderen Gefühlen erst jetzt kann sie eine Beschreibung abgeben der Dinge die in ihrem verletzlichen Gemüt so viele Ängste und Befürchtungen verursacht haben sie kannte die Worte mit denen man all dies erklärt und deshalb ist es so wichtig daß sie ein Buch schreibt denn sie ist in der Lage wie ihre Lehrerin sagt anderen zu helfen ein echtes Gefühl verständlich beschrieben ist mehr wert als tausend Theorien wohlmeinender Experten besonders weh tat ihr die unter Psychiatern weitverbreitete Ansicht daß man nicht versteht was andere sagen wenn man stumm ist wenn man nicht spricht kann man nichts ausdrücken aber was wissen sie schon von den vielen sprachlosen Menschen die die schönste und ausdrucksvollste Sprache im Kopf haben die sie jedoch nicht aussprechen weil niemand den Zugang zu ihrem Vertrauen gefunden hat

Hier gewannen wir Einblick in die Welt eines Menschen, der ebenso wie mein Sohn in völliger Isolation lebte. Caroline war intelligent, sie dachte und fühlte genau wie wir, und dennoch fehlte ihr die Verbindung zum Rest der Welt, die wir Kommunikation nennen. Auf ihre Mitmenschen wirkte sie eigenartig und unbeholfen, unzugänglich und rätselhaft, und es hatte sehr viel Mühe gekostet, die Kluft zwischen ihr und den anderen zu schließen.

Was Jennifer mir von Caroline erzählte, beeindruckte mich zutiefst. Caroline war ein Mensch mit großen Talenten. Wie sie selbst erklärte, hatte sie sich aus übergroßer Angst von der Außenwelt abgeschnitten. Angst warum und wovor? Niemand wird mit Angst geboren, Angst ist vielmehr eine Reaktion auf irgend etwas in der Umgebung. Jennifer glaubte, daß Sam – ebenso wie alle anderen autistischen Kinder – hinter seiner Mauer aus Angst ein ungeheures Potential an Wut verbarg. Indem er seine Wut verdrängte, schnitt er sich zugleich auch von allen anderen Gefühlen ab. Da er diese nun nicht mehr normal erfahren konnte, war es ihm auch nicht mehr möglich, auf Kommunikationsversuche zu reagieren. Jennifer glaubte jedoch, es sei möglich, die Mauer, die Sam um sich errichtet hatte, niederzureißen und mit ihm wieder ganz von vorn anzufangen. Obwohl er in seiner Entwicklung zurückgeblieben war, hätte er noch immer die Anlagen, sich normal zu entwickeln.

In meinen Augen glichen Jennifers Worte einem hell leuchtenden Stern in einem ansonsten verhangenen Himmel. Alles klang so logisch und ließ sich leicht nachvollziehen. Von der Therapie selbst wußte ich allerdings nichts. Sie unterschied sich völlig von den Methoden, die Peter und ich bis dahin kennengelernt hatten. Also war die Annahme, die Holding-Therapie könne unserem Sohn helfen, letztendlich eine Glaubensfrage. Aber Jennifer versicherte uns, die Therapie würde Sam heilen, und wir waren froh, an etwas glauben zu können.

Wie fast alle Eltern autistischer Kinder hatten auch wir auf unserer Suche nach Hilfe viele Enttäuschungen erlebt. Die Ärzte, die wir aufsuchten, schienen über Art und Ursache der Störung, an der unser Sohn litt, nicht wirklich Bescheid zu wissen. Nach und nach dämmerte es uns, daß sie zudem auch keine Hoffnung auf Heilung sahen. Als die erwünschte Besserung nicht eintrat, bot man uns lediglich an, einige von Sams gravierendsten Verhaltensstörungen abzuschwächen. Erst die Holding-Therapie wies uns einen möglichen Ausweg aus diesem Irrgarten von Verzweiflung und Ungewißheiten.

Und so begannen wir mit der Therapie. Jeden Samstagmorgen trafen wir Jennifer im Gemeindezentrum, wo sie für uns einen Raum gemietet hatte. Die Fahrt zu ihr war weit. Wenn wir ankamen, wartete Jennifer bereits auf uns und schloß den Raum auf. Peter ging Kaffee holen, und ich half Jennifer, das winzige Zimmer zur Hälfte mit Matratzen auszulegen. Die andere Hälfte wurde von einem Tisch mit zwei Stühlen und einem elektrischen Heizofen ausgefüllt. Die Wände des Raumes waren ursprünglich lachsfarben gewesen, inzwischen jedoch sahen sie fleckig und schmuddelig aus. Manchmal fiel ein wenig Sonnenlicht durch das vergitterte Fenster, dessen untere Hälfte aus Milchglas bestand. So waren wir vor den Blicken der Passanten geschützt, die durch die seltsamen Geräusche, die aus unserem Zimmer drangen, sicher neugierig gemacht wurden. Dieses Zimmer, so spartanisch und verstaubt es auch war, wurde bald zum sicheren Hafen in meinem Leben. Hier übernahm Jennifer die Leitung; sie sagte uns, was wir zu tun hatten. Wenn Peter mit dem Kaffee zurückkam, saßen wir ungefähr zwanzig Minuten zusammen und redeten, während Sam die große Tasche mit Spielsachen durchwühlte, die Jennifer immer mitbrachte. Dann kam irgendwann das unvermeidliche »Nun gut, wollen wir anfangen?« Zu Beginn einer Sitzung war ich regelmäßig nervös – ich hatte das Gefühl, daß ich die Hauptlast trug. Peter saß in einigem Abstand von uns entfernt, und Jennifer hockte neben mir auf dem Fußboden. Oft griff sie ein – sie hielt Sams Arme an meinen Körper, wenn er weglaufen wollte, oder sie drehte mir sein Gesicht zu, wenn er den Kopf abwandte.

Sam und ich lagen nebeneinander auf der Matratze. Ich hielt ihn fest umschlungen, so daß er nicht fortlaufen konnte. Anschließend drehte ich seinen Kopf zu mir herum. Ich suchte seinen Blick, um einen sicheren Augenkontakt mit ihm herzustellen. »Bist du böse auf Mami?« fragte ich. »Erzähle mir, was du fühlst. Zeig mir deine Wut im Bauch!« Manchmal entdeckte ich einen Anflug von Panik in seinen Augen – doch diese wurde meistens schnell wieder von dem kalten, leeren Ausdruck überdeckt, in dem sich seine autistische Abwehr zeigte.

Mir kam es so vor, als spielten wir mit verbundenen Augen Katz und Maus. Obwohl ich mit Jennifer ausführlich über die Ziele der Therapie gesprochen und zu diesem Zeitpunkt bereits ein oder zwei Bücher über Psychologie gelesen hatte, wußte ich im Grunde genommen nicht, was ich da tat und worauf das Ganze hinauslief. Deshalb klammerte ich mich an den blinden Glauben, daß schon alles seine Richtigkeit hatte. Jennifers Argumente waren einfach und in ihrer Logik unangreifbar. Sam hatte sich gefühlsmäßig von der Welt abgeschnitten und hinter einer Mauer verschanzt. Folglich mußte ich diese Mauer durchbrechen, um ihn zu befreien.

Doch die Komplexität und die Gewalt der Emotionen, die in mir während dieser Sitzungen freigesetzt wurden, hätten mich eigentlich warnen und darauf hinweisen müssen, daß hinter all unseren Problemen noch mehr steckte, als bisher angesprochen worden war. Zum einen empfand ich soviel Schmerz über Sams ständige Ablehnung, daß ich am liebsten selbst davongelaufen wäre, um mich abzuschotten. Oft hielt mich nur mein Pflichtbewußtsein davor zurück. Dies muß auf Sam äußerst verwirrend und beängstigend gewirkt haben: Ich sagte zwar, daß ich ihn liebte und ihm helfen wollte, aber meine Körpersprache und meine unsteten Blicke verrieten ihm das Gegenteil. Manchmal haßte ich ihn oder hatte Angst vor ihm. Doch gelegentlich gab es auch seltene Momente echten Kontakts zwischen uns. In diesen Augenblicken sah ich zum ersten Mal die Möglichkeit, daß auch zwischen uns eine echte Mutter-Kind-Beziehung entstehen könnte, und dies half mir, mit der Therapie weiterzumachen. Während solcher intensiven und komplizierten Gefühlsaufwallungen war es unmöglich festzustellen, was Ursache und was Wirkung war. Mir schien es, als würden wir bei jeder Sitzung in einem spiralförmigen Wirbel fortgerissen, der entweder nach unten oder nach oben führte. Wie es sich entwickelte, hing wiederum von einer ganzen Anzahl von Faktoren ab, die wahrscheinlich außerhalb der Therapie lagen.

Wenn es nach unten ging, hatte ich das Gefühl, als wären Sam und ich von Anfang an zwei völlig abgeschlossene Einheiten. Mich ergriff das starke Verlangen, vor meinem Schmerz und seiner Ablehnung davonzulaufen, und die Unmöglichkeit dieses Tuns erfüllte mich mit Panik. Während die Uhr weitertickte, zog Sam sich immer mehr zurück. Zwei Stunden lang klopfte ich dann gegen die verschlossene Tür, die er unsichtbar zwischen uns geschoben hatte. Dabei kam es mir so vor, als renne ich ständig mit dem Kopf gegen die Wand. Am Ende einer solchen Sitzung fühlte ich mich erschöpft und entmutigt – und Sam war verkrampft und noch verschlossener als sonst.

Führte die Spirale jedoch nach oben, sah ich manchmal einen Hoffnungsschimmer am Horizont. Auch diese Sitzungen waren nicht leicht zu verkraften, aber zumindest gab es Ansätze einer Verständigung zwischen uns. Meine Versuche, das auszusprechen, was er wahrscheinlich fühlte, schienen es Sam in Verbindung mit der Intimität, die durch unseren direkten Augenkontakt entstand, zu ermöglichen, seine Wut auszudrücken. Dann schrie und trat er, stieß mich weg und zog mich an den Haaren – ein wahrer Wirbelwind. Doch endlich zeigte er überhaupt eine Reaktion, endlich spürte man das Leben in ihm! Wenn ich mitmachte und ihm auf diese Weise das Gefühl gab, daß es gut war, so Emotionen zu zeigen, wurden seine Schreie allmählich leiser. Nach einem derartigen Gefühlsausbruch war Sam normalerweise erschöpft, aber zufrieden. Dann lag er in meinen Armen und schaute mich an – manchmal lächelte er sogar –, ganz wie ein gesundes Kind.

In den Sitzungen vergaß ich keine Minute, daß Peter

uns beobachtete, wobei die Entfernung mit der Zeit jedoch zunehmend größer wurde. Seine Gefühle schwankten dabei zwischen Unbehagen und kaum verhülltem Ärger. Gewöhnlich gingen wir nach den Sitzungen essen und spazierten anschließend durch die Straßen der fremden Stadt oder am Ufer des Flusses entlang, der mitten durchs Zentrum floß. Einige Male aßen wir Fisch und Chips, weil Sam das so gern mochte. Er war dabei sehr fröhlich und vertilgte eine große Portion. Und ich war optimistisch und freute mich, allmählich die Beziehung zu meinem Sohn genießen zu können. Doch mit der Zeit machte ich mir zunehmend Sorgen um Peter, dem es nicht sehr gut ging. Nach den Sitzungen war er oft reizbar und unzulänglich, und im Lauf des Nachmittags wurde seine Laune immer schlechter. Eigentlich wollte Peter ebenfalls, daß es Sam besserging, und auch er meinte, die Therapie würde ihm helfen. Doch im Innern war er verstört; er beneidete Sam um die Zeit und die Aufmerksamkeit, die wir auf ihn verwendeten, auch wenn er das niemals offen aussprach. Jennifer hatte Peter und mir gesagt, Sams Zustand würde sich innerhalb eines halben Jahres sichtlich verbessern, wenn wir mit dem Streiten aufhörten und lernen würden, besser aufeinander zu achten und uns zu unterstützen. Bei unseren schweren Konflikten war dies allerdings leichter gesagt als getan.

Peter wurde sehr deprimiert. Manchmal verhielt er sich irrational und erklärte, dafür werde ich »noch zu zahlen haben«. Wofür, das konnte er mir allerdings nicht sagen. Als ich nach wenigen Monaten vorschlug, er sollte den Therapiesitzungen vielleicht lieber fernbleiben, war er erleichtert. Gleichzeitig entschied Jen-

nifer, daß sie in Sams Interesse regelmäßige Gespräche mit mir und Peter führen müsse. Dafür reservierten wir von nun an den ersten Teil der Sitzungen. Im Anschluß daran ließ Peter uns allein, und Sam und ich machten mit der Holding-Therapie weiter.
Trotz alledem waren Peter und ich erfreut über die Tatsache, daß Sam jetzt einige Wörter benutzte. Zwar nur ein halbes Dutzend, die er zudem nur recht selten und wie Etiketten verwendete – aber es war ein Fortschritt. Auch mit Gesten konnte er sich inzwischen besser verständlich machen. Wie die meisten autistischen Kinder hatte er gelernt, seine Bedürfnisse nonverbal zu äußern. Wenn er etwas haben wollte, was außerhalb seiner Reichweite lag, zog er mich an einen günstigen Platz und bewegte meine Hand in Richtung des gewünschten Gegenstandes. Durch noch ausgefeiltere Methoden, die ich eigentlich immer noch nicht ganz durchschaut habe, brachte er mich auch dazu, daß ich seine Wünsche voraussah und tat, was er wollte. Ganz automatisch stellt man sich mit der Zeit auf sein autistisches Kind ein. Sam ging zum Beispiel grundsätzlich ein kleines Stückchen hinter mir, so daß ich mich umschauen mußte, wenn ich feststellen wollte, ob er mir noch immer folgte. Fiel er zu weit zurück, paßte ich meinen Schritt seiner Geschwindigkeit an, mit dem Ergebnis, daß wir schließlich irgendwann im Schneckentempo dahintrotteten. Dies wiederum ärgerte mich so sehr, daß ich in Gedanken verfiel und erst nach einer Weile merkte, daß wir stehengeblieben waren. Ich kannte auch eine Frau, deren autistischem Sohn es gelungen war, sie zu überzeugen, daß er im Alter von sieben Jahren noch immer im Buggy herumgefahren werden mußte. Dafür gab es keinen anderen

Grund, als daß ihr Sohn ihr signalisiert hatte, dies müsse so sein. Sam hätte dies ebenfalls erreichen können, wenn sein Buggy nicht gestohlen worden wäre, als er vier Jahre alt war. Zum Glück konnten wir uns damals keinen neuen leisten.

Also setzten wir die Holding-Therapie fort und schrieben ihr jeden auch noch so kleinen Fortschritt zu, den Sam machte. Vielleicht hätte er seine wenigen Worte auch ohne die Therapie gelernt, vielleicht hätte sich auch seine Kommunikationsbereitschaft und die Beziehung zu mir von allein verbessert. Das werden wir niemals erfahren. Die Bekanntschaft mit Jennifer hatte für mich auf alle Fälle jedoch den unbestreitbaren Nutzen, daß sie mich auf Lektüre hinwies, die ich ohne sie niemals kennengelernt hätte.

Insbesondere empfahl sie mir das neuerschienene Buch *Autismus bei Kindern* von N. und E. A. Tinbergen. Niko Tinbergen hat viele Jahre als Verhaltensforscher mit Tieren gearbeitet, bevor er sich dem Autismus zuwandte. Er analysierte das nonverbale Verhalten autistischer Kinder mit eben jenen Methoden, die er bei seiner Erforschung der Reaktionen von Tieren entwickelt hatte. Tinbergen behauptet, Autismus sei eine emotionale Störung, bei der Angst alles andere überlagere und die die Fähigkeit des Kindes, mit seiner Umgebung in Kontakt zu treten, ernsthaft beeinträchtige. Als Verhaltensforscher hat Tinbergen vor allem darauf geachtet, daß er die Tiere ungestört in ihrer natürlichen Umgebung beobachten konnte und die Ergebnisse sorgfältig aufzeichnete. Später hat er mit der gleichen Methode über lange Zeiträume hinweg autistische Kinder in vielen verschiedenen Lebenssituationen beobachtet. Tinbergen führt keine Experimente durch und präsentiert uns seine Theorien auch nicht als erwiesene Tatsachen. Statt dessen analysiert er autistisches Verhalten als Ganzes. Er versucht, die verschiedenen von der Normalität abweichenden Aspekte des Autismus zu erklären und so zu einer plausiblen Hypothese zu kommen.

Das Buch faszinierte mich. Als ich Niko Tinbergens ausführliche Beschreibung der verschiedenen autistischen Verhaltensmechanismen las, eröffneten sich mir neue Welten. Obwohl ich schon immer gern andere Menschen beobachtet hatte, war die innere Struktur menschlichen Verhaltens für mich stets ein Buch mit sieben Siegeln gewesen. Jetzt fragte ich mich, ob es möglicherweise nachvollziehbare Gründe nicht nur für Sams mangelnde Kommunikationsbereitschaft, sondern auch für seine verschiedenen eigenartigen Angewohnheiten und Marotten gab – für seine immer gleichen Bewegungen und Schritte, die mich immer so beunruhigt hatten. Physisch gesehen war Sam völlig normal, ein gesundes und hübsches Kind. Dennoch wirkte sein Körper oft seltsam verwachsen und beinahe spastisch verkrampft. Manchmal stand er da und hielt die Hände in Greifhaltung vor die Brust wie ein Hund, der um einen Brocken bettelt. Ein anderes Mal streckte er eine Hand von sich und starrte sie an, oder er zog verkrampft die Schultern hoch. Diese uns zwar bekannten, aber dennoch völlig unerklärlichen Angewohnheiten waren Teil des Phänomens, das Tinbergen Konfliktverhalten nennt.

Zum Konfliktverhalten kommt es, wenn zwei (oder mehr) Verhaltenssysteme gleichzeitig aktiviert werden. Besondere Bedeutung beim Autismus hat laut Tinbergen der Konflikt zwischen dem Verlangen, sich einem

Objekt oder einer Person zu nähern, um es oder sie zu erforschen, und dem Wunsch, sich davor zurückzuziehen, weil es oder sie dem Betreffenden möglicherweise gefährlich werden könnte. Wenn beide Verhaltensweisen möglich sind, entsteht aus dieser Situation ein Motivationskonflikt. Daraus entwickeln sich wiederum die Angewohnheiten, die für den ungeschulten Außenstehenden so sinnlos wirken. Der Wunsch nach Annäherung und der Wunsch nach Rückzug kämpfen um die Oberhand – und heben sich dabei bis zu einem gewissen Grade gegenseitig auf. Als Ergebnis entsteht ein seltsames Nicht-Verhalten. Wie gut konnte ich mich noch an Sams eigenartiges Ritual erinnern, einen Schritt vor und einen Schritt zurück zu tun! Und als ich las, daß eine der frühesten Manifestationen dieses Konfliktes das Kopfschütteln ist, das wir an Sam in seinem ersten Lebensjahr so komisch und doch auch so reizvoll gefunden hatten, lief es mir kalt den Rücken hinunter.

Warum jedoch leiden autistische Kinder mehr als andere unter widersprüchlichen Gefühlen? Bei einem großen Teil der Kinder ist die Umgebung alles andere als normal, aber sie lernen, die Dinge eben so zu nehmen, wie sie sind. Tinbergen erklärt, daß einem autistischen Kind die enge soziale Bindung an die Mutter fehlt, die eine Art »Schutzschild« bildet, also emotionale Absicherung bietet, die negative Gefühle erträglich macht und eine normale Entwicklung ermöglicht. Für diesen Mangel gibt es verschiedene Gründe. Doch was auch immer die Ursache für diese grundlegende Störung sein mag – fest steht, daß ein Kind ohne zuverlässige Bindung an seine Mutter verletzlich ist. Diese ohnehin unsichere Position auch noch zu verlassen ruft in dem Kind große Angst hervor, und doch ist der Drang, die Welt zu entdecken und soziale Kontakte zu knüpfen, noch immer vorhanden. So entsteht der Motivationskonflikt, in dem die Rückzugstendenz die Oberhand gewinnt – für Tinbergen die Hauptursache für das Entstehen des Autismus.

Im allgemeinen gelten gewisse Angewohnheiten wie Nägelbeißen, Klopfen mit dem Fuß oder nervöse Ticks als Zeichen für übergroßen Streß. Tinbergen beschreibt nun, wie Verhaltensweisen, die man ursprünglich als Angst erkennen konnte, verändert werden; wie der andauernde innere Konflikt bewirkt, daß die Bewegungen »erstarren« oder so ritualisiert werden, daß ihre wahre Natur nicht mehr zu entschlüsseln ist. Statt dessen wirken sie sinnlos und rätselhaft. Sams Haltung mit den ausgestreckten Armen entspricht in ihrer Natur der eines Kleinkindes, das nach etwas greifen möchte. Bei einem autistischen Kind ist eine derartige Geste »steckengeblieben« in dem Widerspruch zwischen dem Verlangen, etwas tatsächlich in die Hand zu nehmen und der Furcht davor. Das Kopfschütteln – eine Bewegung, die in allen Kulturen zu finden ist – entsteht aus den beiden Möglichkeiten, einer Situation auszuweichen: Man dreht den Kopf in die eine oder in die andere Richtung. Wenn ein Baby dieses Kopfschütteln häufig zeigt, ist dies als Hinweis zu werten, daß es sich nicht wohl fühlt – was bei Sam mit Sicherheit der Fall war. Bereits in jenen Tagen zeigte er also eine Form der ritualisierten Ablehnung.

Peter las *Autismus bei Kindern* ebenfalls mit großem Interesse. Trotz der Probleme, die es in unserer Beziehung gab, waren wir uns damals einig in dem Wunsch, Sam zu verstehen und ihm zu helfen. Aber mehrere, der in diesem Buch behandelten Fragen schnitten zugleich auch gefährliche Bereiche an, mit denen Peter nur unter großen Schwierigkeiten zurechtkam. Wenn wir die Theorie akzeptierten, daß ein Kind autistische Züge als Reaktion auf seine Umgebung entwickelte, konnten wir nicht leugnen, daß wir in gewissem Umfang für Sams Störung verantwortlich waren. Meiner Meinung nach sprach Sams Handlungsweise für sich. Unser Sohn verweigerte jeglichen Kontakt zu anderen; er zog die Sicherheit seiner kleinen, begrenzten Welt den risikoreichen Beziehungen zu anderen Menschen vor. Dabei weigerte er sich, jemandem ins Gesicht zu sehen, geschweige denn in die Augen. Selbst seinen kleinen Puppen riß er erst die Köpfe ab, bevor er sie in seinem Puppenhaus duldete. Peter und ich fühlten schwere Schuld auf uns lasten.

Durch das Buch erkannte ich die Verbindung zwischen Sams bis dahin unerklärlichem Zwangsverhalten und den Erlebnissen, die er bereits in seinem kurzen Leben hinter sich hatte. Tinbergen beschreibt, wie Mutter und Kind unter Umständen in einen gefährlichen Sog geraten können, der sie immer weiter in die Tiefe reißt. Dabei lernt entweder einer oder alle beide, sich vom anderen zurückzuziehen, um sich vor einer weiteren schmerzlichen Erfahrung zu schützen, wie sie bereits bei einer früheren Zurückweisung erlebt worden ist. Peter und ich hatten gleichfalls Rückzugsmechanismen entwickelt, um mit den Leiden unserer Kindheit fertig zu werden.

Seltsamerweise fühlte ich mich jedoch immer weniger schuldig, je weiter ich in der Lektüre von Niko Tinbergens Buch voranschritt. Allmählich erkannte ich, daß es nicht unser Fehler war, daß die Dinge sich so entwickelten. Autismus entsteht nicht aus ein oder zwei traumatischen Erlebnissen, sondern durch eine ganze Reihe von Bedingungen. Wir hatten nun einmal Pech gehabt. Durch Ereignisse, die außerhalb unserer Kontrolle lagen, hatten Sam und ich einen schlechten Start gehabt. Vielleicht war Sam auch durch meine extremen Ängste während der Schwangerschaft schon vor der Geburt besonders anfällig geworden. Im Krankenhaus fühlte ich mich miserabel, und nach der Entlassung machte ich mir dauernd Sorgen. Zudem verletzte es mich tief, daß Peter mir keinerlei emotionale Sicherheit bieten konnte. Ich fühlte mich allein gelassen und bekam Depressionen. Obwohl Peter und ich uns einsam fühlten, waren wir aufeinander fixiert. Vieles an unserer damaligen Situation wird von Tinbergen als »potentiell zum Autismus führende Faktoren« beschrieben. Wenn mehrere dieser Faktoren zusammentreffen, können sie bei einem sensiblen Kind autistisches Verhalten hervorrufen.

Ich wünschte mir, daß Peter dies ebenfalls einsah, denn ich liebte ihn. Ich konnte spüren, wie sehr er litt, wenn er seine Gefühle zu unterdrücken versuchte, und ich wollte so gern einen Teil der Schuld von seinen Schultern nehmen. Doch er hatte nicht die Kraft, sich dem Entsetzen zu stellen, das sich hinter seinen verdrängten Emotionen verbarg. Und so war Peter weiterhin von Wut getrieben, ohne den Grund dafür zu kennen.

Obwohl ich beim ersten Lesen von *Autismus bei Kindern* nur einen Bruchteil dessen verstand, was Tinbergen schrieb, war ich tief beeindruckt. Gewiß lernte ich auch etwas über menschliches Verhalten, doch viel wichtiger war die enorme Bedeutung, die dieses Buch für meine Weltsicht bekam. Gegen Ende findet sich ein Kapitel über die Holding-Therapie, geschrieben von eben der amerikanischen Ärztin, bei der Jennifer studiert hatte – Martha Welch. Dadurch wurde Niko Tinbergens Buch für mich zu einem Dokument, das die Wirksamkeit der Holding-Therapie belegte. Zwar untersucht er verschiedene Behandlungsmethoden für Autismus und hält auch viele davon für hilfreich – doch in seinen Augen hat die Holding-Therapie die größten Erfolge zu verzeichnen. (Diese Aussage wurde in der deutschen Ausgabe weggelassen. Anm. d. Übers.)

Tinbergen schätzt also die Theorie und die Arbeitsweise von Martha Welch hoch ein. Und auf diese Ärztin wiederum führte Jennifer ihre Arbeit zurück. Wenn solche Autoritäten im Hintergrund standen, konnte ich Jennifers Ansatz unmöglich anzweifeln.

Jennifer beschäftigte sich in jenen Tagen mit vielen Aspekten unseres Lebens. Als wir uns kennenlernten, staunten Peter und ich, mit welcher Bereitwilligkeit sie auf die Bitte einging, uns zu helfen. Von finanziellen Beweggründen wurde sie dabei offensichtlich nicht geleitet – denn die Therapiestunde kostete nicht viel. »Vielleicht schreibt sie ja ein Buch über Autismus«, dachten wir, »oder vielleicht sind wir auch einfach nur so interessant, daß sie die Arbeit mit uns fasziniert.«

Ich bin überzeugt, daß Jennifer uns wirklich helfen wollte, doch später erfuhr ich, daß eine gute Therapieausbildung viele Jahre dauert. Es ist eine schwere Aufgabe, mit den Gefühlen anderer zu arbeiten, ohne sich von diesen beeinflussen zu lassen, und anderen Menschen ohne direktes Eingreifen zu helfen, ihr Verhalten zu verändern. Aber Jennifer nahm die Sisyphusarbeit auf sich, das Gefühlschaos von Peter und mir zu entwirren, ganz allein, ohne Ausbildung und ohne Erfahrung. Sie sagte uns, daß wir sie immer anrufen könnten, wenn es nötig wäre, und das war oft der Fall. Dann gab sie uns ihre Ratschläge entweder gleich, oder sie schickte uns einen Brief. Gelegentlich fand ich am Morgen in der Post gleich zwei Umschläge mit Jennifers netter, sauberer Handschrift vor: einen für Peter und einen für mich. Wieviel Hoffnung bargen sie für mich, wieviel gute Absicht steckte dahinter! Doch ihre Briefe, gehalten in warmem, freundlichem Ton, waren nichts weiter als eine Liste von Anweisungen, was Peter und ich tun sollten.

Wenn ich jetzt, Jahre später, daran zurückdenke, erfüllt mich Jennifers Handlungsweise mit Entsetzen. Niemand kann eine unglückliche Beziehung in eine gute verwandeln, indem er den Beteiligten sagt, wie sie sich zu verhalten haben – aber genau das versuchte Jennifer. An der Holding-Therapie hatte mich schon immer gestört, daß sich der Therapeut das Recht herausnahm, seinen Klienten konkrete Verhaltensanweisungen zu geben. Wenn man jemandem sagt, was er tun soll, heißt das noch lange nicht, daß er es auch lernt.

Eines der größten Probleme in unserem Zusammenleben war, daß Sam noch immer nicht die Nacht durchschlief. Eine Zeitlang lief es ein wenig besser, doch dann wurde es wieder ebenso schlimm wie zuvor. Infolgedessen waren wir alle sowohl physisch als auch psychisch am Ende unserer Kräfte. Auch dafür hatte Jennifer eine Lösung parat. Sie meinte, Sam habe Angst vor dem Alleinsein, und er würde sich besser fühlen, wenn er im gleichen Raum schliefe wie wir.

Anschließend kam Jennifer zu uns, um sich unsere Wohnsituation anzuschauen, und erklärte dann, daß wir direkt neben unserem ein kleineres Bett für Sam aufschlagen sollten, so daß wir wie eine glückliche Familie alle nahe beieinander schliefen. Ich wußte nicht, was ich von Jennifers Vorschlag halten sollte, und ich glaube, Peter ärgerte sich darüber – doch in unserer Verzweiflung waren wir bereit, alles zu versuchen.
Nach ein oder zwei Wochen mit relativ ruhigen Nächten wurden wir vor eine ganze Reihe neuer Probleme gestellt. Sam schnarchte. Manchmal kletterte er auch zu uns ins Bett, wo er sich dann herumwarf und dabei um sich trat. Um überhaupt schlafen zu können, zog Peter oft ins Nebenzimmer um, während ich mich hilflos in Sams totaler Forderungshaltung gefangen fühlte, da ich nun wirklich keine Minute mehr Ruhe vor ihm hatte. Für Peter war unsere neue Schlafordnung der Tropfen, der das Faß zum Überlaufen brachte. Er wurde immer reizbarer. In Gegenwart anderer Leute wirkte er vernünftig und ruhig, aber sobald wir allein waren, wurde er zum Tyrannen – zornig und vorwurfsvoll.
Also lernte ich mich zu verstellen. Ich verriet keinem Menschen, wie Peter sich mir und Sam gegenüber verhielt, akzeptierte seine plötzlichen Stimmungsumschwünge und gab mir die Schuld daran. Eines Tages waren wir im Auto auf dem Heimweg – noch ungefähr sechzig Kilometer von zu Hause entfernt. Wie üblich saß Sam schweigend auf dem Rücksitz. Ich fuhr, und Peter steigerte sich in immer größere Wut über einen Vorfall hinein, der sich am Nachmittag ereignet hatte. Da ich Angst hatte, mit ihm allein zu bleiben, schlug ich vor, noch bei einer Freundin vorbeizufahren. Ich

hoffte, er würde sich dort wieder beruhigen. Diese Idee brachte ihn jedoch völlig in Rage, und er zog plötzlich die Handbremse. Ruckartig kam der Wagen zum Stehen – und das nachfolgende Auto fuhr direkt in uns hinein. Der Fahrer war wütend, Peter brüllte, ich weinte, und Sam hatte sich irgendwo versteckt. Er muß fürchterliche Angst gehabt haben und begriff bestimmt nicht, was vor sich ging.

Derartige Vorfälle häuften sich. Manchmal versuche ich mir vorzustellen, wie das Leben damals für Sam ausgesehen haben muß. Sowohl Jennifer als auch ich lagen ihm ständig in den Ohren, er solle seine Abwehr aufgeben und die Wirklichkeit auf sich zukommen lassen. Doch wie unsicher und beängstigend war diese Welt! Vermutlich war für ihn in der Beziehung zu seinem Vater am schwersten zu verkraften, daß Peter so unberechenbar war. Zuweilen verhielt er sich freundlich und liebevoll, dann wieder aufbrausend und zornig. Tinbergen beschreibt, wie manche Eltern autistischer Kinder eine Haßliebe gegenüber ihrem Kind entwickeln, aus der eine Art »psychologischer Kindesmißhandlung« entsteht. Doch mein Verhalten war für Sam sicher ebenfalls verwirrend, denn ich schwankte zwischen überschwenglicher Liebe und offener Teilnahmslosigkeit, die mich immer dann befiel, wenn meine eigenen Sorgen überhand zu nehmen drohten.

Die Probleme zwischen Peter und mir spiegelten sich in Sams Verhalten wider. Alle Erfolge, die ursprünglich in der Therapie erzielt worden waren, wurden nun von Angst überschattet. Sein Zähneknirschen nahm alarmierende Ausmaße an, und oft schnitt er sich von der Welt durch ein lautes Summen ab, das wie bei einem Elektrogerät klang. Wie besessen rupfte er Gras oder zupfte am Teppich und an anderen Dingen, aus denen er kleine Flocken herauslösen konnte. Jennifer meinte, wir müßten trotz allem gerade jetzt mit der Therapie weitermachen, sonst würde es Sam bald noch schlechtergehen. Sie bat Peter, in den nächsten Wochen seine Gefühle aufzuschreiben und ihr diese Aufzeichnungen jeweils am Wochenende zu geben. Manchmal muß sie schockiert gewesen sein.

Doch versuchten wir es auch weiterhin mit dem Halten und mit Jennifers Version der Familientherapie. Peter hätte in jenen Tagen die Unterstützung eines erfahrenen Therapeuten bitter nötig gehabt. Eigentlich hätte er seine negativen Gefühle Sam und mir gegenüber aufarbeiten und sich mit der Wut auseinandersetzen müssen, die in der Holding-Therapie freigelegt worden war. Doch Jennifer begriff das nicht. Sie führte uns in tiefere Bereiche, als gut für uns war.

Ständig ermunterte sie Peter und mich, unsere Gefühle zu äußern, doch das Herumspielen mit tiefsitzenden Emotionen kann gefährlich sein. Quälende Erfahrungen wie unsere Sitzungen in der Holding-Therapie können schmerzliche Kindheitserlebnisse wachrufen, was mit emotionalen Ausbrüchen verbunden ist. Peter stand am Rand eines Nervenzusammenbruchs, und ich hatte Angst, daß seine gelegentlichen Wutanfälle außer Kontrolle geraten könnten. Abwechselnd war ich verängstigt und depressiv. Das Leben war eine einzige Qual. Wir konnten von Glück sagen, daß wir uns wenigstens nicht körperlich verletzten und diese gefährliche und schwierige Zeit einigermaßen überstanden.

Wie viele andere Menschen suchte auch Peter nach irgend etwas, was er für sein Elend verantwortlich machen konnte, und gab schließlich dem Haus die Schuld. Es wäre zu klein. Und es hätte uns, so meinte er, zu viel Schweiß und Tränen gekostet. Mittlerweile wären zu viele unglückliche Erinnerungen damit verknüpft.

Dabei glich unser kleines Häuschen nicht mehr im geringsten jenem feuchten, unbewohnbaren Gemäuer, das wir vor vier Jahren gekauft hatten. In der Küche, mittlerweile rot gefliest und anheimelnd, prasselte ein warmes Feuer im Herd. Der Rest des Hauses war mit Teppichboden ausgelegt und gemütlich. Unsere schöne Aussicht konnten wir durch Doppelglasfenster mit Pinienholzrahmen bewundern. Um die Eingangstür rankte sich ein Rosenstock; und Geißblatt bahnte sich seinen Weg um das Haus. Man konnte kaum glauben, daß das Leben in seinem Inneren so traurig war.

Die Vorstellung, das Haus zu verkaufen, brach mir das Herz, aber wir mußten etwas unternehmen. So konnte es nicht mehr weitergehen, und ich dachte, daß Peter mit seinen negativen Assoziationen möglicherweise recht hatte. Also gingen wir auf Häusersuche. Nach einigen Monaten und vielen erbitterten Streitgesprächen fanden wir es: eine Doppelhaushälfte im viktorianischen Stil, renoviert, eingerichtet, bezugsfertig. Ich fotografierte noch einmal unseren Garten, warf einen letzten Blick über das Tal und übergab mein Traumhaus einem Lehrer, der es kaufte – der schönen Aussicht wegen.

7 In der Schule

Als wir unser neues Haus bezogen, ging Sam bereits seit anderthalb Jahren zur Vorschule. Zwar konnte ich seine Leistungen damals nicht objektiv einschätzen, aber seine Lehrerin meinte, er mache große Fortschritte. Er wurde in Zeichensprache unterrichtet und hatte bis zu diesem Zeitpunkt zwei Zeichen gelernt – er konnte ausdrücken, wenn er etwas zu trinken haben wollte und wenn er zur Toilette mußte. Außerdem hatte er angefangen, Tierstimmen zu imitieren.

In Sams Jahreszeugnis stand, seine körperlichen Fähigkeiten entsprächen denen eines Zweieinhalb- bis Dreijährigen, obwohl er bereits viereinhalb Jahre alt war. Außerdem sei sein Gang immer noch unbeholfen. Es hieß weiterhin, daß er zwar zu den Erwachsenen in seiner Umgebung Kontakt aufnehme, nicht jedoch zu anderen Kindern. Sein Blickkontakt wurde im folgenden als gut beschrieben, was mich wunderte, weil er meiner Erfahrung nach kaum jemals jemandem in die Augen sah. Beim Spielen beschränkte sich Sam immer noch meist auf das Erforschen von Gegenständen. Ganz selten nur schlüpfte er wie andere Kinder in irgendeine Rolle. Man ging davon aus, daß Sam einiges von dem verstand, was man zu ihm sagte – allerdings war man sich über den Grad seines Verständnisses uneinig. Meistens jedoch antwortete er nicht, und noch seltener unternahm er selbst Kontaktversuche.

Es schien mir sinnlos und wenig erfolgversprechend,

daß Sam jetzt die Zeichensprache erlernte. Wenn er ein Zeichen lernen konnte, dann konnte er doch ebensogut ein Wort lernen. Meiner Meinung nach fehlte Sam die Bereitschaft zur Kommunikation und nicht die Fähigkeit, ein Symbol zu verstehen. In diesem Punkt waren Mrs. Stanley und ich jedoch ganz unterschiedlicher Ansicht, und das sollte auch nicht das einzige bleiben, worin wir uns nicht einigen konnten. Obwohl sie sich zu Anfang nachsichtig zeigte und Sam eine Eingewöhnungsphase zubilligte, wollte sie ihn nun davon abbringen, daß er ständig einen Gegenstand mit sich herumtrug. In gewissem Sinne mußte ich ihr damit sogar recht geben, etwa wenn sie darauf hinwies, daß Sam meistens nur eine Hand zur Verfügung stand – mit der anderen hielt er ja immer seinen Gegenstand umklammert. Mir schien es jedoch, als habe dieses Verhalten etwas mit Sicherheit zu tun. Offensichtlich mußte er unbedingt etwas in der Hand halten – die Panik, die sich auf seinem Gesicht zeigte, wenn sein Gegenstand abhanden kam, sprach für sich. Am meisten jedoch störte Mrs. Stanley Sams seltsame Angewohnheit, immer ein kleines Buch bei sich zu tragen, wenn er im Taxi zur Schule und wieder nach Hause fuhr. Sobald er in der Schule ankam, überreichte er ihr das Buch, und wenn er aufbrach, holte er es wieder ab. In meinen Augen diente es ihm dazu, eine Verbindung zu Mrs. Stanley herzustellen. Aber da ihr das nicht gefiel, mußte Sam für eine Weile ohne sein »Verbindungsobjekt« auskommen. Der Rückschlag zeigte sich sofort. Sam konnte plötzlich das Klassenzimmer nicht mehr betreten. Er ging bis zur Tür, doch dann blieb er wie unter einem Zwang an der Schwelle stehen, bis Mrs. Stanley zum ihm kam und ihn berührte. Ich habe das einmal

miterlebt. Mich erinnerte der Anblick, wie er mit erhobenem Fuß dastand und die unsichtbare Barriere nicht überwinden konnte, die ihn am Betreten des Klassenzimmers hinderte, an seine Eßstörungen. Damals hatte er nur die Gabel zum Mund geführt, sie aber nicht hineinstecken können, nachdem ich den Kinderdeckel von seiner Tasse entfernt hatte. Daraufhin führte ich das »Festhalteobjekt« wieder ein.
Neben Mrs. Stanley war noch eine Kindergartenpraktikantin namens Shirley für die Klasse zuständig. Sie spielte mit den Kindern Fingerspiele, sang Lieder mit ihnen und ließ sie oft herumtoben, was Sam sehr gefiel. Bald mochte er Shirley sehr gern. Ich werde nie vergessen, wie er sie begrüßte, als wir sie einmal zufällig außerhalb der Schule trafen. »Hallo, Sam«, rief sie fröhlich. Sam blieb wie vom Blitz getroffen stehen, so erstaunt war er. Sofort begann er mit seinem Berührungsritual, daß heißt, er berührte Shirley und blickte dann fest auf mich. Das war seine übliche Aufforderung, daß ich immer wieder ihren Namen sagen sollte – er mußte sich ständig bestätigen lassen, daß sie tatsächlich die Person war, die er zu sehen glaubte. Dann kam sein Verbindungsritual an die Reihe: Er legte meine Hand auf Shirleys Arm und dann ihre Hand auf meine. Ich glaube, am liebsten wäre ihm gewesen, wenn wir uns umarmt hätten.
Die Anzahl der Schüler in Sams Klasse lag meistens zwischen vier und zehn. Es gab einen ständigen Wechsel; nur selten blieb ein Kind länger als neun Monate in der Gruppe. Die Kinder sollten dort lediglich für ein offizielles Gutachten eingestuft und beurteilt werden. Dann wurden sie einer Schule zugeteilt, die ihren besonderen Bedürfnissen entsprach. Doch bei Sam ergab

sich das Problem, daß niemand wußte, wohin man ihn schicken sollte. Er war zwar von Elizabeth Newson als autistisch eingestuft worden und zeigte auch alle klassischen Symptome dieser Störung. Doch Mrs. Stanley hielt ihn nicht für autistisch und warf mir vor, ich wollte lediglich ein Etikett für ihn haben.

Die Kluft zwischen Mrs. Stanleys Haltung und meiner Sams Problemen gegenüber wurde immer größer. Sie war der Meinung, Sam sei durchaus kommunikationsbereit und auch sehr lernwillig. Allerdings glaubte sie, er könne diese Eigenschaften aufgrund seiner Behinderung nicht zulassen. Ich hingegen hielt gerade seinen Mangel an Kommunikationsbereitschaft und die daraus resultierende Unfähigkeit zu lernen für die wichtigsten Kennzeichen seiner Behinderung. Wir hätten genausogut von zwei verschiedenen Kindern sprechen können.

Daß ich mich auf Jennifer Stonecross eingelassen hatte, trug nicht zur Verbesserung unserer Beziehung ein. Durch die Gespräche mit ihr und die Ideen, die ich dem Buch *Autismus bei Kindern* entnahm, war ich zu dem Ergebnis gekommen, daß Sams verzögerte Entwicklung, und somit auch seine Lernschwierigkeiten und Verhaltensstörungen, auf einer ungenügenden Bindungsfähigkeit und einem daraus folgenden Rückzug aus der Welt resultierten. Derartige Ansichten waren Mrs. Stanley fremd, und sie wollte nichts davon wissen. Sie vertrat eine behaviouristische Einstellung: Bei einem Kind wie Sam solle man behandeln, was man beobachten konnte. Wenn es etwas Unerwünschtes tat, müsse man eben versuchen, es davon abzubringen, indem man auf dieses Verhalten etwas Unangenehmes folgen ließ, zum Beispiel

In-der-Ecke-Stehen oder Aus-dem-Zimmer-Schicken. Diese Art und Weise der Betrachtung fragt nicht nach Gründen für die Verhaltensauffälligkeiten des Kindes, und wenn ein Kind nach dieser Methode von einer Verhaltensstörung »geheilt« wird, verfällt es meiner Erfahrung nach sogleich in eine andere. Damals war ich mir jedoch unserer grundlegenden Meinungsunterschiede, was Ursache und Behandlungsweise des Autismus betraf, nicht bewußt. Ich hatte nicht begriffen, daß Mrs. Stanley zum Behaviourismus hin tendierte, während ich einen eher psychoanalytischen Standpunkt vertrat. (Behaviourismus ist eine Schule innerhalb der Psychologie, die nur das für relevant hält, was meß- und objektivierbar ist. Die Psychoanalyse dagegen ist eine Methode, die Verhaltensstörungen durch Aufdeckung und Erforschung des Unbewußten behandelt.) Damals fiel mir jedoch nur die Kluft auf, die sich zwischen Mrs. Stanleys Ansichten und meinen eröffnete.
Ich stimmte Jennifers Vorschlag zu, daß sie die Schule besuchte, um zu erklären, was sie mit der Holding-Therapie bezweckte. Sie wollte versuchen, die Lehrkräfte dort zu überzeugen, daß Sam, so zurückgeblieben er im Augenblick auch wirkte, noch immer das Potential hatte, sich normal zu entwickeln. Allerdings beeindruckte das Mrs. Stanley wenig. Statt dessen stellte sie sich immer mehr gegen mich, verbat sich jede weitere Einmischung und wollte sich meine »merkwürdigen« Vorstellungen nicht mehr anhören. Ich fühlte mich im Stich gelassen: Es blieb mir nur Jennifer Stonecross, auf die ich mich stützen konnte.
Nach der üblichen, freundlichen Eingewöhnungsphase in der Schule, während der Sam sich angeblich

prächtig zurechtfand, tauchten die ersten Probleme auf. Sam masturbierte. Er warf sich mit dem Bauch auf den Boden, rieb seinen Körper am Teppich und steigerte sich in einen heftigen Erregungszustand hinein. Manchmal rieb er sich auch an den Möbeln. So unterschiedlich unsere Gründe auch waren, so stimmten Mrs. Stanley, Jennifer und ich doch darin überein, daß wir ihn davon abhalten mußten. Ich befürchtete vor allem, daß er dieses Verhalten als eine ausgezeichnete Möglichkeit erkennen könnte, sich von seiner Umwelt abzukapseln: Es verschaffte ihm ein angenehmes Gefühl und hielt ihn gleichzeitig völlig eingesponnen in seiner Isolation. Wenn man ihn gewähren ließe, würde er sich womöglich mit nichts anderem mehr beschäftigen. Immer wieder ermahnte ich ihn, das »Zappeln« zu lassen, denn genau so sah es aus, wenn er mit dem Bauch flach auf dem Boden lag und sich von einer Seite zur anderen wand. Vermutlich griff Mrs. Stanley zu etwas rigoroseren Mitteln, aber gemeinsam gelang es uns wenigstens, dieses Problem die meiste Zeit unter Kontrolle zu halten.

Einer der Vorteile an Sams Schule war, daß sie regelmäßig Elternabende veranstaltete, bei denen ich auch die anderen Eltern kennenlernte. Die ersten Male war ich nervös und sagte wenig, doch allmählich fand ich heraus, wie die Dinge liefen. Meinem Eindruck nach sollte auf diesen Treffen vor allem erreicht werden, daß es den Eltern besserging. Jeder erzählte etwas über sein Kind, und manchmal machten die Lehrkräfte hilfreiche Vorschläge. Doch meistens ergingen sich die Anwesenden nur in Selbstmitleid und behaupteten hartnäckig, die Probleme ihrer Kinder hätten bestimmt nichts mit ihnen zu tun. Wir sollten uns nicht für etwas die Schuld geben, das wir nicht ändern konnten und das nur ein willkürlicher Schicksalsschlag war. Mir kam das albern vor. Da viele Kinder in Sams Klasse als psychisch gestört eingestuft worden waren, lag es auf der Hand, daß ihre Probleme zumindest in gewissem Maße mit ihrer häuslichen oder familiären Umgebung zusammenhingen. Aber die Lehrer waren so ängstlich darauf bedacht, uns von aller Verantwortung freizusprechen, daß sie sich stets nur vage äußerten. Das ärgerte mich, denn ich war der Meinung, daß meine Familie konstruktive Unterstützung brauchte und keine gutgemeinten, aber leeren Beteuerungen.

Gewöhnlich war zumindest ein Kind mit »autistischen Zügen« in Sams Gruppe, und gespannt hörte ich mir an, welche Erfahrungen die anderen Familien machten und wie sie mit den mir bereits vertrauten Problemen umgingen. Meistens hatten die Kinder ähnlich schwere Schlafstörungen wie Sam. Oft gab es auch die gleichen Schwierigkeiten mit dem Rückzugsverhalten und den zwanghaften, selbstgenügsamen Beschäftigungen; viele Eltern beschrieben es allerdings mit anderen Worten. Ein kleiner Junge, der zwar normal aussah, doch die meiste Zeit über abwesend und apathisch wirkte, wurde am Ende der Beobachtungszeit als »stark zurückgeblieben« eingestuft. Die Mutter sprach kein Englisch und verstand wahrscheinlich kaum, was auf den Elternabenden vor sich ging. Allerdings mochte der Vater seinen Sohn offensichtlich sehr und suchte nach Hilfe. Ich hätte dem Mann gern gesagt, daß sein Kind ganz bestimmt das meiste verstehen konnte, aber ich war zu schüchtern dazu. In vielerlei Hinsicht glich dieser Junge Sam, nur waren bestimmte Züge bei ihm noch stärker ausgeprägt. Seine Gliedmaßen waren schlaff, und er hatte meistens einen verlorenen Gesichtsausdruck. Er schien an einer übermächtigen Depression zu leiden. Ich freute mich, als ich später hörte, daß die Eltern mit ihm in ihre Heimat zurückgekehrt waren. Vielleicht hatte sich die Mutter in diesem fremden Land, dessen Sprache sie nicht sprach, einfach nicht zurechtgefunden. Möglicherweise konnte sie nun in der Nähe ihrer Familie und in einer ihr vertrauten Umgebung, den Jungen dazu bewegen, seine autistische Abkapselung aufzugeben und wieder lebendiger zu werden. Ich wünschte es ihr jedenfalls von ganzem Herzen. Mit Sicherheit war er in seinem Land besser aufgehoben als in einer Schule für schwererziehbare Kinder bei uns, wo die Lehrer trotz ihrer guten Absichten von ihren Schülern nur sehr wenig erwarten und es vielleicht gar nicht für möglich halten, daß sie gesund werden können.

Auf eine solche Schule wollte man Sam schicken. Es gab damals zwei Schultypen für Kinder, die mit den Anforderungen der Regelschule nicht zurechtkamen: die für schwererziehbare Kinder und die für Kinder mit leichteren Störungen. Daneben existierten noch einige wenige Schulen der »Autistic Society«. In unserer näheren Umgebung gab es zwei staatliche Schulen, die wir uns beide ansahen. Von diesen Besuchen kehrte ich deprimiert zurück. Die Kinder in der Schule für die leichteren Fälle lernten offensichtlich noch ziemlich viel, doch die Klassen waren groß, und ich konnte mir nicht vorstellen, daß es Sam mit so wenig direkter Unterstützung schaffen würde. In der anderen Schule war die Ausstattung deutlich besser, doch ich konnte den Gedanken nicht ertragen, daß Sam mit wirklich schwer behinderten Kindern zusammensein sollte –

Kinder, gegen die seine bisherigen Klassenkameraden noch vergleichsweise normal gewesen waren. Die autistischen Kinder durften in dieser Schule ihren selbstbezogenen Beschäftigungen ungehindert nachgehen. Ich beobachtete ein Kind, das zwanzig Minuten in einer Ecke saß und ein Stück Bindfaden einige Zentimeter vor seiner Nase baumeln ließ. Aber ich wollte Sam doch gerade von diesen zwanghaften Tätigkeiten abbringen und verhindern, daß er immer wieder in solches Verhalten verfiel. Auf diese Schule sollte er also nicht gehen. Schließlich konnte mich die Erziehungsbehörde nicht zwingen, Sam auf eine Schule zu schikken, die mir ungeeignet erschien. Und so blieb die Frage seiner zukünftigen Schullaufbahn erst einmal offen.

Damals beanspruchte Sam meine Aufmerksamkeit pausenlos – und Peter fühlte sich wahrscheinlich vernachlässigt. Andererseits war Peter sowieso nur selten zu Hause. Er mußte bemerkt haben, daß Sam ihm allmählich fremd wurde, aber er wußte wohl nicht, was er dagegen unternehmen konnte. Deshalb entschloß er sich zu einem Besuch in Sams Schule.

> Peter war gestern bei Sam in der Schule. Als er zurückkam, war er bedrückt, weil Sam seiner Meinung nach nur wenig Fortschritte macht. In den letzten ein oder zwei Wochen war er in der Schule auch sehr schwierig gewesen. Peter und Sam sind sich sehr fremd geworden – vermutlich, weil Peter in der letzten Zeit immer so lange arbeitet. Aber vielleicht liegt es auch daran, daß Peter erkennt, wie eng die Beziehung zwischen Sam und mir geworden ist. Ich fühle mich zwischen den beiden hin-

und hergerissen. Ich bin traurig und mache mir Sorgen um Sam.

Offensichtlich entfernte mich jeder Schritt, den ich auf Sam zu machte, weiter von Peter. Oft schrieb ich meine Eindrücke nieder und versuchte so, meine Gefühle besser zu verstehen.

Heute morgen ging es mir sehr schlecht – ich fühlte eine große Distanz zu Sam und gleichzeitig war ich unfähig, Kontakt mit ihm aufzunehmen. Schließlich schlief er für ungefähr eine Stunde ein, und als er wieder aufwachte, wirkte er viel glücklicher und lebendiger. Sogleich ging es auch mir besser. Aber ich muß noch über Peter nachdenken – er wirkt so traurig, und ich weiß nicht, was ich dagegen tun kann. Nach dem Essen fuhr ich mit Sam zum Fluß, wo er mit viel Spaß badete. Dabei dachte ich an einen Tag vor zwei Jahren, als ich an der gleichen Stelle versucht hatte, mit ihm Ball zu spielen. Ich warf den Ball und rief: »Fang, Sam!« Er aber tat, als wäre ich gar nicht da und stolperte in eine andere Richtung davon. Er hatte damals gerade erst laufen gelernt. Ich weiß noch genau, wie dumm ich mir damals vorkam. Eine geschlagene halbe Stunde lang warf ich den Ball und holte ihn mir selbst wieder zurück. Jetzt reagiert Sam wenigstens auf mich. Er sieht mich an und tut auch manchmal das, worum man ihn bittet. Daß er mittlerweile gern schaukelt, macht mich richtig glücklich. Er ist auch gerutscht (allein) und war auf der Wippe. Ich mußte mich zwingen, zwei Mädchen mitwippen zu lassen. Es macht mich noch immer nervös, wenn andere

Kinder in Sams und meine Nähe kommen. Es ist mir peinlich – ich habe Angst, sie könnten merken, daß mit Sam etwas nicht stimmt, und ich befürchte, daß ich mit ihnen nicht zurechtkomme. Deshalb holte ich Sam nach einer Weile (nachdem ich mich einige Minuten zum Durchhalten gezwungen hatte) wieder von der Wippe herunter. Ihm gefiel das überhaupt nicht. Als wir am Fluß entlanggingen, begann er wieder mit dem Grasausrupfen, was ich gar nicht leiden kann. Ich ärgerte mich sehr, und das sagte ich ihm auch. Offensichtlich hatte ich damit Erfolg, denn als wir weitergingen, gab er das Rupfen auf und entspannte sich wieder.

Als ich ihn so beobachtete, erinnerte ich mich an meine eigene Kindheit und an die autistischen Züge, die ich selbst an mir entdeckt habe. Nur mit Trauer und Verzweiflung konnte ich daran denken, wie ich mich als kleines Kind – und auch seitdem immer wieder – verhalten habe. Ich war zurückgezogen und zeitweise fast sprachlos; aber gleichzeitig machte es mich wütend, wenn andere dachten, ich sei dumm. Und nun habe ich diese Störung an Sam weitergegeben – nur noch viel schlimmer! Wenn ich mir meine Gefühle von damals ins Gedächtnis rufe, kann ich mir gut vorstellen, daß Sam alles versteht, was er hört – es ist entsetzlich, daran zu denken, was er schon alles hat hören müssen. Ich weiß noch genau, wie sehr es mich immer ärgerte, wenn man mich für dumm hielt. Ich verstand zwar vieles, doch hatte ich keinen Vorrat an »Fakten«, und deshalb dachten immer alle, ich wüßte nichts. Vielleicht ergeht es Sam genauso.

Als mir auf diesem Spaziergang klar wurde, daß Sam möglicherweise unter den gleichen Dingen zu leiden hatte wie ich als Kind, empfand ich plötzlich tiefes Mitgefühl für ihn. Gleichzeitig stiegen aber auch Haß, Wut, Liebe und Schuldgefühle in mir auf. Um die Lage noch schwieriger zu machen, wurde auf uns von allen Seiten Druck ausgeübt, was uns noch stärker aneinanderkettete. Peter lehnte uns beide ab, und Sam und ich hatten keine andere Wahl, als uns verstärkt aneinanderzuklammern. Zudem versuchte Jennifer ständig, mich in eine noch engere Beziehung zu Sam zu drängen. Damals glaubte ich, daß Sam das brauchte, daß ich jede freie Minute für ihn dasein mußte. Was ich in jenen Tagen jedoch noch nicht verstand, war, daß ich bei ihm in weitaus stärkerem Maße Halt suchte, als er das bei mir tun konnte. Immer öfter holte ich Sam früher, schon gleich nach dem Mittagessen, von der Schule ab. Ich war der irrigen Meinung, daß ich ihm besser helfen konnte, wenn ich ihm mehr Zeit widmete. Zu Anfang schien ihm die neue Regelung auch zu gefallen.

> Es macht mir Spaß, Sam früher von der Schule abzuholen. Zum Glück habe ich die Fahrprüfung bestanden, denn dadurch ist mir das überhaupt erst möglich geworden. Mrs. Stanley gefällt das allerdings gar nicht – wenn ich mit Sam aus dem Klassenzimmer gehe, habe ich das Gefühl, als würde ich ihn ihr stehlen. Aber er scheint mit mir zu Hause glücklich zu sein. Ich versuche, ihn in meine Tätigkeiten mit einzubeziehen – er legt die Wäsche in den Trockner usw. Beim Spazierengehen bemühe ich mich, mehr mit ihm zu sprechen. Normaler-

weise wird es schwierig, wenn wir in den Garten gehen, aber heute redete ich mit ihm, als er mit dem Grasausrupfen begann. Er schaute daraufhin zu mir hoch, um zu sehen, was ich tun würde, und dann hörte er auf. Das ging etwa eine halbe Stunde so weiter, was mir völlig genügte. Später am Nachmittag ging ich mit ihm zum Planschbecken. Ich sehe es so gern, wenn er mit den anderen Kindern herumtobt! Heute hat er kaum dumme Geräusche gemacht und auch das Zähneknirschen unterlassen.

Mrs. Stanley konnte es zwar überhaupt nicht leiden, wenn ich Sam früher von der Schule abholte, doch Jennifer war begeistert. Damals gab es in meinem Denken nur Extreme: Mrs. Stanley hatte kein Verständnis für Sam, also war sie schlecht; Jennifer sagte, Sam würde geheilt werden, also war sie gut. In meine eigenen Fähigkeiten, eine vernünftige Entscheidung zu treffen, hatte ich kein Vertrauen, besonders wenn es um Sam ging.
Die enge Beziehung zwischen Sam und mir wurde noch intensiver, als wir eine Woche lang eingeschneit waren. Die Außenwelt hatte aufgehört zu existieren, und Sam und ich klammerten uns aneinander wie zwei Überlebende in einer Eiswüste. Ich mußte daran denken, wie wir das letztemal eingeschneit gewesen waren. Damals war Sam noch ein Baby gewesen. »Jetzt ist alles viel besser«, dachte ich im stillen. So sehr kann man sich etwas vormachen! Mit all meiner Kraft hielt ich an der Vorstellung fest, ich hätte unser Leben gut im Griff, und Sam würde es immer bessergehen. Aber in Wirklichkeit war unsere Situation schlimmer denn je; Sam und ich litten unter der emotionalen Enge unserer Beziehung.

Erneut zog Sam sich von mir zurück und ging wieder verstärkt auf seinen Vater zu. Seine autistische Abwehr benutzte er zwar nach wie vor als Fluchtmittel, doch offensichtlich brauchte er jetzt für meine übertriebene Fürsorglichkeit einen natürlichen Ausgleich. Leider konnte Peter nicht entsprechend reagieren und seinem Sohn die Unterstützung und emotionale Wärme geben, die er damals so dringend von seinem Vater gebraucht hätte. Doch er war ein Gefangener seiner eigenen inneren Konflikte. Ich mußte oft voll Wut miterleben, wie er Sam zurückwies, aber an anderen Tagen suchte er ganz intensiv den Kontakt zu seinem Sohn.

Peter spielte jeden Abend in der Badewanne auf seiner Mundharmonika. Da Sam oft zusammen mit ihm badete, war das Mundharmonikaspielen für ihn zu einem Erlebnis geworden, das er mit seinem Vater teilen konnte. Häufig versuchte er selbst, dem Instrument Töne zu entlocken, und die Mundharmonika wurde für ihn zum Symbol der Gemeinsamkeit mit seinem Vater. Ich schrieb in mein Tagebuch:

> Letzten Samstag war Sam von der Mundharmonika wie besessen. Ständig wollte er Peter in irgendein Zimmer schleppen und schnell die Tür hinter sich zumachen, damit sie zusammen spielen konnten. Es freut mich, daß er gern etwas lernen möchte – und den Kontakt zu seinem Vater sucht. Wenn ich das Zimmer betrete, schiebt Sam mich hinaus und schließt die Tür. Er möchte mit seinem Vater ungestört sein, und vielleicht will er mir auch zeigen, daß er nicht einzig und allein von mir abhängig ist.

Zunächst gefiel es Peter, daß Sam ihn so offensichtlich vorzog, doch am Sonntag reichte es ihm wieder einmal, und er stieß Sam zurück. Heute spielte er ein wenig mit ihm in der Badewanne, aber Sam ist jetzt nicht mehr mit der gleichen Begeisterung bei der Sache. Vorhin hatte er seine Mundharmonika ein paarmal gegen die Wand geworfen. Ich glaube, Peters Zurückweisung hat ihn verletzt – ihr gemeinsames Musizieren hat seinen Reiz verloren. Als Peter Sam später ins Bett brachte, dauerte es mehr als eine Stunde, bis er eingeschlafen war. Er machte wieder diese lauten, kehligen Geräusche; Peter wurde böse, und Sam regte sich auf. Trotz meiner Verzweiflung wagte ich es nicht, mich einzumischen. Die Spannung, die in diesem Haus herrscht, ist manchmal kaum noch zu ertragen.

Wir standen alle kurz vor dem Zusammenbruch. Als wir schließlich auszogen, empfanden weder Peter noch ich so etwas wie Bedauern. Wir konnten es kaum erwarten, unsere Lebensbedingungen zu verändern, und knüpften alle Hoffnungen an unser neues Haus. Eine Zeitlang ging es uns dort auch tatsächlich besser – wir hatten viel mehr Platz, das Haus war warm und gemütlich, und es gab allem Anschein nach freundliche und hilfsbereite Nachbarn. Wie bisher schliefen wir alle gemeinsam im größten Schlafzimmer – Peter und ich im Doppelbett und Sam in seinem Kinderbett neben uns. Als Peter für eine Woche verreisen mußte, gab mir das die Möglichkeit, in unserem neuen Haus Ordnung zu schaffen. Vielleicht, dachte ich, renkt sich ja alles wieder ein. Doch ich hatte mich leider getäuscht. Unsere Beziehung war völlig zerrüttet, und das wußten Peter und ich im Grunde ganz genau. Außerdem war unser Kind psychisch schwer gestört, und auch in dieser Hinsicht konnten wir uns nichts mehr vormachen. Ob diese Behinderung angeboren war oder nicht, war nebensächlich, fest stand, daß Sam in den letzten fünfeinviertel Jahren schwer Schaden genommen hatte.

Sam hatte noch immer Angst vor dem Alleinsein. Sobald man ihn sich selbst überließ, wurde er bedrückt, knirschte mit den Zähnen, warf mit Spielzeug um sich oder lief dem nächstbesten Erwachsenen nach. Er hatte auch noch nicht sprechen gelernt. Das bißchen Zeichensprache, das man ihm in der Schule beigebracht hatte, hatte bei ihm kein Interesse am Sprechen geweckt, wie seine Lehrer eigentlich gehofft hatten. Wörter gebrauchte er ohnehin fast nie – die wenigen, die er beherrschte, waren Bezeichnungen für Gegenstände oder Namen, und auch diese verwendete er nur, wenn man ihn dazu überredete. Sam konnte weder lesen noch schreiben. Er spielte nur wenig – und wenn, dann bestand sein Spiel aus einfachen Vorgängen: Er ließ ein Auto eine Straße entlangfahren oder setzte einen Topf auf die Herdplatte. Seine Lehrerin war zwar der Ansicht, daß Sam Symbole verstehen könne, aber ich schaffte es nie, genügend Interesse bei ihm zu wecken, um eine derartig strukturierte Aufgabe überhaupt in Angriff nehmen zu können.

Peter und ich hatten alles getan, was wir konnten, um unsere Beziehung zu retten. Trotz des Umzugs und Neuanfangs in einem anderen Haus war die Situation ebenso schlimm wie vorher. Eines Tage lud ich eine Freundin zu uns ein.

Dieses Wochenende war Sue bei uns zu Besuch. Für mich war das eine willkommene Abwechslung, und Sam fühlt sich in ihrer Gegenwart wohl. Wahrscheinlich spürt er, daß sie sich in seine Probleme zum Teil gut hineinversetzen kann. Auch ich bin gern mit ihr zusammen. Peter hat sich allerdings schrecklich benommen, was mich sehr ärgerte. Immer, wenn er schreit, fängt Sam an, mit den Zähnen zu knirschen. Durch Sues Besuch merkte ich erst, wie angespannt ich die meiste Zeit über bin – entweder warte ich darauf, daß etwas Schreckliches passiert, oder ich grüble über irgendeine Aussage oder Handlung von Peter nach, und es geht mir schlecht.

Als Sue gegangen war, mußte ich lange weinen. Dann rief ich Peter in seiner Arbeitsstelle an und teilte ihm mit, er soll sich eine eigene Wohnung suchen. Er war einverstanden. Von da an kam er nur noch als Besucher zu uns.

8 Auf mich allein gestellt

Jetzt war ich also mit meinem autistischen Kind allein, und dieser Gedanke ängstigte mich sehr. Zwar ging ich davon aus, daß Peter uns bis zur endgültigen Regelung unserer Trennung finanziell unterstützen würde, was er auch tat. Doch meine unmittelbare Sorge betraf meinen Gemütszustand. Ich fühlte mich allein gelassen und zurückgewiesen. Hatte Angst vor der Vergangenheit und noch viel mehr vor der Zukunft. Plötzlich traute ich mir nicht mehr zu, Sam ganz allein zu versorgen, obwohl ich das im vergangenen Jahr schon mehr oder weniger getan hatte. Noch stärker bedrückte mich, daß es niemanden gab, an den ich mich wenden konnte. Ohne eine dritte Person, die als ausgleichendes Element zwischen Sam und mir vermittelte, würden wir beide in eine noch stärkere Abhängigkeit voneinander geraten. Ich befürchtete, wir könnten niemals lernen, als eigenständige Individuen zu existieren. Außerdem – und das machte mir jetzt am meisten Sorgen – war ich wütend auf Sam.

Peter ist gestern ausgezogen. Ich denke nur an ihn, an Sam und mich – wie kann es nur sein, daß wir uns zugleich so sehr lieben und hassen? Ich habe Angst davor, mit Sam allein zu bleiben – und ihm die ganze Schuld zuzuschieben. Schon bei seiner Geburt hatte ich Angst, daß er Peter eines Tages von mir forttreiben würde. Genauso ist es jetzt gekom-

men, und meine schlimmsten Befürchtungen haben sich bewahrheitet. Ich war – und bin es noch heute – völlig abhängig von Peter, und er von mir. Seit Sams Geburt haßt Peter uns beide: mich, weil ich diesem Kind erlaubt habe, zwischen ihn und mich zu treten, und Sam, weil er dieses Kind ist.
Nun hat Peter uns verlassen. Trotzdem liebt er Sam genauso wie ich. Sam sollte eigentlich all das bekommen, was man uns vorenthalten hat – all die Liebe und die Sicherheit. Doch seit seiner Geburt haben wir ihn abwechselnd geliebt und dann wieder bestraft.

Da Sams Verhalten ohnehin so eigenartig war, hatte ich keine Ahnung, auf welche Weise diese Ereignisse ihn beeinflußten. War er froh, daß sein Vater fort war? Wenigstens wurde dadurch unser Alltagsleben etwas ausgeglichener; die ständigen Gefühlsausbrüche im Zusammenleben mit Peter mußten für ihn schrecklich gewesen sein. Oder hatte er jetzt noch mehr Angst, weil seine emotionale Basis entzweigerissen worden war? So anstrengend und instabil diese Basis auch gewesen sein mochte, es war die einzige, die er kannte. Ich wußte nicht, wie er sich fühlte. Meine eigene Angst und Trauer nahmen mich so sehr in Anspruch, daß ich darüber nicht einmal nachdenken konnte. Und wenn ich doch ab und zu einen klaren Gedanken fassen konnte, warf ich Peter insgeheim vor, daß er als Vater versagt hatte. Zumindest zu besonderen Anlässen wie Ferien oder Familienfesten sollte er für uns dasein. Sam brauchte seinen Vater. Mir kam nicht in den Sinn, daß die gähnende Leere, die mich so schmerzte, durch meine eigenen Verlustgefühle entstanden war und nicht durch Sams.

Kurz nachdem Peter uns verlassen hatte, fand in unserem Ort der jährliche Jahrmarkt statt. Ich beschloß, daß Sam hingehen sollte, und als Peter zustimmte, vereinbarten wir, uns gemeinsam auf den Weg zu machen. Schlammige Trampelpfade, ranziges Fett, Kartoffelchips, Zuckerwatte und Karussells, wie geschmacklos das alles war und doch auch wie überwältigend! Und wo ich auch hinschaute, überall sah ich die unvermeidlich glücklichen Familien, die mir meine Einsamkeit und mein Versagen nur noch stärker vor Augen führten. Leider war Sam für nichts zu begeistern – weder für Bratwurst, noch Popcorn oder Spielzeug. Es gehört zu den schmerzlichsten Aspekten im Zusammenleben mit autistischen Kindern, daß man ihnen nichts geben kann. Von der Befriedigung ihrer Zwänge abgesehen, haben sie keine Wünsche. Vielleicht vermittelt der Begriff Zwang auch einen falschen Eindruck, denn damit bezeichnet man im allgemeinen ein sinnloses Ritual mit wenig oder gar keinem emotionalen Inhalt. Sams Vorliebe galt derzeit Hubschraubern. Er hatte praktisch immer einen bei sich, trug ihn mit sich herum wie einen Talisman und geriet in Panik, wenn er ihn einmal fallen ließ oder verlegte. Doch es gab auch Zeiten, wo ihn ein solches Objekt offensichtlich mit großer Freude erfüllte. Dann lächelte er und streichelte den Gegenstand liebevoll.

Auf einem der Karussells auf dem Jahrmarkt entdeckten wir nun einen riesigen roten Hubschrauber mit sich drehenden Rotorblättern. Sam war außer sich. Wir konnten ihn kaum davon abhalten, ihn zu erstürmen, bevor das Karussell zum Stehen gekommen war und die vorherigen Fahrgäste ihre Plätze geräumt hatten. Sam war vorher noch nie Karussell gefahren, doch nun saß er freudestrahlend inmitten der anderen Kinder. Ich befürchtete, er könnte in seiner Aufregung herunterfallen, denn er versuchte ständig, sich hinzustellen, aber es ging alles gut. Sam platzte beinahe vor Glück – und er blieb für viele Fahrten im Hubschrauber sitzen. Als wir ihn dann schließlich doch herausholten, brach es ihm fast das Herz. Er weinte nicht – Sam weinte nie –, sondern er klammerte sich einfach fest und ließ in uns keinen Zweifel aufkommen, was seine Wünsche betraf. Am liebsten wäre er wahrscheinlich für immer und ewig im Hubschrauber geblieben, doch als er wieder festen Boden unter den Füßen hatte, war der Zauber gebrochen und unser Tag auch schon fast zu Ende. Wir alle mußten uns mit der Realität der Trennung auseinandersetzen, als wir verschiedener Wege gingen – Peter in seine Wohnung und Sam und ich in unser leeres Haus.

Eine der größten Schwierigkeiten in meiner neuen Situation als Alleinerziehende stellte für mich das Aufwachen dar. Wenn Sam mich um sieben Uhr morgens weckte, sah es aus, als würde sich der Tag endlos dahinschleppen. Am schlimmsten war es am Wochenende, wenn mir mein Status als Single am meisten bewußt wurde und ich mich am verletzlichsten fühlte. Wir lebten in einem typischen Mittelschichtviertel – wo man Spielzeug mit erzieherischem Wert kaufte und wo ausgesprochen gute nachbarliche Beziehungen vorherrschten. Ob Regen oder Sonnenschein, ständig hörte man aus den umliegenden Gärten das fröhliche Rufen erfolgreicher Eltern, die mit ihren wohlerzogenen Kindern spielten. Wie ich all diese intakten Familien um ihr Glück beneidete! Doch zugleich erinnerte mich diese Szenerie an eine Begebenheit meiner Kindheit.

Ich spielte gern mit drei oder vier von meinen Puppen »glückliche Familie«. Eine Puppe blieb dabei immer ausgeschlossen. Sie, »die Arme«, mußte versuchen, in diesen exklusiven Kreis aufgenommen zu werden. Sie klopfte an die Tür und erklärte, sie habe keinen Platz zum Schlafen, oder jammerte, wie allein sie sei, doch immer wurde sie von mir wieder fortgestoßen. Meine Rolle bestand sowohl in der Position der liebenden Mutter, die über diese Familienidylle herrschte und Eindringlinge abwehrte, und einem der behüteten Kinder, das dieses armselige und doch verabscheuungswürdige Straßenkind bedauerte. Auch Sam war es offenbar bestimmt, für immer ein Außenstehender zu bleiben. Meine schlimmsten Befürchtungen hatten sich bewahrheitet.

In der turbulenten Phase meiner Trennung von Peter blieb Jennifer immer noch als unser beider Vertraute an unserer Seite. Sie war die erste, die ich anrief, um ihr mitzuteilen, daß Peter ausgezogen war, und die letzte, die uns noch als Familie erlebt hatte. Denn am Tag, bevor Peter auszog, waren wir noch gemeinsam wegen Sams Therapie zu ihr gefahren. Jetzt, da ich allein für Sam verantwortlich war, brauchte ich Jennifers Unterstützung mehr denn je. Sie war der einzige Mensch, an den ich mich wenden konnte. Und so rief ich sie oft an. Zu meiner großen Erleichterung waren durch die langen Fahrten zur Therapie wenigstens die Samstage ausgefüllt, und ich hatte auf diese Weise außerdem einen Fixpunkt in der Woche. Dennoch kostete es mich ungeheure Kräfte, die nackte Angst niederzukämpfen, die mich in den ersten Monaten meines Alleinseins wie eine riesige Woge hinwegzureißen drohte. Die einzigen zwei Stunden in der Woche, in denen

ich mich sicher fühlte, waren die im Therapieraum mit Jennifer. Dort empfand ich Geborgenheit und fand neue Bestätigung in dem Glauben, daß Sam geholfen werden konnte und würde. Die ursprüngliche Version der Holding-Therapie war allerdings im Lauf der Zeit abgeändert worden, so daß davon eigentlich nichts mehr übriggeblieben war. In meiner Verzweiflung und Desorientiertheit konnte ich weder mit meiner eigenen Wut umgehen noch mit der, die mein unglückliches Kind auf mich richtete. Und das verstärkte meine Schuldgefühle nur noch mehr. Mein Kind war psychotisch – es lebte nicht in der Realität, sondern in einer ganz eigenen Welt –, und ich war nicht in der Lage, damit entsprechend umzugehen. Also wühlte Sam den größten Teil der Sitzung Jennifers Spielzeugtasche durch, während sie und ich endlos miteinander redeten. Nur mit Entsetzen kann ich mir heute vor Augen führen, was Sam sich damals alles anhören mußte. Wir behandelten ihn, als habe er weder Augen noch Ohren. Nach ungefähr einer Stunde widmete ich mich dann schuldbewußt der Aufgabe, ihn »zu halten« – ich drehte sein Gesicht zu mir hin und redete auf ihn ein, er solle mir »seine Gefühle zeigen«. Wenn er das wirklich getan hätte, wäre das vermutlich auf einen Mordversuch hinausgelaufen, denn ich erinnere mich noch gut daran, was ich fühlte, als meine Mutter ähnliches von mir verlangte.
Mein Vater starb, als ich zehn Jahre alt war. Nach seinem Tod schleppte mich meine Mutter mit auf eine mir endlos scheinende Reihe von Besuchen bei den verschiedensten Leuten. Ich mußte dasitzen und ihre Gespräche mit anhören – Erörterungen und Klagen über meinen Vater und mich, über die Ungerechtigkeit des

Schicksals, das sie mit einem Kind allein zurückgelassen hatte. Sie verhielt sich, als sei ich nicht anwesend. Eingeschüchtert und einsam saß ich neben ihr – und haßte sie, obwohl ich solch böse Gedanken nicht wirklich zu denken wagte. So oder ähnlich muß es nun Sam ergangen sein.

Die Genauigkeit, mit der mein Sohn und ich jene vergangenen Ereignisse wiederholten, war erschreckend. Zwar hatte ich bereits erkannt, daß destruktive Verhaltensmuster in der frühen Kindheit erworben und das ganze Leben über fortgesetzt werden, aber trotzdem zwang ich Sam auf unbewußte Weise in eben jene Rolle hinein, die ich als Kind selbst eingenommen hatte. Mit welcher Zwangsläufigkeit unsichere Eltern ihre Kinder schädigen, das hatte mich schon relativ früh betroffen gemacht – und den Beweisen für diese Tatsache konnte ich nicht ausweichen. Meine Schwestern und ich haben insgesamt sechs Kinder, von denen keines wirklich über ein ausgewogenes inneres Gleichgewicht verfügt; dasselbe gilt auch für meine Mutter. Nicht, daß sie dagegen etwas tun könnte, ebensowenig wie man ihr vorwerfen kann, daß die Töchter ihre emotionalen Verletzungen an ihre eigenen Kinder weitergegeben haben! Doch es deprimierte mich zu sehen, wie psychische Schädigungen von einer Generation auf die nächste übertragen werden und wie ein Kind – wie etwa Sam – einfach Pech haben und zum Opfer unglücklicher Umstände werden kann. Offensichtlich war Sam genau in den Schnittpunkt zweier aufeinandertreffender Schädigungen geraten: Sowohl bei Peter als auch bei mir waren die »natürlichen« Anlagen zur Mutter- oder Vaterschaft durch unsere eigene unglückliche Kindheit verkümmert. Wir waren zwei Individuen, die weder in der Lage waren, eine Beziehung zu gestalten, noch – oder erst recht nicht – ein Kind großzuziehen.

Obwohl Peter nicht mehr bei uns wohnte, waren wir doch in vielerlei Hinsicht noch ebenso intensiv miteinander beschäftigt wie zuvor. Nur war mittlerweile der Abstand zwischen seinen Besuchen groß genug, daß ich mich allmählich an den Gedanken gewöhnen konnte, auch ohne ihn mit Sam auszukommen. Zu Anfang kam Peter zweimal in der Woche vorbei – er spielte Babysitter, damit ich mich mit Freunden treffen konnte – und dann noch einmal am Wochenende. Zu diesem Anlaß organisierte ich meistens einen Ausflug aufs Land oder ein Picknick. Peter blieb jedoch unberechenbar wie eh und je. Manchmal wollte er mit Sam allein sein, dann wieder kümmerte er sich überhaupt nicht um ihn, sondern war einzig am Gespräch mit mir interessiert. Gelegentlich ergaben sich wirklich schöne Tage auf dem Land, aber fast immer endeten sie mit einer Szene, und zwar dann, wenn es für Peter ans Abschiednehmen ging. Oft kam es mir vor, als hätte ich mit Sam gerade eine ruhige, zufriedenstellende (wenn auch noch immer verletzliche) Beziehung erarbeitet, nur um sie dann durch einen Besuch von Peter wieder zerstört zu sehen.

Natürlich hätte ich ihn einfach nur zu bitten brauchen, seltener zu kommen oder das Haus nicht mehr zu betreten, aber ich unterließ beides. Noch immer waren wir gefangen in unserer destruktiven Beziehung. Wenn ich den Eindruck hatte, Sam würde es ohne Peters Besuche bessergehen, rationalisierte ich meine Abhängigkeit, indem ich mir einredete, Sam brauche seinen Vater. Vielleicht hatte ich damit sogar recht.

Manchmal kamen sie von ihren Ausflügen ausgesprochen fröhlich zurück. Meine Freude darüber war so groß, daß für mich dadurch alle schlechten Erfahrungen ausgeglichen wurden.
Drei Monate vergingen, und plötzlich war der Sommer da. Weil wir nur sehr wenig Geld hatten, stand eine Urlaubsreise nicht zur Debatte, aber Peters Eltern luden uns für eine Woche in ihr Haus in Südengland ein. Dieser Vorschlag war mir willkommen, bot er mir doch endlich einmal eine Abwechslung. Vor der Bahnfahrt hatte ich allerdings große Angst.

Sam und ich fuhren am letzten Freitag zu Peters Eltern und kehrten gestern zurück. Sie kommen mit Sam nicht besonders gut aus, aber es ist ja auch wirklich schwierig mit ihm. Die Abende verbrachte ich meist oben bei Sam und versuchte, ihn zum Einschlafen zu bringen. Die Fahrt dorthin dauerte lange – man muß dreimal umsteigen –, aber Sam verhielt sich zumeist recht tapfer. Ein- oder zweimal, als es so aussah, als wolle er Schwierigkeiten machen, verkrampfte ich mich sofort und geriet in Panik, genau wie ich es auch immer tue, wenn er zum Spielen rausgeht. Ich spüre dann eine Bedrohung, ganz als würden die Leute uns beobachten und nur auf eine Gelegenheit lauern, uns zu zerstören. Dieses Gefühl hatte ich früher oft in bezug auf mich selbst; jetzt tritt es meistens in Zusammenhang mit Sam auf. Es ist, als ob jeder Mensch, der uns nahe kommt, die Gefahr vergrößern würde, und je kleiner die Distanz wird, desto bedrohlicher wird er. Gestern im Zug atmete ich jedesmal erleichtert auf, wenn jemand unser Abteil verließ. Dabei entgeht mir natürlich nicht, daß Sam meine Angst mitbekommt, auch wenn ich mich bemühe, sie unter Kontrolle zu halten. Könnte ich doch nur aufhören, ständig auf andere Leute zu achten und mich statt dessen einfach nur auf Sam konzentrieren! Diesmal bekam ich es hin, daß er nicht die Fassung verlor, aber hinterher war ich auch völlig erschöpft und ausgelaugt.

Im Laufe dieses Sommers kam für einige Tage eine Freundin mit ihrer kleinen Tochter zu uns. Christine war ebenso wie ich eine alleinerziehende Mutter. Sie und Jessies Vater hatten sich schon kurz nach der Geburt des Kindes getrennt, und jetzt drängte sich mir ein Vergleich zwischen uns beiden geradezu auf. Sicher war es Christine nicht leichtgefallen, ihr Baby allein aufzuziehen, aber sie hatte sich ausschließlich dieser Aufgabe gewidmet. Schon frühzeitig hatte sie gemerkt, daß sie mit Jessies Vater einfach nicht mehr auskommen konnte und daß es ihr besserging, wenn sie mit ihrer Tochter allein war. So wuchs Jessie zwar ohne Vater auf, doch sie hatte nicht mit der Art von emotionalen Verletzungen zu kämpfen, die meinem Sohn so sehr zusetzten. Der Unterschied zwischen der dreijährigen Jessie und dem fast sechsjährigen Sam war verblüffend. Jessie war lebendig, fröhlich und redselig, Sam hingegen ängstlich, zurückgezogen und stumm. Nachdem ich den Schock, den mir der unvermeidliche Vergleich unserer Kinder versetzte, erst einmal verdaut hatte, konnte ich erkennen, daß Christine ihre Tochter ganz anders behandelte als ich meinen Sohn. Sie schien ihre Aufmerksamkeit so voll und ganz auf Jessie zu richten, daß sie manchmal sogar nichts

anderes mehr sah. Selbst wenn sie mit mir sprach, beobachtete sie gleichzeitig, was Jessie tat, und wenn das Kind zu ihr kam oder etwas brauchte, war Christine sofort zur Stelle, um zu trösten oder zu helfen. Das unterschied sich völlig von meinem Verhalten gegenüber Sam. In Gegenwart anderer war ich mit der Frage, was diese wohl von uns denken würden, immer so beschäftigt, daß ich kaum noch auf Sam achten konnte – wie es auch auf unserer Zugfahrt geschehen war. Entweder klammerten wir uns in unserer isolierten Welt aneinander oder waren beide im Kerker unserer Einsamkeit gefangen – und meilenweit voneinander entfernt. Niemals war es bei uns gewesen wie bei Christine und Jessie – auch nicht im ersten Monat, am ersten Tag oder in der ersten Stunde. Nie zuvor hatte ich eine derartig positive Mutter-Kind-Beziehung miterlebt, und zu meiner Überraschung mußte ich feststellen, daß ich mir so etwas bis zu diesem Zeitpunkt noch nicht einmal hatte vorstellen können.
Diejenigen, die Autismus für eine organische Schädigung halten, würden sagen, ein autistisches Baby ruft deshalb keine normale Reaktion bei seiner Mutter hervor, weil es von Geburt an in sich zurückgezogen ist. Aber wie kann ein Neugeborenes nur auf sich selbst bezogen sein? Es verfügt über einen deutlich geringeren sozialen Handlungsradius als ein Erwachsener; die Entwicklung der Mutter-Kind-Beziehung hängt aus diesem Grunde weitaus stärker vom Verhalten der Mutter ab als von dem ihres Kindes.
In der Zeit, in der Christine und Jessie bei uns waren, brachte ich es nicht fertig, mit Sam die Holding-Therapie durchzuführen. Ich sollte ihn eigentlich jeden Tag mindestens eine Stunde lang ohne Unterbrechung hal-

ten und dabei darauf achten, daß er entweder den Augenkontakt beibehielt oder seine Wut äußerte, indem er schrie. Doch im Beisein anderer Menschen schaffte ich das einfach nicht. Ich verkrampfte mich sofort, und dann war natürlich an ein Aufgeben seiner wie auch meiner emotionalen Abwehr nicht mehr zu denken. Ohnehin konnte ich an die Wirksamkeit der Holding-Therapie nicht mehr so recht glauben. Wir hatten jetzt schon so lange gekämpft – beinahe zwei Jahre waren es mittlerweile – und drehten uns meiner Meinung nach immer nur im Kreis.
Andererseits war Jennifer für mich zur einzigen Vertrauten geworden, und meine Beziehung mit ihr basierte nun einmal auf den wöchentlichen Therapiesitzungen für Sam. Jennifer half mir in dieser Phase meines Lebens, indem sie einfach da war. Sie ermutigte mich, über Peter und Sam zu sprechen. Wenn wir das Therapiezimmer verließen, fühlte ich mich gewöhnlich gestärkt, und deshalb glaubte ich auch, unsere Gespräche würden mir weiterhelfen. Aber dieser Effekt hielt immer nur für kurze Zeit an – es war eher Trost als Heilung. Zwar unterstützte mich Jennifer, aber noch immer fühlte ich mich wertlos und stellte dies in meinem Verhalten gegenüber anderen auf selbstzerstörerische Weise auch deutlich zur Schau. Wenn ich wollte, daß es mir besserging, dann mußte ich mein Verhalten ändern. Schließlich gab Jennifer mir die Adresse einer Psychotherapeutin – einer Person, die auch wirklich in der Lage war, mir auf die Art und Weise zu helfen, wie sie es in den letzten zwei Jahren versucht hatte. Natürlich konnte sie damals nicht wissen, daß ich dadurch letztendlich die Holding-Therapie aufgeben und auf so manche ihrer Experimente nur noch voll Zorn zurückblicken würde. Zunächst machten wir mit der Hol-

ding-Therapie allerdings noch weiter, nur daß ich wegen meiner eigenen Therapie nun alle zwei Wochen zusätzlich noch Dr. Read aufsuchte.
Und das war eine Offenbarung für mich. Auch Dr. Read ermutigte mich, über meine Gedanken und Gefühle zu sprechen, aber wie anders verliefen diese Sitzungen, verglichen mit den diffusen, ausschweifenden, gefühlsbeladenen Gesprächen mit Jennifer! Diese Therapie hatte eine klare Struktur. Dr. Read erklärte mir beispielsweise, es sei nicht ihre Absicht, mich einfach nur aufzurichten, wenn es mir schlechtginge. Vielmehr wolle sie mich dazu befähigen, mir in derartigen Situationen selbst zu helfen. Wir kamen auch darin überein, daß ihre Hilfe nur mir galt, wodurch ich von den Schuldgefühlen befreit wurde, die sich immer dann zeigten, wenn ich mehr über mich sprach als über Sam. Mir Ratschläge in bezug auf Sam zu geben lehnte sie schon allein deshalb ab, weil er ja noch immer bei Jennifer in Behandlung war. Da jedoch alle meine drängendsten Probleme in jenen Tagen auch irgendwie mit Sam zu tun hatten, wußte sie bald genauestens über ihn Bescheid. Einer der Bereiche, auf den wir daraufhin genauer eingingen, war meine Unfähigkeit, mit Sam in Gegenwart anderer Menschen in Kontakt zu bleiben. Mit Dr. Reads Unterstützung zwang ich mich, dieses Problem anzugehen, indem ich gemeinsam mit Sam Besuche machte, etwas, was mich sonst immer in Angst versetzt hatte. Sie bat mich, meine Gefühle bei derartigen Gelegenheiten möglichst genau zu notieren.

Gestern besuchten Sam und ich Nachbarn auf ihrem neuen Grundstück. Sie haben es in einen wunderschönen Spielplatz mit Schaukeln und Spielsachen verwandelt, wo die Kinder toben können, während die Erwachsenen beisammensitzen und sich unterhalten. Eine der Frauen hatte mich eingeladen, jederzeit mit Sam vorbeizuschauen, wenn ich wollte, und das habe ich daraufhin auch ein- oder zweimal getan, doch blieb ich nie lange. Dabei sollte ich viel öfter dorthin gehen, denn dort hat Sam so viel Platz zum Spielen, wie er will, und außerdem sind die Leute immer nett zu uns. Doch schon beim Betreten des Geländes werde ich nervös. Zum Teil liegt das daran, daß die Leute gewöhnlich am gegenüberliegenden Ende des Grundstücks sitzen, was bedeutet, daß Sam und ich die ungefähr dreißig bis vierzig Meter vom Tor aus auf sie zugehen müssen. Dabei komme ich mir vor, als müßte ich quer über eine Bühne schreiten. Wenn ich dann endlich bei ihnen angelangt bin, klopft mir das Herz bis zum Halse (vor Angst, nicht vor Erschöpfung), und dann bringe ich entweder kein Wort heraus oder ich rede nur dummes Zeug, weil ich mich so geniere. Aber gestern war ich zu meiner eigenen Überraschung nicht so nervös wie sonst. »O Gott, es wird leichter«, dachte ich voller Freude. Ich unterhielt mich ein paar Minuten mit den anderen, und dann ging ich mit Sam zum Planschbecken. Dort tobten bereits an die acht Kinder herum. Sam ging ein Stückchen von mir fort und spielte mit seinem Luftballon. Ich saß bei den anderen Müttern und fühlte mich endlich einmal ein wenig lockerer, doch plötzlich begann Sam zu brüllen. Sein Ballon war über den Zaun geflogen. Ich sagte: »Komm, Sam, den holen wir uns wieder!«, und wir machten uns auf den Weg. Ich ging mit ihm bis zum Tor, aber dann ließ ich ihn allein weiterlaufen. Normalerweise hätte er sich nicht so weit von mir fortgewagt, doch er wollte den Ballon unbedingt wiederhaben. Als er wieder zu der Stelle zurückkam, von der aus er alleine weitergegangen war, fand er mich allerdings nicht mehr – ich war kurz zu unserer Garage gelaufen, um etwas zu holen, war aber schon ein paar Sekunden später wieder zurück. Sam wirkte ein bißchen aufgeregt, aber ich dachte mir weiter nichts dabei. Später merkte ich jedoch, daß er wahrscheinlich in dieser Situation sein inneres Gleichgewicht verloren hatte. Nachdem wir wieder auf dem Spielplatz waren, platzte kurze Zeit später sein Ballon. Zunächst schien er damit zurechtzukommen, aber nach fünf Minuten begann er zu jammern und steckte die Finger in den Mund – er tat so, als steckten sie fest. Dieses Finger-in-den-Mund-Ritual hat eine zwanghafte Qualität – es ist ein Zeichen, daß Sam ein Problem hat. Er macht das auch mit Spielsachen; er steckt sie in den Mund und beißt darauf herum (nicht besonders hart, sondern gerade so, daß sie ihm nicht herausfallen). Anschließend läuft er mit dem Spielzeug im Mund herum und wimmert dabei ununterbrochen. Das kommt mir immer vor, als wolle er auf diese Weise seine Gefühle irgendwie stilisiert zur Schau stellen und ausdrücken: »Sieh mal, wie schlecht es mir geht! Hilf mir, unternimm was!« Leider bin ich gewöhnlich nicht in der Lage, irgend etwas zu seiner Hilfe zu unternehmen, vor allem wenn wir außer Haus sind. Statt dessen gerate ich in Panik, wenn er damit anfängt, und kann nur selten objektiv beurteilen, was abläuft, beziehungsweise erst im nachhinein, wenn es zu spät ist.

Als Sam gestern die Finger in den Mund steckte und darauf herumzubeißen begann, versuchte ich es im lustigen Tonfall. Manchmal funktioniert das. Ich sagte: »Komm Sam, sie stecken nicht fest. Sei nicht albern!« Ich wußte nicht, was ihn aus der Ruhe gebracht hatte. Ich sprach mit ihm, zog ihm die Finger aus dem Mund und setzte ihn auf meinen Schoß. Doch er jammerte weiter und biß sich auf die Finger, und dann begann er, immer wieder meine Hand hochzuwerfen. Ich tat so, als sei alles in Ordnung und setzte mein Gespräch mit meiner Nachbarin fort, doch ich merkte, wie ich böse wurde und mich verkrampfte. Sams nächster Schritt war, daß er anfing, wie wild Gras auszurupfen, und da beschloß ich, es sei an der Zeit zu gehen. Doch er lief bis zum Ende des Spielplatzes, wo er wieder Gras ausriß, und mittlerweile knirschte er auch mit den Zähnen. Ich rief: »Komm Sam, wir gehen nach Hause.« Daraufhin bekam er einen Anfall und warf sein Flugzeug zu Boden. Ich spürte die Blicke der anderen auf mir, fühlte, wie sie mich und mein unfähiges Verhalten verurteilten. Verzweifelt durchwühlte ich mein Gedächtnis, um herauszufinden, was eine gute Mutter in dieser Situation tun würde. Aus irgendeinem Grunde war es mir unmöglich, zu Sam hinüberzugehen – ich hatte Angst, die anderen Mütter könnten denken, daß mein Sohn mir auf der Nase herumtanzt. Da Sam jetzt aber auch noch zu schreien begann, ging ich schließlich doch zu ihm. Ich fühlte mich entsetzlich. Den ganzen Heimweg brüllte und trat er, und ich war wütend und verzweifelt. Um mein Gefühl nicht einfach so wegzustecken und vielleicht später an ihm auszulassen, zwang ich mich zu Hause, Sam zu sagen, wie wütend ich auf ihn war.

Dieser Vorfall bestätigte in schlimmster Weise mein Gefühl, eine Versagerin zu sein. Was die anderen von mir dachten, beschäftigte mich ebensosehr wie der Gedanke, wie schwer ich Sam enttäuscht hatte. Bei späterer Betrachtung der Situation erkannte ich, wie falsch ich mich verhalten hatte. Ich hatte nicht auf Sams unausgesprochene Hilferufe reagieren können, und als er sie verstärkte, zog ich mich sogar noch von ihm zurück. Aber ich weiß nach wie vor nicht so recht, was ich zu welchem Zeitpunkt hätte anders machen sollen.

Dr. Read reagierte auf meine Ergüsse freundlich, aber neutral – weder kritisierte sie, noch ermutigte sie mich zu Selbstmitleid. Statt dessen hörte sie sich einfach an, was ich sagte. Allerdings zwangen mich die Fragen, die sie mir stellte, in ganz neuen Kategorien zu denken und mein Verhalten von einer anderen Warte aus zu betrachten. Am wichtigsten aber war wahrscheinlich die Tatsache, daß sie sich von mir nicht in die destruktive Art von Interaktion hineinziehen ließ, die die einzige war, die ich bis dahin gekannt hatte. Sie ließ sich weder dazu verleiten, den Richter über mich zu spielen und mich zu verurteilen, noch mich einfach nur zu trösten; und dadurch zwang sie mich, neue und gesündere Wege des Umgangs mit anderen Menschen zu erlernen.

Nachdem ich mich erst einmal an die neue Situation gewöhnt hatte, erschien mir Geld als ein geringer Preis für die Hilfe, die ich von Dr. Read erhielt. Mit Sicherheit kam ich so billiger davon als mit den unglücklichen Gefühlen, mit denen ich sonst in fast all meinen Beziehungen immer zu bezahlen hatte. Sechs Monate nach der Trennung von Peter wagte ich einen ersten Ausblick auf meine Zukunft. Vor mir lag ein langer Weg, auf den ich mich jetzt mit ersten schüchternen Schritten vorwagen wollte. Ich hoffte, daß ich trotz langsamer Fortschritte vielleicht doch noch lernen würde, mein Leben selbst in die Hand zu nehmen. Vielleicht könnte ich eines Tages sogar meinen Sohn verstehen und ihm helfen! In kürzester Zeit hatte ich viel gelernt, und ich hatte mir auch einen gewissen Freiraum erkämpft. Peter kümmerte sich regelmäßig abends um Sam, und gelegentlich nahm er ihn sogar mit zu sich nach Hause. Vielleicht konnte sich ja doch noch alles ändern.

Und dann platzte die Bombe – Peter zog aus Yorkshire fort. In Zukunft würde er nicht einfach nur ein Stückchen die Straße hinunter wohnen, sondern sehr weit weg. Einmal im Monat wollte er Sam besuchen. Keine Ausflüge mehr, niemand, auf den ich notfalls zurückgreifen konnte, weniger Geld als bisher – lediglich die festgesetzte Summe als Beitrag zu Sams Lebensunterhalt. Mein Leben hatte sich in den letzten sechs Monaten sehr verändert, doch es sollte noch viel mehr auf mich zukommen. Denn nun waren Sam und ich ganz auf uns allein gestellt.

9 Neue Wege

Jetzt hatte ich zumindest meine Depressionen überwunden und konnte viel klarer über meine Probleme nachdenken. Zuerst einmal galt es, die Geldfrage zu lösen. Ich brauchte ein regelmäßiges Einkommen und mußte so bald wie möglich Arbeit finden. Das bedeutete aber auch, daß sich jemand um Sam kümmern mußte, wenn er aus der Schule kam und ich noch nicht von der Arbeit zurück war. Glücklicherweise konnte ich wieder bei meiner alten Firma anfangen, aber die Vorstellung, den ganzen Tag zu arbeiten und dann auch noch für Sam sorgen zu müssen, ängstigte mich. Je näher mein erster Arbeitstag heranrückte, desto mehr Sorgen machte ich mir. Würde ich die Arbeit nach so langer Zeit überhaupt noch bewältigen? Würden meine Kollegen hinter meinem Rücken über mich klatschen (sie kannten mich ja alle noch aus der Zeit mit Peter)? Wie würde sich Sam in der neuen Situation zurechtfinden? Sie bedeutete für ihn eine große Umstellung: Er mußte sich an eine neue Bezugsperson gewöhnen. Außerdem daran, daß er nicht mehr soviel Zeit mit mir verbringen konnte.

Das alles machte mich nervös, aber gleichzeitig freute ich mich darauf, aus dem Haus und unter Leute zu kommen. Ich hoffte, daß ich jetzt mit allem besser zurechtkommen würde als früher. Eigentlich hatte mir die Arbeit nie besonderen Spaß gemacht, denn ich war immer so unsicher, und jeder Kontakt zu anderen

Menschen versetzte mich in Angst und Schrecken. Ich konnte ihnen kaum ins Gesicht sehen, was sich natürlich nicht gerade positiv auf mein berufliches Fortkommen auswirkte. Inzwischen aber war ich emotional wesentlich stabiler geworden, und außerdem gab es Dr. Read, die mir nötigenfalls helfen konnte. Doch trotz meiner Beunruhigung war ich optimistisch.

Weitaus schwieriger als die Jobsuche war es, jemanden für Sam zu finden. Ich hatte gehofft, damit in unserer neuen Wohngegend keine allzu großen Probleme zu haben. Aber auf einmal schien es ein Ding der Unmöglichkeit zu sein, in der Nähe eine geeignete Betreuungsperson aufzutreiben. Für Sam zu sorgen war eine Aufgabe, die hundertprozentigen Einsatz forderte, selbst wenn man sich ihr nur ein paar Stunden am Tag widmete. Allerdings hatten meine Nachbarn alle selbst Kinder. Deshalb inserierte ich in der Tageszeitung, doch den Leuten, die sich bewarben, paßte entweder die Arbeitszeit nicht, oder sie zogen ihr Angebot erschrocken zurück, wenn sie erfuhren, daß sie sich um ein autistisches Kind kümmern sollten. Nicht nur die Arbeitszeit war problematisch, sondern auch das Kind, und zu allem Überfluß war auch die Bezahlung nicht gerade lukrativ. Ich stand schon kurz vor der Verzweiflung als Lucy auftauchte.

Lucy hatte schon früher mit psychisch gestörten und behinderten Kindern gearbeitet. Sie war schon etwas älter, aber da sie unverheiratet war, machten ihr die ungewöhnlichen Arbeitsstunden nichts aus. Für mich war sie wirklich ein Geschenk des Himmels. Um halb vier, wenn Sam aus der Schule kam, erwartete sie ihn bei uns zu Hause. Es war ein seltsames Gefühl, ihn in der Obhut eines anderen Menschen zu wissen. Abge-

sehen von der Zeit in der Schule, die als offizielle Einrichtung sowieso einen anderen Stellenwert hatte, und den kurzen Besuchen bei der Großmutter war Sam noch nie länger von mir getrennt gewesen.
Wenn Sam von der Schule heimkam, plauderte Lucy ein wenig mit ihm und kochte dann sein Abendessen. Sie war die Ruhe in Person – ganz im Gegensatz zu Peter und mir –, und genau das brauchte Sam.
In den ersten Wochen hatte ich solche Schuldgefühle, daß ich jeden Abend für den nächsten Tag vorkochte, damit Lucy ein fertiges Abendessen für Sam bereit hatte. Nach einiger Zeit erklärte mir Lucy jedoch klipp und klar, daß dies wirklich nicht nötig sei. Und sie hatte recht. Sam war auch mit dem Gemüse und den Frikadellen zufrieden, die sie für ihn aus der Gefriertruhe holte und einfach warm machte. Lucy war überaus tüchtig. Mit ihr hatte ich wirklich einen Glückstreffer gelandet. Natürlich hatte sie auch ihre Eigenheiten, aber schließlich war ich selbst nicht frei davon. Jedenfalls ermöglichte Lucy es mir, wieder zu arbeiten, und auf der anderen Seite war die Betreuung von Sam eine Aufgabe, die auch ihren Bedürfnissen sehr entgegenkam. Auf diese Weise hatten wir beide ein ureigenes Interesse daran, daß unsere Zusammenarbeit möglichst reibungslos funktionierte, und schon bald hatte sich der neue Rhythmus eingespielt.
Wenn ich heimkam, erzählte mir Lucy erst einmal, wie der Nachmittag verlaufen war, beispielsweise, ob Sam gut gegessen hatte. Schließlich konnte ich Sam ja nicht selbst fragen, da er immer noch nicht sprach. Nachdem Lucy gegangen war, versuchte ich, mit Sam Kontakt aufzunehmen, aber das klappte leider allzu selten. Er sah mich nicht an, und oft zog er sich in die hinter-

ste Ecke der Wohnung zurück, als wollte er sich vor mir verstecken. Das tat mir sehr weh. Es kostete mich ungeheure Überwindung, trotzdem nicht lockerzulassen. Im Grunde wäre ich am liebsten vor dem entsetzlichen Schmerz, den mir seine Zurückweisung verursachte, geflohen und hätte mich in ein Buch vergraben.

Die Holding-Therapie mußten wir jetzt abends durchführen. Jennifer betonte immer wieder, wie wichtig es war, täglich zu üben. Gerade jetzt, da wir tagsüber so lange getrennt waren, könne uns die Therapie helfen, die Bindung zwischen uns zu festigen. Bei Arbeitsschluß lastete mir der Gedanke, daß wir die ganze Prozedur noch vor uns hatten, bleischwer auf der Seele. War ich dann zu Hause, legte ich mich mit Sam aufs Bett, hielt seine Arme ganz fest und versuchte ihn dazu zu bringen, daß er mir in die Augen sah. Wir sehnten uns beide danach, loslassen zu können, aber in Gedanken hörte ich immer wieder Jennifers Worte: »Sie müssen mit der Therapie weitermachen; Sam wird es nur noch schlechtergehen, wenn Sie aufhören. Sie müssen seinen Schutzpanzer durchbrechen. Sie müssen ihn dazu zwingen zu schreien – zu seinem eigenen Besten.« Immer wieder versuchte ich es – manchmal eine ganze Stunde lang –, aber es war hoffnungslos. Wir verkrampften uns nur und wurden nervös. Abends, nachdem wir – abgesehen von einer halben Stunde am Morgen – vierundzwanzig Stunden lang getrennt gewesen waren, war von der sowieso schon schwachen Bindung zwischen uns kaum noch etwas zu spüren.

Ich glaube nicht daran, daß man Nähe erzwingen kann, denn Nähe und Zwang schließen sich von vorn-

herein aus. Eine notwendige Voraussetzung für Nähe ist ein gewisses Maß an Vertrauen in die Welt. Nur so kann man sich entspannen und muß sich nicht wegen jeder Kleinigkeit in die Defensive gedrängt fühlen. Dagegen beinhaltet Zwang immer einen Anspruch, und für einen Menschen, der so verletzlich ist wie ein autistisches Kind, liegt darin oft eine Bedrohung. Vielleicht waren die Therapiestunden bei Jennifer ja hilfreich gewesen; diese abendlichen Sitzungen jedoch hatten mit Sicherheit eher negative Auswirkungen. Es kam mir vor, als seien wir beide von einem Stahlmantel umschlossen. Alle meine Versuche, Sams Widerstand zu brechen, verstärkten diesen nur. Nach einigen Monaten gab ich die Quälerei auf, auch wenn ich damit rechnen mußte, mir dadurch Jennifers Unwillen zuzuziehen. Ich beschloß, ihr gar nichts davon zu erzählen, denn ich hatte – begründete oder auch unbegründete – Angst davor, sie könnte böse werden.
Statt weiter zu versuchen, Blickkontakt mit Sam zu erzwingen, nahm ich ihn von Zeit zu Zeit auf den Schoß. Dabei hoffte ich einfach, daß er mir zuhörte, wenn ich mit ihm sprach und mir ausmalte, was er wohl an diesem Tag erlebt haben könnte. Manchmal hörte er mir tatsächlich zu, aber meistens kletterte er entweder sofort von meinem Schoß herunter, oder er fing an, hysterisch zu lachen und mit den Armen zu fuchteln. Auf diese Weise entzog er sich mir ebenso wie durch seinen leeren, glasigen Blick oder durch seine zwanghaften Beschäftigungen.
Bald merkte ich, daß ich abends am liebsten überhaupt nicht nach Hause gegangen wäre. Nur freitags freute ich mich darauf, denn nun hatten wir das ganze Wochenende vor uns, um den Kontakt zueinander wie-

derherzustellen und uns in unsere eigene kleine Welt zurückzuziehen. Eigentlich waren nur die Abende während der Woche problematisch. Während ich mich zu Hause als Versagerin fühlte, weil ich Sam trotz aller Bemühungen nicht helfen konnte, kam mir mein Arbeitsplatz auf einmal unbeschreiblich angenehm vor. Ich war froh, wieder im Berufsleben zu stehen.

Obwohl mein Job nicht besonders interessant war, gab er mir doch die Möglichkeit, Kontakte zu knüpfen und neue Anregungen zu sammeln. Zu meinem Erstaunen schienen die Leute mich zu mögen. Wie anders war es doch vor sechs Jahren gewesen! Damals hatte ich mir eingebildet, alle lachten mich aus und spotteten über mich. Meine Wahrnehmung war offensichtlich völlig verzerrt gewesen, doch jetzt begann sich alles zurechtzurücken. Die anderen mochten mich, meine Gegenwart war ihnen angenehm – ganz im Gegensatz zu Sam. Wenn ich nachmittags nach Hause fuhr, dachte ich oft über Sam nach, vor allem darüber, welche Macht er über mich ausübte. Wie in meiner Kindheit fühlte ich mich auf Schritt und Tritt überwacht, was mich an meine Mutter erinnerte. Das Leben kam mir so ungerecht vor, und in dieser Zeit habe ich Sam wirklich gehaßt. Immer wieder stieß er mich zurück, und obwohl er mich selbst eigentlich gar nicht bei sich haben wollte, verhinderte er, daß ich zu anderen Menschen Kontakt aufbauen konnte. Er duldete es einfach nicht, daß ich mich länger als ein oder zwei Minuten mit jemandem unterhielt. Deshalb hatte es von vornherein keinen Sinn, tagsüber Bekannte einzuladen. Und abends war es nur noch schlimmer.

Sam hatte furchtbare Angst davor, allein gelassen zu werden. Bis zum Alter von zwei Jahren war er anstandslos zu Bett gegangen. In den letzten vier Jahren jedoch weigerte er sich, allein einzuschlafen. Wenn ich Anstalten machte, nach unten zu gehen, stand er einfach wieder auf und lief mir nach. Nichts konnte ihn dazu bringen, in seinem Zimmer zu bleiben, und nachdem vor einigen Jahren mein Versuch, ihn einzusperren, in einer Katastrophe geendet hatte, wollte ich damit gar nicht erst wieder anfangen. Also setzte ich mich neben sein Bett oder legte mich auf mein eigenes, und ein endloses Warten begann. Manchmal dauerte es nur eine halbe Stunde, bis er eingeschlafen war, aber meistens brauchte er wesentlich länger. Heute kommt es mir absurd vor, wenn ich mir vorstelle, daß ich Sam so über mich bestimmen ließ. Er duldete es nicht einmal, daß ich ein Buch las, während ich bei ihm saß. Versuchte ich es auch nur, bekam er sofort einen Wutanfall. Die Warterei war ein Alptraum, und als ich zu arbeiten begann, wurde sie schlicht unerträglich. Solange Sam und ich ohne Kontakt zur Außenwelt gelebt hatten, konnte ich diese Zubettgehprozedur noch als Teil unserer seltsamen, von gegenseitiger Abhängigkeit geprägten Beziehung akzeptieren. Es war eben der Preis, den ich dafür zahlen mußte, daß ich ihn nicht vor den traumatischen emotionalen Schockerlebnissen gleich zu Beginn seines Lebens bewahrt hatte. Nach meiner Rückkehr ins wirkliche Leben jedoch, kam mir das alles recht absurd vor. Tatsächlich verbrachte ich vierzehn Stunden pro Woche damit, daß ich irgendwo bewegungslos herumlag und innerlich vor Wut kochte.

Die einzige Verschnaufpause von dieser nächtlichen Folter war mir vergönnt, wenn Lucy einen Abend in der Woche auf Sam aufpaßte. Das erstemal ging es leider schief. Ich verbrachte fast den ganzen Abend wutschnaubend in Sams Zimmer, und Lucy wartete unten darauf, daß ich endlich wegging. Als ich um halb elf schließlich nach unten kam, war Lucy fort. Für mich war das ein ziemlich harter Schlag, aber schließlich begriff ich: Lucy hielt mich für verrückt, weil ich mir von Sam derart auf der Nase herumtanzen ließ. Wahrscheinlich hatte sie einfach keine Lust mehr gehabt, ihre Zeit zu verschwenden. In der nächsten Woche bot sie mir an, sich selbst zu Sam ans Bett zu setzen. An diesem Abend und auch in der folgenden Woche wartete sie also neben seinem Bett und strickte. Die Woche darauf strickte sie im Nebenzimmer, so daß Sam immer noch das Klappern ihrer Stricknadeln hören konnte. Nach einem Monat hatte sie ihn schließlich so weit, daß sie ihn ins Bett legen und dann den restlichen Abend unten vor dem Fernseher, verbringen konnte. Er schlief ganz allein ein, und zwar innerhalb einer halben Stunde. Ich war verblüfft. »Gut, Sam«, dachte ich mir. »Wenn du es bei ihr fertigbringst, dann gibt es keinen Grund, weshalb du es bei mir nicht auch kannst.« Aber ich hatte mich getäuscht: Jetzt sah die Zubettgehprozedur so aus, daß Sam einmal in der Woche problemlos einschlief – an den übrigen Tagen ging die Quälerei allerdings weiter.

Die ganze Woche über freute ich mich auf meinen freien Abend, aber bevor ich gehen konnte, mußte ich noch die zwei Stunden allein mit Sam zu Hause durchstehen. Und diese beiden Stunden waren oft die reinste Folter. Sam hatte meist schon gegessen, wenn ich kam, also nahm ich ihn mit nach oben, badete ihn und versuchte dann in meinem Zimmer die Therapieübungen zu machen. Er leistete noch entschiedeneren Widerstand als gewöhnlich, wenn er wußte, daß ich ausgehen wollte, denn das gefiel ihm überhaupt nicht. Mir hingegen war klar, daß er es wußte, und deshalb bekam ich Schuldgefühle. Sams Nervosität äußerte sich oft in einem regelrechten Trommelfeuer von Schnalzgeräuschen. Dabei war mir schrecklich unbehaglich zumute. Schließlich saß Lucy ein Stockwerk tiefer und hörte, wie ich kläglich bei dem Versuch scheiterte, meinen Sohn zu beruhigen. Obwohl ich froh und dankbar war, daß sie auf Sam aufpaßte, verursachte mir ihre Anwesenheit einen ganz irrationalen Widerwillen. Wenn es für mich Zeit war zu gehen, blieb Sam widerspruchslos bei Lucy, die ihn dann ohne Schwierigkeiten ins Bett brachte. Jedesmal, wenn ich wegfuhr, fühlte ich mich von einer Zentnerlast befreit. Oft blieb ich weg bis tief in die Nacht. Manchmal wachte Sam gerade auf, wenn ich heimkam und mich ins Bett legen wollte.

> Momentan macht er mich wahnsinnig. Dauernd setzt er sich auf, auch jetzt, während ich schreibe. Stocksteif sitzt er ein oder zwei Sekunden da und legt sich dann wieder hin. Das geht jetzt schon seit ein paar Wochen so. Ich habe den Eindruck, daß er mich dazu bringen will, mich mit ihm zu beschäftigen. Aus dem Augenwinkel sehe ich seinen Schatten an der Wand, aber ich will mich nicht umdrehen und auf ihn eingehen. Gebe ich nämlich zu erkennen, daß ich ihn bemerkt habe, bin ich für die nächsten Stunden beschäftigt.

Durch Lucys Erfolg bei der Bettprozedur wurde mir klar, daß ihre Methode die richtige war und daß auch ich so an die Lösung des Problems herangehen sollte: Sie erreichte ihr Ziel Schritt für Schritt über mehrere Zwischenstationen. Allerdings würde ich wahrscheinlich länger brauchen als sie. Zuerst setzte ich mich direkt vor seine Zimmertür.

Seit zwei Stunden sitze ich jetzt vor seinem Zimmer. Heute abend ist er tatsächlich zum erstenmal ganz allein eingeschlafen! Er ist sechs Jahre alt, und es ist jetzt Viertel nach elf.

Nach ein paar Wochen setzte ich mich etwas weiter weg, so daß er mich nicht mehr ganz, sondern nur noch meine Füße sehen konnte. Das gab Sam Sicherheit. Es war kalt und unbequem, so zu sitzen, hatte aber einen entscheidenden Vorteil: Ich konnte dabei lesen. Wenn ich neben Sam auf dem Bett lag, ließ er das ja nicht zu. Auch Nachdenken kam gar nicht erst in Frage. Statt dessen tat ich nichts, als jede winzige Bewegung von ihm zu beobachten, bis meine Gedanken gar nicht mehr mir selbst zu gehören schienen. Wir reagierten beide übersensibel auf die kleinste Regung des anderen. Manchmal kam mir der Gedanke, wir wären Teile ein und derselben Person, die miteinander im Widerstreit lagen.
Ein Buch, das ich in dieser Zeit las, rief mir dieses Gefühl ganz lebendig vor Augen. *Die schweigsamen Zwillinge* von Marjorie Wallace handelt von autistischen Zwillingsschwestern. In ihrer Kindheit und frühen Jugend überließ man die beiden mehr oder weniger sich selbst. Obwohl sie nur sehr eingeschränkt und auch auf etwas merkwürdige Weise Kontakt zur Außenwelt hatten, entwickelte sich eine ausgesprochen

enge Beziehung zwischen den beiden Mädchen. Auch sie reagierten in jeder Hinsicht übersensibel aufeinander, und zwar in einem Ausmaß, daß manche Leute schon von einer Art telepathischen Verbindung sprachen. Ich konnte diese nur um sich selbst kreisende Beziehung gut nachvollziehen. Genau wie Sam und ich konzentrierten sich die beiden Mädchen ausschließlich aufeinander. Sie waren wie zwei Scheinwerfer, deren Lichtkegel sich überschneiden und alles andere im Dunklen lassen. Ich bin sicher, daß jede von ihnen genau auf die Körpersprache, die Mimik und die feinen Stimmungsschwankungen der anderen eingestimmt war – wie Sam und ich.

Man vermutete, daß die Mädchen deshalb so extrem voneinander abhängig wurden, weil sie Zwillinge waren. In ihrer Isolation bauten sie sich ihre eigene Phantasiewelt auf, in der sie dann, unbehelligt von Erwachsenen, lebten. Allerdings fand der autistische Rückzug schon lange vor dem Entstehen dieser ausschließlichen Beziehung statt. Wahrscheinlich hat nicht ihre »seltsame geheime Bindung« sie dazu veranlaßt, den Kontakt zur Außenwelt zu verweigern. Eher ist anzunehmen, daß die Zurückweisung der Außenwelt diese Bindung gefördert hat. Die Mädchen hatten anscheinend beide keinerlei Beziehung zu ihrer Mutter. Möglicherweise wurde das Verhältnis bereits in einem sehr frühen Alter empfindlich gestört, weshalb die Zwillinge versuchten, voneinander das zu bekommen, was ihnen von der Mutter versagt blieb. So manche Beschreibung in diesem Buch kam mir bekannt vor: Zum Beispiel wird geschildert, wie ein Mädchen das andere beobachtet und auf irgendein Zeichen wartet, wie sie sich gegenseitig kontrollieren und sich durch die Ge-

genwart der anderen manchmal fast ausgelöscht fühlen. All das traf auf mich zu – und bestimmt auch auf Sam.
Noch immer fesselte uns ein enges Band aneinander – schließlich durfte ich mich ja gerade einmal ein paar Schritte von seiner Schlafzimmertür entfernen –, aber daß wir uns dabei nicht sehen konnten, war eine große Erleichterung. So konnte ich mich bis zu einem gewissen Grad von Sam distanzieren und brauchte wenigstens nicht mehr auf jede seiner Bewegungen zu reagieren.

> Es ist jetzt fünf Minuten vor zehn, und Sam ist gerade eingeschlafen – ungewöhnlich zeitig für seine Verhältnisse. Ich habe mich in den Sessel gesetzt, in dem Lucy immer sitzt, und gelesen. Wenn Sam sich aufrichtete, um zu kontrollieren, ob ich noch da war, konnte er meine Füße sehen, die ich aufs Geländer gelegt hatte. Ich hingegen sah ihn nicht, und das war gut so, denn auf diese Weise gerate ich weniger in Versuchung, etwas zu sagen oder wütend zu werden. Wenn ich hörte, daß er sich wieder aufgesetzt hatte, gelang es mir sogar, ruhig zu bleiben. Ich habe ihm nicht befohlen, sich wieder hinzulegen. Nur zweimal, als ich dachte, er sei aus dem Bett geklettert, habe ich etwas gesagt. Ich bin recht zufrieden mit diesem Ergebnis.

Ein paar Monate lang ging es in diesem Stil weiter. Wenn ich versuchte, ganz aus Sams Gesichtskreis zu verschwinden, hatte das nur den Erfolg, daß er sofort aus dem Bett stieg, um nachzusehen, ob ich noch da war. Also blieb ich sitzen und las – meistens psychologische Sachbücher.

Eines dieser Bücher hieß *The Riddle of Autism* (Das Rätsel des Autismus). In dieser eingehenden Studie des Autismus beschreibt der Autor George Victor, wie Menschen, die nach unserer heutigen Sicht eindeutige autistische Züge aufweisen, in Mythos und Literatur dargestellt werden. Dazu zeigt das Buch noch die einzelnen Entwicklungsstadien dieser Krankheit auf. Diese umfassende Analyse schließt eine Vielfalt an Material ein – angefangen bei Laborexperimenten mit Tieren bis zu Erlebnisberichten von Eltern autistischer Kinder. Dabei zeichnet George Victor den Weg von prägenden Ereignissen über mögliche Reaktionen bis hin zu einer eventuellen Entwicklung von Autismus nach.
Das Buch beginnt mit der Zeit vor der Geburt des Kindes und endet mit einer sehr eindrucksvollen Analogie, die die autistische Entwicklung verdeutlicht, Victor schlägt vor, sich die Kombination der Ursachen, die zu Autismus führen können, wie eine Eisenbahnanlage vorzustellen. Der Zug kann zu jedem beliebigen Zeitpunkt im Kindesalter bestiegen werden, wenn das Kind einer unerträglichen Streßsituation entfliehen will. Steigt ein Mensch in den Zug, der die ersten, besonders prägenden Jahre bereits hinter sich hat, so ist die normale Entwicklung mit hoher Wahrscheinlichkeit bereits weit genug vorangeschritten, so daß es nicht mehr zu einem autistischen Rückzug kommt. Zunächst hält der Zug sehr oft und läßt Fahrgäste ein- und aussteigen. Diese Haltestellen symbolisieren die Momente, in denen ein potentiell autistisches Kind die Möglichkeit hat, wieder auf den normalen Weg der Entwicklung zurückzukehren – zum Beispiel durch eine deutliche Verringerung von Streß oder eine ander-

weitige positive Veränderung seiner Lebensbedingungen. Mit der Zeit jedoch fährt der Zug immer schneller, und die Stationen werden seltener. Die Nebenstrecken, die die unterschiedlichen Spielarten und Ausprägungen autistischen Verhaltens versinnbildlichen, vereinigen sich zu einer Hauptstrecke, und der Zug rast auf ihr weiter. Der Zielbahnhof – Autismus – ist für alle der gleiche. Dabei ist gleichgültig, aus welchen Gründen das Verhalten anfangs von der Normalität abgewichen ist oder auf welche Art sich diese Abweichung in den ersten Stadien manifestierte.

Als ich das Buch zum erstenmal las, überflog ich manche Kapitel nur. Zum Teil lag das daran, daß mich die Informationsfülle schier überwältigte. Hauptsächlich aber taten mir manche Stellen des Buches einfach zu weh. Die Beschreibung der Mütter autistischer Kinder traf mich besonders. Ich las, wie sehr sie sich anpaßten, bis sie meist depressiv wurden, wie ambivalent sie ihren Kindern gegenüberstanden, wie sie diese manchmal haßten und doch so sehr brauchten und welch unrealistische Erwartungen sie oft an ihr Kind stellten. Auch ich hatte depressive Phasen durchlitten. Wenn ich jetzt zurückblickte, wurde mir klar, daß auch ich in meinem ungeborenen Kind eine Möglichkeit gesehen hatte, der eigenen Unzufriedenheit zu entfliehen. Während meiner Schwangerschaft war ich stundenlang allein im Wald gesessen. Von meinem geschützten Plätzchen aus konnte ich den Hügel hinab zwischen den Baumwipfeln hindurchblicken. Ich freute mich am Rauschen der Blätter, saß träumend da und stellte mir vor, wie ich mit meinem Kind heimlich unter den Bäumen spielte – so wie ich es als Kind auch getan hatte. Ich malte mir gern aus, wie wir uns unsere eigene kleine Welt schaffen würden. Niemand sonst sollte Zutritt dazu bekommen und keiner würde sie zerstören können. Schon immer hatte ich mich allein sicherer gefühlt als in der Gegenwart anderer Menschen. Vielleicht hoffte ich auch, durch mein Baby die Schäden beheben zu können, die mir in meiner eigenen Kindheit zugefügt worden waren. Ich erwartete, daß mein Kind die Leere füllte, die ich in meinem Leben spürte. Aber ich wußte nicht, was ich tat oder was ich eigentlich erwartete. Deshalb ließ ich mich einfach in seliger Unwissenheit auf das zutreiben, was mir bevorstand.

Bei der Lektüre von George Victors Buch wurde mir klar, welch große Rolle inkonsequentes Verhalten der Eltern für die Entstehung von Autismus spielt, denn mehrdeutige und widersprüchliche Botschaften können sich katastrophal auf die Entwicklung eines Kindes auswirken. Ein Kind kann die Bedeutung seines eigenen Verhaltens nur an den Reaktionen der Menschen in seiner Umgebung messen. Sind diese nicht eindeutig, kann das Kind niemals die grundlegende Erfahrung von Ursache und Wirkung machen.

Tierexperimente veranschaulichen dieses Phänomen recht gut. Das Rattenexperiment interessierte mich besonders: Dabei lernten die Ratten einen bestimmten Handlungsablauf. Führten sie diesen aus, bekamen sie entweder Futter oder einen elektrischen Schlag auf die Nase. An einem bestimmten Punkt des Versuchsaufbaus mußten die Ratten zwischen zwei verschiedenen Türen wählen. Die Tiere begriffen sehr schnell und entschieden sich für die Tür, hinter der sie das Futter erwartete. Daraufhin vertauschte man die Markierungen, die an den beiden Türen angebracht waren, was die Ratten so verwirrte, daß sie sich weigerten, überhaupt eine Wahl zwischen den Türen zu treffen. Wenn man sie zu zwingen versuchte, reagierten sie verstört. Als man die Markierung erneut vertauschte und die Ratten wieder zwang, sich zu entscheiden, verwirrte sie das noch mehr. Dann machte man die Lösung der ursprünglichen Aufgabe ganz unmöglich, indem man das Futter nach dem Zufallsprinzip einmal hinter der einen, einmal hinter der anderen Tür versteckte. Jetzt zeigten sich bei den Ratten ernste Verhaltensstörungen – sie quiekten, wenn man sie berührte, verweigerten jegliche Nahrungsaufnahme und piepsten ununterbrochen. Während der Trainingsstunden urinierten und koteten sie ungewöhnlich viel. In der Folge bauten die meisten Ratten ein neues, zwanghaftes Verhaltensmuster auf. Zum Beispiel versuchten sie grundsätzlich die gleiche Tür zu öffnen, ganz gleich, ob sie die Markierung trug oder ob Futter hinter ihr lag. Das Verhalten der Tiere schien völlig willkürlich. Die Ratten hatten aufgehört, auf Umweltreize zu reagieren, und sich statt dessen in ein rigides Verhaltensmuster geflüchtet. Vergeblich bemühten sie sich so, eine völlig undurchschaubare Situation doch noch zu strukturieren.

George Victor sieht das Schaffen von Ritualen, die Isolation und den Mangel an Kommunikation als eine Form der Anpassung. Das Kind versucht mit der Unzuverlässigkeit der Eltern oder anderer Bezugspersonen fertig zu werden, die es in einer Zeit absoluter Verletzlichkeit erfahren hat. Für Kinder, deren Mütter zwischen Zuwendung und Abweisung schwanken, muß das Leben voller Gefahr und Unsicherheit stekken. Das Ergebnis einer Zeitlupenanalyse von Müttern und ihren Babys zeigte eine ausgeklügelte Synchroni-

sation des Verhaltens und der jeweiligen Reaktionen aufeinander. Wie eine Mutter mit ihrem Kind umgeht, wird zum größten Teil von den Erfahrungen bestimmt, die sie in ihrer eigenen Vergangenheit gemacht hat. Das Verhalten eines Kindes wiederum hängt hauptsächlich davon ab, wie seine Mutter es behandelt. Wenn es auf sein Schreien hin nichts zu essen bekommt oder wenn niemand auf seine Laute und sein Lächeln reagiert, bleibt diesem Kind rein gar nichts mehr. Es kann sich nicht rational klarmachen, weshalb es keine angemessenen Reaktionen hervorruft, und es kann seine Bedürfnisse auch nicht auf später verschieben; es braucht die Rückmeldung seiner Mutter, um in seinem Verhalten bestärkt zu werden. Nur so kann es ein Gefühl für die eigene Identität aufbauen. Ansonsten verliert das Kind irgendwann die Motivation, sich weiterzuentwickeln.
Victor beschreibt, daß Situationen, in denen man sich überhaupt nicht orientieren kann, für viele Lebewesen ein traumatisches Erlebnis darstellen. Wie das Rattenexperiment zeigt, ist eine beliebige Reaktion auf ein bestimmtes Verhalten noch viel verwirrender als gar keine Reaktion. In derartigen Situationen fühlt sich ein Kind vollkommen hilflos – Mächten ausgeliefert, die sich ganz seiner Kontrolle und seinem Verständnis entziehen. Jetzt begriff ich, wie Ambivalenz zu einer ernsten Verhaltensstörung führen konnte. Ich blätterte in alten Tagebuchaufzeichnungen und mußte feststellen, daß ich mit Sam sehr inkonsequent umgegangen war, ohne daß es mir damals bewußt gewesen wäre.

Seit dem Fiasko neulich habe ich beschlossen, Sam allein einschlafen zu lassen. Mittwoch, Freitag und

Samstag sagte ich ihm dauernd, er solle zurück in sein Bett gehen, wenn er wieder aufstand. Donnerstag schlief er auf dem Sofa: ebenso am Sonntag und am Montag, denn an diesen Tagen kamen wir erst spät nach Hause. Bis jetzt legt er sich jedenfalls wieder hin, wenn ich es ihm sage, und er scheint auch keine Angst zu haben. Allerdings kommt er immer wieder die Treppe heruntergestiegen, was einen auch auf die Palme bringen kann. Wenn ich das Gefühl habe, daß er irgendwie angespannt ist, halte ich lieber den Mund und lasse ihn auf dem Sofa einschlafen.

Es war faszinierend für mich, bei der Lektüre von *The Riddle of Autism* mehr über die Krankheit zu erfahren. Obwohl mir zu diesem Zeitpunkt Begriffe wie »intermittierende Verstärkung«, »Negativismus«, und »veränderter Bewußtseinszustand« noch nicht geläufig waren, erkannte ich in vielem, was ich las, genau meine eigenen Erfahrungen mit Sam wieder. Störungen bei der Nahrungsaufnahme, Schlaflosigkeit, Allergien, übertriebene Reaktionen auf starkes Licht, Masturbation, unbewegtes Anstarren von Gegenständen – das alles hatten wir auch schon irgendwann einmal erlebt. Neu und interessanter war die Erkenntnis, daß autistische Kinder, wenn sie sich gerade nicht zwanghaft beschäftigen oder sich ausschließlich auf sich selbst konzentrieren, für ihre Umgebung übersensibel sind. Das merkt man den Kindern nicht an, denn sie haben ihre Gefühle streng unter Kontrolle, ersticken sie, halten sie zurück oder leugnen sie einfach und verlagern sie auf ganz unwichtige Ereignisse oder sinnlose Aktivitäten. Obwohl autistische Kinder jeden Blickkontakt vermeiden, beobachten sie ihre Mitmenschen ganz genau, und zwar unbemerkt aus den Augenwinkeln, wie ich es schon oft bei Sam gesehen hatte. Ich hatte immer angenommen, er habe diese Angewohnheit mit dem Älterwerden abgelegt, aber vielleicht hatte er ja auch nur seine Technik verfeinert.

Autistische Kinder reagieren außerdem auch auf die Schweißabsonderung ihrer Eltern, auf deren Hauttemperatur, Muskelspannung und auf viele kleine, unwillkürliche Bewegungen. Die Kinder lernen aus Erfahrung, daß diese Anzeichen zuverlässigere Hinweise auf die tatsächliche Einstellung und auf die Erwartungen ihrer Eltern darstellen als deren Verhalten und Worte, die oft widersprüchliche Botschaften vermitteln. Möglicherweise äußert zum Beispiel eine Mutter verbal Liebe und Zuneigung zu ihrem Kind, gibt jedoch gleichzeitig durch ihren Tonfall und ihr Handeln deutlich zu erkennen, daß sie verärgert ist. Indem sich das Kind mehr auf die Person an sich und weniger auf das konzentriert, was sie sagt oder tut, sammelt es verborgene, jedoch zuverlässigere Anhaltspunkte.

Was ich las, leuchtete mir ein. Abgesehen davon, daß ich mich widersprüchlich verhielt, bestand auch ein enormer Unterschied zwischen meinen tatsächlichen Gefühlen und der Art, wie ich mich zu geben versuchte. Oft war ich angespannt und nervös und kämpfte verzweifelt darum, unser unsicheres Leben in den Griff zu bekommen. Auch wenn ich mich noch so sehr bemühte, ausgeglichen und verläßlich zu sein, muß Sam meinen Ärger, meine Angst und meine Unsicherheit dennoch gespürt haben. Teilweise ließ ich diese Gefühle bestimmt an ihm aus – ich hatte ja sonst niemanden.

Jennifer versuchte uns zu helfen. Ihrer Ansicht nach sollte ich meinem Ärger über die ständigen Ansprüche, die Sam an mich stellte, ruhig Luft machen. Genau wie Martha Welch schien auch Jennifer autistisches Verhalten letztendlich als eine Zumutung anzusehen – als hätten autistische Kinder sich bewußt dafür entschieden und könnten sich jederzeit ändern, wenn sie es nur wollten. Die beiden rieten mir, Sam einfach zu sagen, wie wütend ich darüber war, daß er mein Leben zerstört hatte. Das machte mir schwer zu schaffen. Zunächst akzeptierte ich ihre Ratschläge zwar, aber wenn ich später in Ruhe darüber nachdachte, kam ich zu einem anderen Ergebnis: Nicht Sam hatte mein Leben kaputtgemacht, sondern er war eher das Produkt eines zerstörerischen Prozesses, der schon lange vor seiner Geburt eingesetzt hatte. Auch wenn es nicht meine Schuld war, daß ich so auf ihn reagierte, konnte er jedoch ganz bestimmt nichts dafür. Außerdem verfügte ich über ganz andere Mittel, um mit den Problemen unserer Beziehung fertig zu werden.
Einige Monate später kamen Martha Welch und Jennifer auf einen kurzen Besuch vorbei. Martha wußte über unseren »Fall« genauestens Bescheid, obwohl ich sie, abgesehen von dem einen Mal, als sie bei der Therapiestunde hospitierte, noch nie gesehen hatte. Beim Kaffeetrinken hatte ich das Gefühl, Martha Welch sei allwissend und unfehlbar, denn sie benahm sich wie der Guru unserer kleinen Gruppe.

Habe mich am Samstag mit Martha getroffen. Sie meint, Sam könnte sprechen lernen. Ihrer Ansicht nach könnte er sich seinem Alter gemäß verhalten. Alles hinge nur von meinen Erwartungen an ihn ab.

Solange ich nichts von ihm erwartete, würde er auch keine Fortschritte machen. Ich soll darauf bestehen, daß er reagiert, daß er spricht und sich normal verhält. Ihrer Meinung nach muß ich meine Wut über das, was er mir antut, und über seine extremen Ansprüche an mich ausdrücken. Wenn Sam sich danebenbenimmt (und das tut er ihrer Ansicht nach ständig), soll ich ihm klipp und klar zu verstehen geben, daß ich so etwas nicht dulde. Zum Beispiel soll ich dann einfach »Hör auf!« brüllen.

Auch Peter war bei diesem Besuch anwesend, und Martha hatte für uns alle viele gute Ratschläge parat. Aber obwohl diese an sich bestimmt vernünftig waren, gingen sie doch, wie so viele gute Ratschläge, an unseren tatsächlichen Problemen vorbei und konnten uns auch keinen Weg aus unserer Misere weisen. Die neuen Erkenntnisse, zu denen uns Martha scheinbar verhalf, waren ebenso schnell verschwunden wie der Regenbogen, dem wir auf der Heimfahrt ein Stück weit folgten.

Seit Peter nicht mehr in Yorkshire wohnte, sah Sam ihn natürlich wesentlich seltener. Obwohl nun die ganze Last der Verantwortung auf meinen Schultern ruhte, war mir doch klar, daß diese neue Regelung für uns alle viel besser war. Peter und ich hatten zwar immer noch viele Berührungspunkte, aber jetzt führte doch jeder sein eigenes Leben. Wir sahen einander nur einmal im Monat, wenn Peter uns besuchte. Diese Wochenenden verliefen mal besser, mal schlechter.

Ich erinnere mich an einen wunderschönen Tag, den wir in einem Freizeitpark verbrachten. Wir schaukelten im Ruderboot auf dem See herum, rutschten auf der Wasserrutschbahn, aßen, tranken und fotografierten ununterbrochen: Bestimmt haben wir ausgesehen wie jede andere Kleinfamilie – und wie sehr wünschte ich mir, dieses Bild könne der Wahrheit entsprechen! Warum klappte es bei uns denn einfach nicht?

Wie immer, wenn Peter und ich gut miteinander auskamen, genoß es Sam, uns beide um sich zu haben, und ich spürte auch, wie gut es ihm tat, seinen Vater um sich zu haben. Wenn Peter da war, ging es bei uns meist viel aufregender zu, obwohl ich viel konsequenter mit Sam umging als er – was nicht viel zu bedeuten hatte. Er unternahm Dinge mit Sam, die ich nie getan hätte – zum Beispiel ließ er ihn die hundertfünfzig Meter lange Rutsche hinuntersausen oder setzte ihn auf ein Motorrad, was Sam wunderbar fand. Der Tag war herrlich für Sam. Er hatte sich vorher nie für Tiere interessiert, aber als wir den Bauernhof im Freizeitpark besichtigten, war er von den Kühen hellauf begeistert. Er ging auf sie zu und wollte ihnen seinen kleinen Spielzeugtraktor schenken, aber die undankbaren Tiere nahmen diese großherzige Geste kaum zur Kenntnis. Sam berührte die Schnauzen der Kühe vorsichtig mit dem Finger und hüpfte dabei vor Freude über seinen eigenen Mut. Es war eine Wonne, Sam zu beobachten. Seine kleine Persönlichkeit entfaltete sich wie eine Blütenknospe in der Sonne. Zweifellos war das alles eine Reaktion auf die entspannte Atmosphäre, die traurigerweise nicht von Dauer sein sollte. Peter ärgerte sich auf der Heimfahrt über irgend etwas, Sam knirschte mit den Zähnen, und ich geriet in depressive Stimmung.

Obgleich der Abschied uns allen jedesmal schwerfiel, wußte ich allmählich die Ruhe zu schätzen, die in unser Haus einkehrte, wenn Peter wieder fort war. Seine

Besuche kamen mir vor, als müßte ich im Ruderboot ein sturmgepeitschtes Meer überqueren.
Da meine Energien nicht mehr von der emotionalen Auseinandersetzung mit Peter aufgezehrt wurden, hatte ich mehr Kraft, mein Leben in den Griff zu bekommen. Zuerst beschloß ich, nicht mehr länger mit Sam im gleichen Zimmer zu schlafen – bis jetzt hatten unsere Betten direkt nebeneinandergestanden. Eine ganze Weile ließ ich mir die verschiedenen Möglichkeiten durch den Kopf gehen. Als ich mich schließlich entschieden hatte, stellte sich heraus, daß mein Plan gut war. Ich hatte Sam zu Weihnachten ein riesiges Trampolin geschenkt, das genauso groß wie mein Doppelbett war. Er hüpfte mit Begeisterung darauf herum. Ohne Zweifel konnte er auf dem Gerät überschüssige Energien loswerden. Das Trampolin stand in einer Rumpelkammer, und ich erklärte Sam, er könne es in seinem Zimmer aufbauen. Nur müßte ich dann natürlich mein Bett aus dem Zimmer holen, damit das Trampolin genügend Platz hatte. Er akzeptierte meinen Vorschlag ganz problemlos – vielleicht war es ihm sogar ganz recht, daß ich aus seinem Zimmer auszog.
Mein Zimmer war frisch renoviert und wartete nur darauf, daß ich es in Besitz nahm. Ich erinnere mich noch genau an die erste Nacht, die ich dort verbrachte. Freiheit ist natürlich ein relativer Begriff, aber für mich war die Tatsache, daß ich ganz allein in meinem eigenen Zimmer schlafen konnte, damals ein großer Fortschritt. Ich war überglücklich. Stundenlang lag ich im Bett und las, ging im Zimmer umher. Jetzt mußte ich keine Angst mehr haben, Sam aufzuwecken, und ich genoß die himmlische Stille, die mich umgab, weil ich sein Schniefen nicht mehr anzuhören brauchte.

10 Die neue Schule

Als Sam sechs Jahre alt war, wurde mein vordringlichstes Problem, für ihn eine geeignete Schule zu finden. In gewisser Hinsicht war ich froh, daß er volle drei Jahre seinen Platz in der Gruppe behalten hatte, die theoretisch eigentlich nur eine Art Probeklasse zur Einschätzung der einzelnen Kinder war. Solange sein Zustand noch keinen Namen hatte, bestand Hoffnung, daß er Fortschritte machte und ihm damit das Etikett »geistig schwer behindert« erspart blieb; andererseits wollte ich aber einen Platz für ihn finden, an dem er bleiben konnte.

Seine Lehrerin und ich waren schon länger geteilter Meinung über die Art und die Ursache von Sams Behinderung und über sein Entwicklungspotential. Mrs. Stanley hielt es ohnehin nicht für wichtig, wodurch die Behinderung entstanden war. Ihrer Ansicht nach würden eine Untersuchung der Vergangenheit oder eine Benennung seines Zustands nichts an Sams momentanen Problemen ändern. Dagegen hielt ich diese Auffassung theoretisch zwar für richtig, in der Praxis aber paßt man sein Verhalten einem bestimmten Menschen gegenüber daran an, was man über den Betreffenden denkt. Zudem war es extrem schwierig, Sam richtig einzuschätzen, seine Persönlichkeit zu ergründen und herauszufinden, wieviel er verstehen konnte. Er war praktisch stumm, die Sprache bot also kaum Anhaltspunkte. Dazu hatte er Schwierigkeiten, sich zu konzentrieren, und zeigte sehr wenig Motivation, etwas zu lernen. Oft war er einfach zu apathisch, um auch nur den Versuch zu unternehmen, einer Aufforderung nachzukommen. Wenn man sein Entwicklungspotential also an seinen Leistungen maß, schnitt Sam sehr schlecht ab. Allerdings redete man sicherlich ganz anders mit ihm, wenn man aus seinem Schweigen schloß, daß er nichts verstand. Auf diese Weise wurden ihm dringend notwendige Anregungen vorenthalten.

Sam interessierte sich nur für den emotionalen Aspekt einer Situation. Über seine eigene Person oder seine nächste Umgebung ging seine Aufmerksamkeit eigentlich nie hinaus. Innerhalb dieser Grenzen jedoch arbeiteten seine Wahrnehmung und seine Auffassungsgabe hervorragend. Allerdings war er einer Situation nur dann gewachsen, wenn man ihm den Weg ebnete. Ging man nicht auf seine Bedürfnisse ein, zog er sich sofort in sich zurück: Er sah einem nicht mehr ins Gesicht, hörte nicht mehr zu und zeigte keinerlei Reaktion. In diesen Fällen hatte es auch gar keinen Sinn, ihn zu irgend etwas bewegen zu wollen. Deshalb war ich auch der Meinung, daß man ihn als Person wesentlich besser verstand, wenn man begriff, warum er sich so seltsam benahm. Zudem hatten seine Lehrer auf dieser Basis auch viel eher die Möglichkeit, sein Verhalten zu ändern, als wenn sie ihm einfach nur etwas andressierten.

Von Zeit zu Zeit versuchte ich, meine eigenen Ansichten in der Schule einzubringen, aber meist hatte ich keine Ahnung, was dort tatsächlich vor sich ging. Irgendwann beschloß man, Sam solle mehrmals in der Woche unter der Aufsicht einer bestimmten Lehrerin in einem Klassenzimmer Bleistiftzeichnungen anfertigen. Anscheinend mochte Sam diese Lehrerin nicht, und als ich sie kennenlernte, ging es mir genauso. Sie sagte mir unverblümt ins Gesicht, daß ich mir, was die Fähigkeiten meines Sohnes anbelangte, etwas vormachte. Ihrer Meinung nach verstand er nur sehr wenig, wenn man mit ihm sprach, und er würde es bestimmt nicht weit bringen. Sie gab mir den Rat, Sam in eine Schule für geistig schwer behinderte Kinder zu schicken und mir alles andere aus dem Kopf zu schlagen. Ganz abgesehen davon, daß mir das fast das Herz brach, hatte ich schreckliche Angst davor, die Frau könnte diese Meinung auch in Sams Gegenwart zum besten geben, der sie natürlich genau verstehen würde. Zwar ging Sam danach nicht mehr zu den »Sonderstunden«, aber es wurde immer dringender, eine neue Schule für ihn zu finden. Die Suche verlief allerdings weiterhin erfolglos. Ich hatte mir bereits zwei Schulen angesehen, die man mir empfohlen hatte, aber keine der beiden war geeignet. Eine dritte schied von vornherein aus, weil sie zu weit entfernt lag und zu groß war. Außerdem arbeitete man dort mit Techniken zur Verhaltensmodifikation, was für autistische Kinder wenig sinnvoll ist.

Als ich eines Tages nach einem Besuch bei einer Freundin heimfuhr, entdeckte ich zufällig ein altes großes viktorianisches Haus. Es lag ein wenig ab von der Straße und war von hohen Bäumen umgeben, die es vor neugierigen Blicken fast verbargen. Meine Freundin meinte, es sei eine Art Schule. Als ich nähere Erkundigungen einzog, stellte sich heraus, daß es sich um eine Sonderschule handelte. Mit dem Direktor, den ich auf Anhieb sympathisch fand, vereinbarte ich einen Termin, um Näheres zu besprechen. Als es dann so-

weit war, hatte ich lediglich herausgefunden, daß Springfield eine Schule für behinderte Kinder war, daß Internatsschüler und Tageskinder aufgenommen wurden und daß sie aus irgendeinem Grund sinkende Schülerzahlen verzeichnete.
Die städtische Erziehungsbehörde wußte anscheinend nichts von der Existenz der Schule, was mich überraschte, denn sie war offiziell der Träger der Einrichtung. Mrs. Stanley war der Meinung, sie sei für Kinder mit gestörtem Sozialverhalten und deshalb für Sam ganz und gar ungeeignet. Eine andere Quelle meinte zu wissen, daß Springfield vor zwei Jahren geschlossen worden sei. Ich war deshalb auch recht beklommen, als ich endlich an die Tür der Schule klopfte. Doch mich erwartete eine angenehme Überraschung. Die Narzissen in den Blumenbeeten und der Duft frisch gebackener Kekse las ich als gute Vorboten, und die Flut kindlicher Kunstwerke, die das Büro des Direktors förmlich überschwemmte, sprach Bände. Auch die Merkzettel, die überall an den Wänden hingen, gefielen mir: »Kinder, die ins Bett machen, dürfen keinesfalls (dick unterstrichen) dafür bestraft werden.« Die Schule war mir rundherum sympathisch.
Ich unterhielt mich einige Stunden lang mit dem Direktor und fühlte mich nach diesem Gespräch sehr optimistisch. Seine Überzeugungen, sein Mitgefühl und sein offenkundiges Verständnis für die Probleme seiner jungen Schutzbefohlenen beeindruckten mich tief. Mir gefiel die feste, aber liebevoll durchdachte Struktur der Schule, die sich gut mit dem Schwung und dem fröhlichen Engagement von Lehrern und Schülern ergänzte.
In der Schule herrschte nicht nur eine angenehme At-

mosphäre. Allein schon das Gebäude war wunderschön. Ich wußte natürlich, daß so etwas für Sams Schulbildung keine Rolle spielte, aber es war mir dennoch wichtig. Das alte Gebäude war früher ein Kinderheim gewesen und lag abgeschieden und versteckt etwa sechzehn Kilometer von der nächsten Stadt entfernt; bis zu unserem Haus waren es jedoch nur ungefähr fünf Kilometer. Für Sam war allerdings weit wichtiger, daß die Schule ganz in der Nähe des Flughafens lag und er die startenden und landenden Flugzeuge hinter dem nächsten Kornfeld beobachten konnte.
Die Tatsache, daß die Schule weit weniger Schüler unterrichtete, als ihrer Kapazität entsprochen hätte, machte mir ein wenig Sorge, denn ich konnte einfach nicht verstehen, weshalb nicht von überall her Kinder an diese wunderbare Einrichtung geschickt wurden. Allein aus Sams Gruppe, der Probeklasse, hätte ich etliche Kinder nennen können, die in Springfield gut aufgehoben gewesen wären. Erst einige Zeit später, als die Stadtverwaltung Springfield wegen seiner geringen Schülerzahl schließen wollte, erfuhr ich den Grund, warum so wenige Kinder hierher überwiesen wurden.
Aufgrund der geringen Schülerzahl – zu diesem Zeitpunkt ganze siebzehn Kinder! – waren auch die Geldmittel, die der Schule zur Verfügung standen, recht begrenzt. Ihr größter Vorzug war, daß sie eine Menge Platz hatte, sowohl im Gebäude selbst als auch darum herum. Allerdings gab es wesentlich weniger Lehrmaterial und weniger Personal als an Sams alter Schule. Überall fehlte es an Geld. Deshalb fragte ich mich, ob Sam nicht vielleicht irgend etwas entging, wenn ich ihn nach Springfield brachte – ich machte mir eben

immer Sorgen, daß er in irgendeiner Weise zu kurz kommen könnte. Es bestand immer noch die Möglichkeit, daß man ihn aus der Probeklasse seiner Schule in die reguläre erste Klasse übernehmen würde, und ich zerbrach mir monatelang den Kopf, ob ich mich lieber dafür einsetzen oder mich um einen Platz in Springfield bemühen sollte. Schließlich entschied ich mich für letzteres, was, im nachhinein betrachtet, eine recht mutige Entscheidung war. Nicht nur rieten mir die Betreuer in Sams alter Schule davon ab, auch die Tatsache, daß Springfield so wenige Schüler hatte, schien darauf hinzuweisen, daß nur sehr wenige Eltern ihre Kinder dort gut aufgehoben glaubten. Doch allem zum Trotz folgte ich meinem Instinkt, der mir sagte, daß Springfield für Sam das richtige war, und ich habe meine Entscheidung nie bereut.

Sam sollte nach den Sommerferien nach Springfield wechseln, und das bedeutete, daß er noch ein Quartal in der Probeklasse vor sich hatte. Dort entwickelten sich die Dinge zunehmend zum Schlechten. Eines Nachmittags bekam ich einen Brief von Mrs. Stanley, in dem sie mir mitteilte, Sam habe in der Schule einen Wutanfall bekommen. Das war für ihn etwas äußerst Ungewöhnliches. Er benahm sich zwar manchmal sonderbar, und man kam oft schwer mit ihm zurecht, aber nur ganz selten ließ er seinen Gefühlen freien Lauf. Ich wünschte mir sogar oft, er würde ein wenig mehr aus sich herausgehen – ein wütendes Kind ist immerhin ein lebendiges Kind. Und nun schrieb Mrs. Stanley in ihrem Brief, daß Sam vollkommen die Kontrolle über sich verloren, Stühle umgeworfen, Papierkörbe ausgeschüttet und Spielzeug auf den Boden geschleudert hätte. Niemand hatte die geringste Ahnung, weshalb er so tobte, geschweige denn, daß man ihm das Recht auf seine Wut zugestand. Offensichtlich ärgerte sich Mrs. Stanley furchtbar. Sie bestrafte Sam, indem sie ihm einen Klaps gab und ihn in die Ecke stellte. Mrs. Stanley tadelte ihn und erklärte ihm, die anderen Kinder aus seiner Gruppe wollten nichts mehr mit ihm zu tun haben. Der Gedanke, wie sehr ihn das verwirrt und erbost haben mußte, machte mich sehr traurig. Einerseits drängte man ihn in der Holding-Therapie, seine Gefühle zu zeigen, und Jennifer schimpfte ihn sogar, wenn es ihm nicht gelang. Andererseits aber wurde er jetzt in der Schule dafür bestraft. Da ich selbst nicht dabeigewesen war und deshalb nicht wußte, was sich wirklich ereignet hatte, war ich vollkommen machtlos. Sam konnte mir seine Version der Vorfälle nicht erzählen. Endlich war das Schuljahr vorbei. Ich machte Fotos von Sams Mitschülern, von seinen Lehrern und vom Klassenzimmer, damit er später wenigstens eine Erinnerung an diese Zeit hatte – sei es nun eine gute oder eine schlechte.

Wir hatten Sam schon seit seiner Geburt regelmäßig fotografiert, und nachdem die Bilder in sein Album eingeklebt waren, interessierte er sich sehr für sie. Als er anfing, sich die Alben anzusehen – er war damals ungefähr fünf Jahre alt –, machte er das nur in aller Stille und allein. Wenn man zufällig ins Zimmer kam und ihn dabei überraschte, tat er schnell so, als seien ihm die Bilder eigentlich völlig gleichgültig. Ich mischte mich nie ein, und nach einer Weile verhielt sich Sam dann ganz unbefangen (falls Befangenheit je wirklich der Grund für sein Verhalten gewesen war). Später fand ich ihn dann oft gedankenversunken vor einem bestimmten Bild, oder er blätterte eifrig die Seiten um und suchte offensichtlich irgendein bestimmtes Foto, das ihm wichtig war. Manchmal waren auch mir die Zusammenhänge klar, die zu einer solchen Suche führten – zum Beispiel, wenn ich ihm sagte, daß wir Besuch bekommen würden, und er sich dann sofort das Foto der betreffenden Person heraussuchte –, aber oft waren die Verbindungen, die er herstellte, für mich nicht nachvollziehbar. Einmal geriet er plötzlich wegen eines Bildes, das ihn im Alter von zwei Jahren in einem Sandkasten zeigte, ganz aus dem Häuschen. Ich konnte mir seine Aufregung nicht erklären, bis ich entdeckte, daß auf dem Foto ein winziges Spielzeugauto zu sehen war, das er vor kurzer Zeit im Keller wiedergefunden hatte – es lag bei ihm in der Sandkiste, ganz versteckt. Wieder einmal konnte Sam zu seiner Freude zwischen zwei Dingen eine Verbindung herstellen.

Sams erster Tag in Springfield verlief ganz und gar nicht so ruhig und fröhlich, wie ich es mir gewünscht hatte. Vielleicht hatte ich mir vorgestellt, die Lehrkräfte würden zu unserer Begrüßung vor dem Haus Spalier stehen und uns mit ausgebreiteten Armen empfangen. Ich fühlte mich wie ein Schiff, das in den Heimathafen einläuft, wo tausend ausgestreckte Hände nur darauf warten, den Passagieren beim Aussteigen behilflich zu sein. Statt dessen herrschte bei unserer Ankunft ein wildes Durcheinander von Taschen und Kleidungsstücken und herumspringenden Kindern. Und das, obwohl ich bei Sams Anmeldung darauf hingewiesen hatte, daß mein Sohn ängstlich und unsicher auf die neue Umgebung reagieren würde. Anscheinend brauchte jedes Kind, dem wir über den Weg liefen, irgend etwas – und nirgendwo war ein Lehrkraft aufzutreiben. Sicher wurde das allgemeine

Durcheinander, das an einem normalen ersten Schultag herrscht, noch von der Tatsache verstärkt, daß es in Springfield auch Internatsschüler gab. Schließlich tauchte doch eine Lehrkraft auf und kümmerte sich um Sam. Nervös und in tiefer Sorge machte ich mich auf den Weg zur Arbeit.

Springfield war so völlig anders als die beengte, aber eben auch sichere Einrichtung, in der Sam die letzten drei Jahre verbracht hatte. Allein schon das Gebäude und die zurückzulegenden Entfernungen waren viel größer. Dazu kam noch, daß Sams Unterricht in verschiedene Kurse aufgeteilt war und er dabei ständig das Klassenzimmer wechseln mußte. Vielleicht kann man sich nur schwer vorstellen, weshalb mir dies problematisch vorkam, aber ich wußte eben, wie Sam sich in diesen Situationen fühlen würde. Er brauchte eine winzige, überschaubare Welt – und in der alten Probeklasse konnte er ohne Mühe alle vier Wände gleichzeitig im Auge behalten. Seine Umgebung veränderte sich nicht, und er wußte immer, was wann passierte. In Springfield dagegen herrschte ununterbrochen Bewegung, Menschen kamen und gingen, und jeder Tag verlief ein wenig anders. Zunächst befürchtete ich, Sam würde damit nicht fertig werden, aber bald stellte sich heraus, daß er gut damit zurechtkam.

Wieder einmal war ich dankbar, daß es Lucy gab – sie war wie ein Bindeglied zwischen Sams Erfahrungen in der alten und der neuen Schule. Fast ein Jahr lang wartete sie jetzt schon Tag für Tag an der Tür auf ihn, wenn er nach Hause kam. Jetzt, wo er sich in einer ganz neuen Situation zurechtfinden mußte, war sie immer noch für ihn da. Sie war beständig und zuverlässig, und fast immer ausgeglichen. Von Sam erwartete sie nichts weiter, als daß er sich ein bißchen »vernünftiger« aufführte. Normalerweise tat er das auch – zumindest in ihrer Gegenwart. Lucy und Sam gingen beide gern spazieren, und manchmal unternahmen sie nach der Schule oder in der Ferienzeit lange Wanderungen. Außerdem nahm Lucy ihn auch auf Spielplätze und in Parks mit; im Umgang mit Sam reagierte sie anscheinend längst nicht so nervös und befangen wie ich.

Ich war sehr zufrieden, daß ich Sam in Springfield untergebracht hatte, denn in unserer Gegend wurde ein Kind, das so behindert war wie Sam, normalerweise nicht in eine Schule für Kinder mit psychischen oder emotionalen Störungen aufgenommen. Viele Pädagogen in England halten Autismus weiterhin für eine rein körperlich bedingte Behinderung, obwohl dies nach wie vor nicht bewiesen ist und auch niemand die körperliche Schädigung genau definieren kann. Autistische Kinder gelten immer noch als unheilbar. Also fiel Sam in eine andere Kategorie als seine Mitschüler, bei denen man hoffte, daß sie sich irgendwann normal weiterentwickeln würden. Sie alle litten unter Verhaltensstörungen und damit verbundenen Lernhemmungen, wobei manche schwer geschädigt waren – doch ihre Problematik stand eindeutig im Zusammenhang mit ihrem gestörten sozialen Umfeld.

Sam sah mit sieben Jahren relativ normal aus – einmal abgesehen von seinem abwesenden Gesichtsausdruck und seiner steifen Körperhaltung –, doch es war unbestreitbar, daß er an einer schweren Behinderung litt. Nur weil ich selbst Nachforschungen angestellt und auf eigene Faust eine Schule für ihn gefunden hatte und weil Springfield dringend neue Schüler brauchte,

war es ihm gelungen, unter der Bezeichnung »emotional gestört« durchzugehen. Seine Klassenkameraden waren alle weitaus weniger behindert als er. Alle konnten sprechen, und manche hatten gute Aussichten, irgendwann eine Regelschule zu besuchen.
Als Sam in Springfield ankam, war er von offizieller Seite bereits eingestuft worden. Diese Kategorisierung soll die besonderen Bedürfnisse eines behinderten Kindes feststellen und angemessen beurteilen. Es war die offizielle Einschätzung der Fähigkeiten meines Sohnes. Obwohl ich mit dem Inhalt des Gutachtens nicht ganz einverstanden war, lag mir doch viel daran zu sehen, wo Sam in einem breiteren Kontext eingeordnet wurde und wie sich sein Zustand für einen objektiven Beobachter darstellte. Im folgenden zitiere ich einige Abschnitte aus Sams Gutachten, von denen die meisten verfaßt wurden, als er zwischen fünf und sechs Jahre alt war:

> Kognitive Leistungsfähigkeit
>
> Sam kann Objekte wiedererkennen und sie in einfache Kategorien einteilen. Er ist in der Lage, direkte eindimensionale Vergleiche anzustellen, ergänzt und folgert richtig und legt einfache sechsteilige Puzzles. Sam kennt die meisten Körperteile und kann zwischen Mädchen und Jungen unterscheiden.
>
> Andererseits kann Sam weder zählen noch Ereignisse sprachlich beschreiben. Sein Gedächtnis scheint gut zu sein. Legt man ihm drei Gegenstände vor, kann er sich an denjenigen erinnern, der entfernt worden ist. Er kennt einige Farben und zeigt sie auf Aufforderung richtig, kann sie jedoch nicht

benennen. Die Fähigkeit, einen Stift zu führen, ist deutlich unterentwickelt. Im allgemeinen würde ich deshalb seine Leistungsfähigkeit auf dem Niveau eines Drei- bis Vierjährigen ansiedeln.

Motorik

Die Grobmotorik ist recht gut entwickelt; Sam kann Treppen hinauf- und hinuntersteigen und rennen, auch wenn es etwas ungeschickt aussieht. Die Feinmotorik ist weniger gut ausgebildet; Sam ist zwar in der Lage, vorgestanzte Figuren auszuschneiden, bringt es jedoch nicht fertig, Knetmasse zu einer Kugel zu formen oder einen Bleistift richtig zu benutzen.

Sprachfähigkeit

Sams Sprachfähigkeit ist deutlich unterentwickelt. Er spricht sehr selten, und sein Wortschatz beschränkt sich auf einzelne einsilbige Wörter. Gelegentlich sagt er ein Wort als Ergänzung eines vorgegebenen Satzes, zum Beispiel »man kocht Wasser in einem ...« Sam benutzt zur Verständigung hauptsächlich Gesten und signalisiert mit den Augen, wenn er etwas braucht. Da wir davon ausgehen, daß auch seine Fähigkeit, Wörter zu formen, unterentwickelt ist, empfehlen wir den Einsatz einer Zeichensprache.

Sein Sprachverständnis scheint wesentlich besser zu sein; Sam begreift Anweisungen und Bitten, aber auch hier ist seine Kompetenz offensichtlich nicht größer als die eines Zwei- bis Zweieinhalbjährigen.

> Alltagsfertigkeiten und Selbständigkeit
>
> Diese sind verhältnismäßig gut ausgebildet. Sam kann allein mit Löffel und Gabel essen, wenn man ihm die Nahrung mit dem Messer kleinschneidet. Allerdings braucht er noch Hilfe beim Anziehen und muß auf der Toilette beaufsichtigt werden. Sein Sozialverhalten liegt auf dem Niveau eines Zweijährigen; offenbar kann er noch nicht gemeinsam mit anderen Kindern spielen.

An anderen Stellen des Gutachtens stolperte ich über einige Beobachtungen, mit denen ich nicht einverstanden war, so zum Beispiel die Beschreibungen von Sams Stärken und Schwächen. Verwundert erfuhr ich, daß er »gerne lernte und immer gut mitarbeitete«. Ich dagegen war der Ansicht, daß Sam unter einer massiven Lernhemmung litt. Außerdem seien »seine Beziehung und der Blickkontakt mit Erwachsenen gut«. Gut im Vergleich wozu? Ganz bestimmt nicht im Vergleich zu einem gesunden Kind. Kaum einmal sah Sam anderen Menschen direkt in die Augen – nicht einmal jetzt, viele Jahre später tut er das. Am erstaunlichsten jedoch war die Behauptung, daß »viele der autistischen Symptome, zum Beispiel mangelnder Blickkontakt, Desinteresse an Menschen in seiner Umgebung, stereotype Spielstrukturen, deutlich schwächer geworden oder ganz verschwunden« seien. In der folgenden Passage desselben Gutachtens wird bei der Beschreibung von Sams Schwächen diese Behauptung praktisch widerlegt:

> Sam reagiert auf neue Situationen ängstlich und nervös; er verkrampft sich, knirscht mit den Zähnen

und kaut auf seinem Ärmel herum. Man muß sehr viel Geduld aufbringen, wenn man in der Gruppe Sams Aufmerksamkeit gewinnen will ... Meist spielt er allein neben den anderen Kindern. Dabei spielt er grundsätzlich nicht mit anderen und zeigt auch nur höchst selten Interesse an ihnen. Läßt man ihn auch nur einen Moment allein, reagiert Sam in höchstem Grad verunsichert.

Es kam mir schon immer so vor, als wollte man in Sams erster Schule auf Biegen und Brechen beweisen, daß er nicht autistisch war. Den Grund dafür habe ich nie recht verstanden, aber seither bin ich immer wieder Eltern begegnet, mit deren Problemen genauso umgegangen wurde. Obwohl Sam eindeutig autistisch war – schließlich war er von einem der führenden Ärztinnen auf diesem Gebiet untersucht und diagnostiziert worden –, behauptete man während seiner gesamten Zeit an dieser Schule, die autistischen Symptome seien »verschwunden«. Wenn es nur so gewesen wäre! In meinen Augen gibt es keine Behinderung, die ein Kind stärker von seiner Umwelt isoliert. Es lebt wie gestrandet in einer einsamen, kontaktfeindlichen Welt und ist von Liebe, einem erfüllten Dasein und neuen Erfahrungen eingeschlossen. Jedoch besteht der erste Schritt zur Lösung eines Problems darin, dieses genau zu definieren – und eben diesen Weg beschritten nun Sams neue Lehrer.

Als Sam nach Springfield kam, bestand die erste Klasse aus ungefähr acht Kindern. Die meiste Zeit über wurden sie von zwei Personen betreut – von einer Praktikantin und von der Lehrerin, Mrs. Thompson. Mit ihr hatten wir großes Glück, denn sie war eine wundervolle Lehrerin: einfühlsam, klug und intuitiv. Obwohl auch manche anderen Kinder der Schule »autistische Züge« aufwiesen (Kommunikationsschwierigkeiten oder zwanghaftes Verhalten), war Mrs. Thompson doch noch nie einem so zurückgezogenen Kind wie Sam begegnet. Ganz im Gegensatz zu den medizinischen und pädagogischen Fachleuten, denen wir bisher begegnet waren, hatte sie offensichtlich keine vorgefaßte Meinung zu Sams Zustand. Statt dessen beobachtete sie ihn ganz genau – was sie sehr gut konnte –, um ihn auf diese Weise immer besser kennenzulernen.

Von Anfang an ging sie sehr sanft und behutsam vor. Sie beschloß, Sam zuerst einmal genauso weitermachen zu lassen, wie er es gewohnt war, was bedeutete, daß er in den ersten Monaten den Großteil der Unterrichtszeit in der Sandkiste zubrachte. Sam »spielte« dort nicht im eigentlichen Sinn des Wortes, denn »spielen« beinhaltet immer eine gewisse Zielstrebigkeit, den Willen, die Umwelt nach eigenen Wünschen zu formen – und dieser fehlte Sam völlig. Manchmal grub er zwar ein wenig, aber mit Burgenbauen oder Tunnelausheben wäre er völlig überfordert gewesen. Meistens schaufelte er den Sand nur von einer Stelle zur anderen oder ließ ihn sich einfach durch die Finger laufen. Allem Anschein nach hielt er sich vor allem deshalb im Sandkasten auf, weil er einfach darin sitzen wollte, und nicht etwa, weil er etwas Bestimmtes mit seinem Inhalt vorhatte. Vielleicht war die Sandkiste das sicherste Plätzchen, an das er sich vor der überwältigenden neuen Umgebung zurückziehen konnte. Was auch immer der Grund seines Verhaltens sein mochte – Mrs. Thompson fand es jedenfalls wichtig,

daß man Sam den Zeitpunkt bestimmen ließ, an dem er sich näher auf seine neue Schule einlassen wollte. Viele Monate lang klammerte er sich an die Sicherheit seiner Sandkastenwelt, aber Schritt für Schritt lockte Mrs. Thompson ihn doch daraus hervor.
Sie merkte schon bald, daß Sam zumindest manches von dem verstand, was man ihm sagte, denn er reagierte angemessen auf Aufforderungen wie zum Beispiel »Gib mir bitte die Schaufel!« Als sie zu dem Schluß kam, daß Sam sogar noch mehr mitbekam als anfangs vermutet, machte sie sich daran, diesen Umstand näher zu erforschen. Sie redete mit ihm, wenn er im Sandkasten saß und den Sand durch die Finger rieseln ließ. Später zeigte sie ihm Bilder, sprach mit ihm darüber und achtete dabei auf jedes Anzeichen, daß Sam sich für etwas interessierte oder einen Gegenstand erkannte. In dieser Zeit würdigte Sam sie kaum eines Blickes, bekundete jedoch hin und wieder Interesse an den Bildern, vor allem wenn darauf Autos, Hubschrauber oder Flugzeuge zu sehen waren – diese schaute er sich dann ganz genau an. Mrs. Thompson merkte sich, woran Sam Gefallen fand, und baute darauf weitere Gespräche auf. Ihre Methode war, einfach darauf zu warten, bis Sam sich für etwas interessierte. Daraufhin vertiefte sie dann dieses Thema. Dabei gab sie sich Mühe, nichts zu erzwingen, und vermied jede Annäherung, die Sam möglicherweise unter Streß gesetzt hätte. Denn sie spürte, daß ein solches Vorgehen nicht zum gewünschten Ziel führte, sondern eher das Gegenteil bewirkte. Wenn man ihn zu sehr drängte, würde er sich nur weiter verschließen. Außerdem war Mrs. Thompson sich dessen bewußt, daß nicht viel dazu gehörte, um Sam zu verschrecken.

Hinzu kam, daß rund um Sam herum ständig gesprochen wurde. Mrs. Thompson hielt keinen Frontalunterricht, sondern ermunterte ihre Schüler, miteinander zu reden. Sam machte zwar nicht mit, aber er beobachtete das Treiben aus sicherer Entfernung; er hörte zu und verschwand wieder in der Sandkiste, wenn er Schutz suchte oder sich zurückziehen wollte. So weit es ihr möglich war, bemühte sich Mrs. Thompson, auf Sams Bedürfnisse einzugehen. Nur weil sie sich wirklich für ihn interessierte, konnte sie sich so in ihn hineinversetzen. Trotzdem mußte Sams rätselhaftes Benehmen auch sie manchmal verblüfft haben. Da er so anders war als andere Menschen, konnte man seine Äußerungen oft nur sehr schwer deuten. Doch ich sehnte mich stets danach, daß jemand sie richtig verstand – nämlich als verzweifelte Hilferufe. Für gewöhnlich glaubte ich zu begreifen, wie Sam sich fühlte. Aber das Frustrierende an der Sache war, daß mir meine eigene Angst im Weg stand und ich ihm deswegen oft nicht helfen konnte. Wenn Sam zum Beispiel anfing, mit den Zähnen zu knirschen und seine seltsamen gutturalen Laute auszustoßen, war mir das so peinlich, daß ich mich sofort völlig verkrampfte. Selbstverständlich tat er das nur aus Unsicherheit und Angst, und wenn er dann spürte, daß es mir ebenso ging, machte das die Sache für ihn natürlich nur noch schlimmer.

Eine besondere Form der Angst, die bei Sam etwa um diese Zeit auftrat, war seine Abneigung gegen andere Kinder – oder vielmehr seine Furcht vor ihnen. Wenn er auf der Straße ein Kind auf sich zukommen sah, versuchte er, sich in einem Geschäft zu verstecken, oder zerrte mich aufgeregt auf die Fahrbahn, um ihm ja aus dem Weg zu gehen. Ich hatte gelesen, daß diese

Angst bei autistischen Kindern oft gerade dann auftritt, wenn sie dabei sind, ihre Abwehrmechanismen etwas zu lockern. Durch den vermehrten Kontakt mit der Wirklichkeit fühlen sie sich dann verletzlicher – aber diese Erklärung machte es für mich nicht leichter, mit Sams Eigenheiten umzugehen.

Normalerweise konnten wir derartige Situationen vermeiden. Allerdings war eine Flucht in der Öffentlichkeit natürlich wesentlich schwieriger zu bewerkstelligen. Ich erinnere mich noch gut an das Krippenspiel in Sams Schule. Um im Notfall rechtzeitig zur Stelle zu sein, saß ich in der ersten Reihe. Sam stellte eine Schneeflocke dar. Obwohl seine Rolle nur den Sinn hatte, daß er sich nicht ausgeschlossen fühlte, schickte ich Stoßgebete zum Himmel: Hoffentlich würde er sich nicht allzusehr danebenbenehmen! Nach seinem kurzen Auftritt brachte man ihn an meinen Platz, und während der restlichen Vorführung tat ich mein möglichstes, um ihn ruhig zu halten. Was da auf der Bühne vor sich ging, interessierte ihn nicht im geringsten. Statt dessen saß er ängstlich und angespannt auf seinem Stuhl. Meine einfühlsamen und beruhigenden Worte waren vergebens: Ich schaffte es nicht, eine Bindung zwischen uns herzustellen, die ihn hätte trösten können.

Obwohl Sam seine Mitschüler kaum beachtete, waren sie ihm durchaus nicht gleichgültig. Das zeigte sich ganz deutlich, als er das erste Klassenfoto mit nach Hause brachte, mit dem er sich anschließend monatelang intensiv beschäftigte. Er zog meine Hand zu dem Bild und legte meinen Zeigefinger so darauf, daß ich auf eines der abgebildeten Kinder zeigte. Dann sah er mir aufmerksam ins Gesicht, damit ich ihm den entsprechenden Namen sagte. Sam erkannte die Leute und erinnerte sich auch daran, wie sie hießen. Seine Wahrnehmung und sein Gedächtnis waren sehr gut, aber er brauchte einfach dauernd Bestätigung – es war, als könne er seinen eigenen Fähigkeiten nicht recht trauen.

Als Sam nach Springfield kam, hatte Mrs. Thompson zunächst die Befürchtung, die anderen Kinder würden ihn vielleicht hänseln, aber nichts dergleichen geschah. Im Gegenteil, seine Mitschüler bemutterten ihn eher. Sams Fähigkeit, Kontakt zu anderen herzustellen, war praktisch gleich Null. Selbst wenn er gerade keinen seiner Rückzugsmechanismen einsetzte, stießen Annäherungsversuche bei ihm auf taube Ohren. Auch mit dem Blickkontakt haperte es bei ihm: Entweder wandte er sich ab oder sah einfach durch seinen »Gesprächspartner« hindurch. Jedoch gab es einen kleinen Jungen, der sich ganz besonders zu Sam hingezogen fühlte. Obwohl Tim genug eigene Probleme hatte, ließ er sich nicht dadurch beirren, daß Sam so wenig auf ihn einging. Offenbar kümmerte er sich gern um Sam und sagte ihm, was er tun sollte. Allmählich entwickelte sich tatsächlich eine Beziehung zwischen den beiden, die vor allem darauf beruhte, daß sie einander brauchten. Doch das trifft in gewisser Hinsicht auf vermutlich jede menschliche Beziehung zu. Tim brauchte jemanden, der seine endlosen Hilfeleistungen annahm und ihn nicht irgendwann entnervt und gelangweilt fortschickte. Er überschüttete Sam regelrecht mit Ratschlägen und ständiger Aufmerksamkeit, die mein Sohn still und ergeben hinnahm. Vielleicht freute Sam sich auch darüber, daß es wenigstens ein Kind gab, das nicht lockerließ. Obwohl die beiden nur durch puren

Zufall zusammengekommen waren, hatten sie einander anscheinend viel zu geben.
Eines Tages, es war in Sams erstem Schuljahr, stattete ich der Schule einen Besuch ab und warf dabei auch einen Blick in den Fernsehraum. Zu meiner großen Überraschung sah ich Sam mit Tim auf dem Boden liegen: Die beiden balgten sich gerade. Ich traute meinen Augen nicht – noch nie zuvor hatte ich Sam so gesehen! Zwar hatten auch wir manchmal unsere kleinen, scherzhaften Handgemenge, und hin und wieder spielten wir auch Fangen. Doch nie zuvor hatte ich Sam wirklich mit einem Gleichaltrigen spielen sehen. Beim Anblick von Sam, wie er lachend mit einem anderen Kind auf dem Boden herumkugelte, empfand ich große Freude.
Mit der Zeit gestattete Sam sich und anderen immer mehr Blickkontakt, und er schien ganz allmählich ein wenig aufzutauen. Fast eineinhalb Jahre war er schon in Springfield, als Mrs. Thompson feststellte, daß er »die Fühler ein wenig aus seinem Schneckenhaus herausstreckte und anfing, sich ein bißchen umzuschauen.« Sie hatte schon immer die Ansicht vertreten, eine sichere Beziehung zwischen ihr und Sam sei die Grundlage für ein strukturierteres Lernen, und sie hatte diese Grundlage geschaffen. Sam brachte ihr vollstes Vertrauen entgegen, und deshalb fühlte er sich jetzt auch sicher genug, sie auf die Probe zu stellen. Monatelang zwickte er sie ständig in die Hand – sie hatte überall auf den Händen blaue Flecken –, und musterte dabei aufmerksam ihr Gesicht, um zu sehen, wie sie wohl reagieren würde. Voller Bewunderung beobachtete ich, wie Mrs. Thompson diese Situation bewältigte. Sie wurde weder wütend noch zahlte sie es Sam

mit gleicher Münze heim. Statt dessen sagte sie einfach nur nein, hielt seine Hände fest oder versuchte ihn zu einer sinnvolleren Beschäftigung zu bewegen. Sie war fest überzeugt, daß er diese Phase irgendwann überwinden würde, und so kam es dann auch.

Als er begann, sich offener für andere Menschen zu interessieren, wurde der Umgang mit ihm in mancherlei Hinsicht schwieriger. Dann fing er auf einmal an, das Wort »Leute« zu sagen, wobei er auf andere Menschen zeigte. Manchmal durften die Spielzeugmännchen, die seine Autos und Traktoren lenkten, sogar in ihren Fahrzeugen sitzen bleiben, statt wie bisher hinter dem Sofa zu landen.

Bis jetzt hatte Sam andere Kinder immer nur heimlich beobachtet. Nun aber fing er an, auf sie zuzugehen. Allerdings wirkte die Art, wie er das tat, manchmal eher abschreckend. In einer bestimmten Phase rannte er auf seine Mitschüler zu und packte sie an der Gurgel. Natürlich bekamen die Kinder Angst vor ihm. Trotzdem glaube ich, daß Sams seltsames Verhalten eher ein Ausdruck seiner unkontrollierten Freude war, als daß er die Absicht hatte, diesen Kindern tatsächlich weh zu tun. Er machte sich Gedanken über seine Mitmenschen und darüber, wie man mit ihnen Kontakt aufnehmen konnte. Diese Gedanken lösten in ihm so ungestüme Gefühle aus, daß es ihm nicht möglich war, sie zurückzuhalten.

In seinen ersten sechs Lebensjahren wurde Sam mit Sicherheit zu wenigstens einer Geburtstagsfeier im Jahr eingeladen, und zwar zu der von Harry, dem Sohn meiner Freundin Jo. Eines Tages fiel mir plötzlich auf, daß Harrys Geburtstag verstrichen war, ohne daß sich jemand bei uns gemeldet hatte. Darüber war ich

sehr aufgebracht, weil ich sofort vermutete, sie lehnten Sam ab. Obwohl ich genau wußte, was passiert war, fühlte ich mich miserabel: Harry war in die Schule gekommen und suchte sich seine Freunde nun selbst aus, statt immer nur mit den Kindern zu spielen, die die Freundinnen seiner Mutter mitbrachten.
Der Gedanke, daß Sam so wenig Kontakt zu Gleichaltrigen hatte, machte mir angst. Ich hatte mich immer dazu verpflichtet gefühlt, eine Geburtstagsfeier für ihn zu organisieren, obwohl ich eigentlich gar nicht wußte, ob ihm das überhaupt recht war. In diesem Jahr erschien mir die Aufgabe noch schwieriger als sonst. Wen sollte ich einladen? Ich erkundigte mich bei Mrs. Thompson, ob noch andere Mitschüler von Sam außer Tim gerne zur Geburtstagsfeier kommen würden. Daraufhin erklärte sie mir, die Schülerzahl sei so gering, daß die Kinder sich als feste Gruppe empfanden. Also lud ich die ganze Schule ein.
Die Party war wunderbar – ein Riesendurcheinander von Würstchen und Pudding und Wein für die Erwachsenen. Mrs. Thompson erschien ebenfalls, zusammen mit einer Reihe der anderen Lehrer und Lehrerinnen. Natürlich will ich nicht behaupten, daß Sam sich wirklich vergnügte, aber mit Sicherheit gefiel es ihm, als Geburtstagskind im Mittelpunkt zu stehen. Er blies die Kerzen aus und nahm an den Gruppenspielen teil. Eine ganze Stunde lang war er voll bei der Sache, bis er sich dann doch wieder in seine eigene Welt zurückzog. Verglichen mit sonst hatte er lang durchgehalten, und ich war überglücklich.
Springfield verschaffte uns also Kontakt zu einer ganzen Gruppe von Kindern, und auch in manch anderer Hinsicht erwies sich die Schule als große Hilfe. Da sie

auch ein Internat war, kümmerten sich die Lehrkräfte nicht nur um alltägliche Schulprobleme. Mir gefiel es sehr gut, Menschen zu kennen, mit denen ich mich über Sam unterhalten konnte; Menschen, die ihn anscheinend wirklich mochten und denen er etwas bedeutete.

Bald lernte ich die Unterstützung des Lehrerkollegiums schätzen und wurde geradezu abhängig von ihr.

11 Konflikte

Ich war sehr erleichtert, daß die Schulfrage endlich gelöst war. Meine Arbeit brachte genug Geld ein, daß wir davon leben konnten, und zum erstenmal seit Jahren stand keine Krise drohend am Horizont. Unser Leben verlief in relativ ruhigen Bahnen. Ich las viel und hatte sogar Zeit, über das Gelesene nachzudenken.
Bei meiner Lektüre faszinierte mich am meisten der Gedanke, daß widersprüchliche Gefühle sich gegenseitig aufheben und zu einer Art Erstarrung führen können. Der Konflikt in diesem Sinn ist ein zentrales Thema in den Werken von Niko Tinbergen und George Victor. Mir kam es so vor, als hätten ihre Ansichten über die Entstehung des Autismus viel gemeinsam, obgleich sie sein Erscheinungsbild aus vollkommen unterschiedlicher Perspektive betrachteten.
Tinbergens Beschreibung des Annäherungsvermeidungskonflikts macht deutlich, wie der Wunsch nach zwischenmenschlicher Annäherung und Kontakt in den »erstarrten« Posen des Autismus seinen Ausdruck finden kann – und zwar immer dann, wenn zur gleichen Zeit der gegenläufige Impuls zum Rückzug oder zur Isolierung auftritt.
George Victor unterscheidet verschiedene Verhaltensmuster, deren Zusammenspiel die Beziehung zwischen einer Mutter und ihrem autistischen Kind prägen. Dabei zeigt er auf, wie ein Kind durch gegenläufige Impulse gelähmt werden kann – es sitzt buch-

stäblich in der Falle zwischen seinem Wunsch, etwas zu tun, und der Angst zu versagen.

Beide Autoren vertreten die These, daß autistisches Verhalten immer dann auftritt, wenn die Fähigkeit eines Kindes, sich seiner Umgebung anzupassen, durch das Fehlen einer festen Bindung zur Mutter nicht mehr voll entwickelt werden kann.

Vielleicht bemerkte ich solche Konflikte deutlicher, weil sie ganz offensichtlich zu meinem Leben gehörten. Ich hatte oft das Gefühl, daß meine Wünsche und Bedürfnisse miteinander vereinbar waren. Beispielsweise wollte ich gern beruflich vorwärtskommen und bewarb mich deshalb für bessere Stellen. Gleichzeitig jedoch befürchtete ich, Sams Betreuung und die höheren Ansprüche eines neuen Arbeitsplatzes könnten mich überfordern. Außerdem hätte ich auch gern meine neuen Bekanntschaften gepflegt. Zum erstenmal in meinem Leben genoß ich das Zusammensein mit anderen Menschen. Allerdings konnte ich nicht einfach darüber hinwegsehen, daß Sam es haßte, wenn ich ausging, und daß er mich ohnehin viel zu selten sah. Manchmal dachte ich, es wäre das beste, wenn ich meine Arbeit aufgeben und mich voll auf Sam konzentrieren würde. Aber das hätte bedeutet, daß ich das Haus verkaufen und eine kleine Wohnung hätte mieten müssen. Wir hätten dann auf viele Annehmlichkeiten verzichten müssen, die wir uns von meinem Gehalt leisten konnten. Also behielt ich meine langweilige, aber gutbezahlte Arbeitsstelle und verbrachte die Wochenenden zu Hause mit Sam. Doch ich haßte es: Ich hatte das Gefühl, in der Falle zu sitzen, gefangengehalten von unseren Lebensumständen. Außerdem hielt ich mich für eine schlechte Mutter.

Hinzu kam, daß die Kommentare einiger Arbeitskollegen und Freunde, die meinten, ich »opferte meinem behinderten Kind mein eigenes Leben«, meine Situation nicht gerade erträglicher machten. Mich verletzten solche Bemerkungen, denn obwohl ich manchmal einen richtiggehenden Widerwillen gegen Sam hatte, konnte ich es nicht vertragen, wenn jemand ihn als eine »Belastung« hinstellte. Deswegen lernte ich schnell, Menschen mit derartigen Ansichten lieber aus dem Weg zu gehen.
Dann gab es wiederum Leute, die mich bewunderten: In ihren Augen war ich eine tüchtige Frau, die gut zurechtkam – mit meinem autistischen Kind, meinem Ganztagsjob, meinem großen Haus. Ich bewältigte die Anforderungen des täglichen Lebens mit meiner altbewährten Methode, indem ich meine Gefühle strikt unter Kontrolle hielt und meinen Tagesablauf streng regelte. Zum Beispiel war ich gerade zwanghaft, was den Haushalt anging. Am Sonntagnachmittag und -abend wurde fast immer geputzt, gleichgültig, wie müde ich war oder wie sehr Sam mich gerade brauchte. Deshalb war das Haus stets sauber und ordentlich, und meine Küche blitzte und blinkte. Die abblätternde Farbe an den Fensterrahmen und den gefährlichen Zustand meines Autos verbannte ich einfach aus meinem Bewußtsein. Ein paar ausgewählte Bereiche meines Lebens hatte ich fest in der Hand, alles andere schob ich beiseite. An die Zukunft verschwendete ich keine Gedanken. Was passieren würde, wenn einer von uns krank wurde, wie ich zurechtkommen würde, wenn Sam älter war – das führte ich mir lieber gar nicht erst vor Augen. Auch Gefühle wie Einsamkeit, Trauer oder Wut ließ ich besser nicht aufkommen.

Als ich das erstemal zu Dr. Read kam, fragte sie mich, ob ich je das Bedürfnis hatte, jemandem weh zu tun. Meine entsetzte Antwort »Natürlich nicht!« kam aus tiefstem Herzen – ich war ein »guter Mensch«, der keine solch bösen Gedanken hegte. Damals glaubte ich noch, daß es falsch sei, wütend zu werden. Bald begann sich diese Einstellung aber zu ändern, und ich spürte oft, daß ich ärgerlich war: auf Menschen aus meiner Vergangenheit, auf meine Freunde und Verwandten, auf Menschen, die mich einmal verletzt hatten. Doch noch immer zeigte ich diese Gefühle fast nie. Je weiter die Therapie bei Dr. Read fortschritt, desto schwerer fiel es mir, meine Gefühle weiter in mich hineinzufressen. Sie brodelten inzwischen direkt unter der Oberfläche und drohten auszubrechen wie ein Vulkan. Dabei spürte ich ein starkes Verlangen, ihnen freien Lauf zu lassen, aber ich hatte zuviel Angst davor. Ich begann mir schreckliche Sorgen darüber zu machen, ich könnte mich irgendwann einmal nicht mehr in der Gewalt haben. Während ich wie gewöhnlich lächelnd und nickend meinen Alltagspflichten nachging, hätte ein Teil von mir am liebsten losgeschrien – ich wollte den Leuten ins Gesicht sagen, was ich wirklich dachte, und genau das tun, wozu ich Lust hatte. Immer wieder hatte ich das Gefühl, in meinem Kopf stießen riesige Betonklötze aufeinander, die mich bis in meine Grundfeste erzittern ließen und mich zu erschlagen drohten. Je gewaltsamer ich meine Gefühle unterdrückte, desto größer wurde meine Angst, mich nie mehr aus ihren Fängen befreien zu können. In dieser Zeit wäre es bestimmt besser gewesen, ich hätte mich nicht um ein Kind, und schon

gar nicht um einen verstörten autistischen Jungen kümmern müssen – außer mir hatte er ja niemanden.
Während ich so zwischen Verzweiflung, unrealistischem Optimismus und der totalen Verleugnung meiner Gefühle hin- und herschwankte, kam mir immer wieder der Gedanke, daß Sam und ich im Grunde sehr ähnlich mit unseren Emotionen umgingen. Sam hatte sich allerdings von seinen Gefühlen in einem wesentlich früheren Lebensalter und auch viel radikaler isoliert als ich. Er hatte sich abgekapselt, bevor er grundlegende menschliche Fähigkeiten wie zum Beispiel die Kontaktaufnahme mit anderen Menschen auch nur ansatzweise beherrschte und damit seine gesamte Entwicklung ins Stocken brachte. Dagegen besaß ich natürlich, wie die meisten »normalen« Menschen, eine ganze Reihe sozialer und anderer Fertigkeiten, doch ich konnte erkennen, daß wir auf genau die gleiche Art und Weise mit schmerzlichen Erlebnissen umgingen: Um den Schmerz nicht wirklich fühlen zu müssen, deckten wir unsere Gefühle so schnell wie möglich zu. Doch der Preis, den wir dafür bezahlten, war, daß wir keinen direkten Kontakt zu unserer Umwelt bekamen. Jegliche Spontaneität und Kreativität gingen uns verloren. Allmählich jedoch erkannte ich, daß ich mich fast ebenso zwanghaft verhielt wie Sam. Manchmal fühlte ich mich wie ein Stück Holz, was ich ebenso haßte wie den abwesenden Blick in Sams Augen.
Diese Unterdrückung von Gefühlen erklärte auch das Paradoxon, daß Sam sich einerseits nicht auf seine Umwelt einließ und andererseits aber bei bestimmten Gelegenheiten emotional übersteigert und unangemessen reagierte. Zuweilen kam ich mir vor, als säße

ich auf einem Pulverfaß – die kleinste falsche Bewegung konnte Sam zum Explodieren bringen. Nach wie vor wechselten sich bei ihm autistischer Rückzug mit heftigen Gefühlsausbrüchen ab. Dabei bewies es sich leider nicht, daß seine Wut in der Holding-Therapie aus ihm herausgelockt werden würde.
Mit der Zeit entwickelte sich meine eigene Einstellung dieser Therapieform gegenüber zu einer weiteren Konfliktquelle. Es gelang mir einfach nicht, Jennifer meine Sorge darüber begreiflich zu machen, daß Sam andauernd widersprüchlichen Botschaften ausgesetzt war: Einerseits spürte er meinen Ärger und meine Unsicherheit, und andererseits erzählten Jennifer und ich ihm immer wieder, daß er sich nicht zu fürchten brauchte, seine Widerstände aufzugeben. Inzwischen beherrschte ich die Holding-Therapie beinahe perfekt – Jennifer sagte mir sogar einmal, ich sei ihre beste Schülerin. Aber schließlich konnte ich mit meiner Meinung einfach nicht mehr hinterm Berg halten. Zwischen Jennifers Glauben an die Therapie als Allheilmittel und meiner Erkenntnis, daß es nicht ausreichte, eine Mauer einzureißen, um den autistischen Prozeß rückgängig zu machen, lagen Welten. Deshalb suchte ich einen Kompromiß zwischen den Alternativen, die sich mir boten: Entweder konnte ich auf Jennifers Unterstützung verzichten und mich mit Sam einfach unserem Schicksal anheimgeben oder aber mit der Farce weitermachen, zu der die Holding-Therapie für mich inzwischen geworden war. Darum fragte ich Jennifer, ob sie uns nicht auf andere Weise helfen könnte. Vor einiger Zeit hatte sie mir von einer Art Verhaltenstherapie erzählt, die sie von einem Mann namens Geoffrey Walden gelernt hatte. Diese hatte sich bei einem

ihrer autistischen Schüler als recht hilfreich erwiesen. Soweit ich verstanden hatte, beruhte diese Technik auf der Annahme, daß das Kind eher auf einer Basis des Tuns als auf der des Verstehens funktioniert. So kamen zum Beispiel Methoden zur Anwendung wie Sortieren und Zuordnen oder das Einsetzen beider Hände zur Erledigung einer Aufgabe. Mir erschien diese Ansatzweise recht nützlich, denn natürlich war es gut für Sam, wenn er soviel wie möglich lernte. Jennifer versprach zwar, jeden Samstagmorgen zu kommen und mit Sam zu arbeiten, aber gleichzeitig war sie nicht besonders glücklich darüber, daß ich die Holding-Therapie aufgegeben hatte. Das war sicher verständlich, aber ich mußte es tun, denn ich glaubte einfach nicht mehr an ihre Wirksamkeit.

Jennifer und ich blieben danach noch eine ganze Weile miteinander in Verbindung, aber es war nie wieder wie vorher. Wenn ich über die drei Jahre mit ihr nachdachte, konnte ich schwer sagen, welche Wirkung die Therapie auf Sam gehabt hatte. Schließlich ließ sich im nachhinein ja nicht mehr feststellen, wie es ihm ohne sie ergangen wäre. Außerdem fragte ich mich, ob wir diese sehr persönliche Therapieform mit einer anderen Therapeutin vielleicht ganz anders erlebt hätten. Wenn man die ausgetretenen Wege der Schulmedizin verläßt und auf die eigenen Ideen vertraut, hängt man meist ziemlich in der Luft. Es gibt keine objektiven Kriterien und keine unabhängige Kontrollinstanz, an denen man sich orientieren kann. In dieser Situation und angesichts der Tatsache, daß sie nicht über eine Therapieausbildung verfügte, war es unvermeidlich, daß Jennifer ihre persönlichen Gefühle in den Prozeß einfließen ließ.

Allerdings hat die Holding-Therapie auch viele Befürworter. In einer Tageszeitung las ich einen Artikel über eine Therapeutin in Südengland – angeblich erzielte sie durch »ihre vieldiskutierte Behandlungsform bemerkenswerte Fortschritte im Kampf gegen den Autismus«. Meiner Ansicht nach trugen dieser und ähnliche Artikel dazu bei, den Irrglauben zu festigen, man könne durch die Holding-Therapie Autismus heilen. Ich war entrüstet. Schließlich hatte ich diese Therapieform lange genug angewendet, um ihre Grenzen genau zu kennen, und ich wußte, wie sehr sich die Eltern von autistischen Kindern an jeden Strohhalm klammern. Deswegen beschloß ich einige Zeit später, selbst einen Artikel zu schreiben, der dann tatsächlich in der Zeitung *Independent* veröffentlicht wurde:

> Holding-Therapeuten berufen sich auf Wissenschaftler, die sich in der Erforschung der Körpersprache einen Namen gemacht haben, wie zum Beispiel auf Niko Tinbergen. Zu ihren Mentoren zählen sie auch bekannte Kinderpsychologen wie D. W. Winnicott und John Bowlby, dessen Werk *Bindung: Eine Analyse der Mutter-Kind-Beziehung* bei vielen als das Standardwerk für frühkindliche Entwicklung gilt. Obwohl diese einflußreichen Persönlichkeiten einhellig die Meinung vertreten, daß die Bindung zwischen Mutter und Kind von überragender Wichtigkeit ist, kann man ihre Untersuchungsergebnisse doch nicht unbedingt als Beweis für die Wirksamkeit der Holding-Therapie ansehen. Selbstverständlich gilt es als gesichert, daß Autisten extreme Formen defensiver Taktiken an den Tag legen: Wissenschaftler, die die Körpersprache dieser Kinder

untersuchten, stellten fest, daß ihr Verhalten fast ausschließlich von Vermeidungstechniken bestimmt wird. Nur in diesem Kontext beginnt das seltsame Verhalten autistischer Menschen einen Sinn zu ergeben. Betrachtet man es also als Ausdruck völliger Abwehr, quasi als Mauer, die das verängstigte Selbst schützen soll, entdeckt man hinter der scheinbaren Sinnlosigkeit ein in sich logisches, wenn auch von der Normalität abweichendes Verhaltensmuster. Doch hinter der Annahme, daß Autismus hauptsächlich emotional bedingt ist und deshalb geheilt werden kann, indem man den Ausdruck der Emotionen erzwingt, steckt nicht mehr und nicht weniger als ein letztlich unbeweisbarer Glaubenssatz. Und genau dieser blinde Glaube wird von den Eltern verlangt, wenn sie sich auf die Holding-Therapie einlassen. Das aber bedeutet, das menschliche Verhalten in seiner ganzen Komplexität auf ein absurd simples Niveau zu reduzieren.

Drei Jahre lang habe ich mit meinem autistischen Kind die Holding-Therapie durchgeführt. Anfangs kam es tatsächlich zu einem Ausleben unterdrückter Wut und Haßgefühle, und nach der Therapie wirkte mein Sohn wesentlich entspannter. Die Therapie half uns beiden, mit unseren Gefühlen besser in Kontakt zu kommen. Diese anfänglichen Erfolge mußten jedoch zwangsläufig eintreten, wenn man sich vor Augen führt, in welcher emotionaler Situation wir uns damals befanden. Jahrelang hatten wir in einem wahren Durcheinander von Unsicherheit und Angst gelebt, und nun versprach uns die Holding-Therapie Unterstützung und gab uns neue Hoffnung. Die Erleichterung und das Bedürfnis, an den Erfolg der Behandlung zu glauben, ließen mich alles andere vergessen. Die Therapeutin war felsenfest davon überzeugt, unser Sohn würde gesund werden. Doch irgendwann im ersten Jahr bemerkte ich, daß mein Sohn keine Freude mehr dabei empfand, endlich seine wahren Gefühle ausdrücken zu dürfen. Jetzt war es eher so, daß jemand ihn zwang, wütend zu werden, weil es zur Therapie gehörte – und das war natürlich etwas ganz anderes. Ich spürte, daß mein Sohn immer mehr Widerstand leistete, aber je stärker er sich verweigerte, desto strengere Anweisungen erhielt ich, ihn zu drängen. Bald befanden wir uns in einem Zustand fast unerträglicher Anspannung. Jegliche Spontaneität verschwand aus den Therapiestunden, und verzweifelt versuchte ich, das zu tun, was man von mir erwartete. Dabei kam ich mir vor wie eine Versagerin, also strengte ich mich noch mehr an. Wir waren in einen Teufelskreis geraten.

Auch als schon längst deutlich geworden war, daß die Therapie nicht mehr anschlug, machten wir weiter. Unsere Therapeutin versuchte mir einzureden, es würde meinem Sohn schaden, wenn ich aufhörte – sie meinte, er könnte dadurch das Gefühl bekommen, ich wollte ihn überhaupt nicht mehr festhalten. Ich meinerseits glaubte fest, sie wäre der einzige Mensch, der meinen Sohn wirklich verstand, und vertraute weiterhin darauf, daß es ihm bald bessergehen würde. Soweit ich es damals beurteilen konnte, versuchte diese Therapie als einzige unser Kind zu heilen. Erst lange nachdem ich die Therapie abgebrochen hatte, war ich in der Lage, diese Erfahrung auch richtig einzuordnen. Rückblickend war ich entsetzt über manches, was wir getan hatten. Angesichts ihrer fehlenden Ausbildung und Erfahrung hätte die Therapeutin nicht die Verantwortung für zwei so leicht verletzliche menschliche Wesen übernehmen dürfen. Ebensowenig hätte sie uns einreden dürfen, unser Kind würde gesund, und das obwohl es keinerlei Beweise gab, die diese Behauptung stützten. Schließlich wurde mir klar, daß ich die ganze Zeit versucht hatte, meinen Sohn mit Gefühlen zu konfrontieren, mit denen er gar nicht umgehen konnte. Er steckte doch tief in den psychisch verkrüppelnden Abwehrmechanismen des Autismus. Deshalb reagierte er auf unsere Versuche, uns einen Weg durch seinen Schutzwall zu erzwingen, nur mit verstärktem Rückzug. Und so kam ich zu dem Schluß, daß die Holding-Therapie gefährliche Auswirkungen haben kann.

Als ich diesen Artikel schrieb, hatten Jennifer und ich schon mehr als ein Jahr nichts mehr miteinander zu tun gehabt. Unsere Trennung war mir damals fast wie eine Art Ehescheidung vorgekommen. Wir hatten uns zwar nur einmal in der Woche gesehen, führten aber immer lange Telefongespräche miteinander und diskutierten über Autismus, emotionale Störungen, psychische Entwicklung und über Sam. Ich hatte ein sehr enges Verhältnis zu Jennifer – schließlich glaubte ich, sie wäre die einzige Hoffnung für meinen Sohn – und machte sie deshalb zu einer zentralen Figur meines Lebens.
Als Sam sieben Jahre alt war, brachen wir die Holding-Therapie ab. Jennifer packte allen Krimskrams zusammen, den sie uns im Laufe der Jahre geliehen hatte, und fuhr ab. Obwohl wir uns erst seit drei Jahren kannten, war

ich schrecklich traurig. In den gemeinsam gemeisterten Therapiestunden waren wir uns sehr nahegekommen, und jetzt machte ich mir Sorgen, wie ich ohne sie überleben sollte. Andererseits aber fühlte ich mich befreit, denn jetzt mußte ich mich nicht mehr anstrengen, die Gedanken, die ich mir über den Autismus machte, unbedingt in den Rahmen der Holding-Therapie einzupassen.
Interessanterweise war es zum endgültigen Bruch zwischen Jennifer und mir wegen eines Buches gekommen, das sie mir geliehen hatte. Eigentlich war sie gar nicht begeistert von seinem Inhalt, meinte aber trotzdem, es könnte mich vielleicht interessieren. Bei dem Buch handelte es sich um *Autism and Childhood Psychosis* (Autismus und Kindheitspsychose) von Frances Tustin. Nachdem ich es gelesen hatte, versuchte ich, Kontakt mit Frances Tustin aufzunehmen. Zu meinem großen Erstaunen bedurfte es nur eines Griffs zum Telefon. Wir unterhielten uns lange, und sie erklärte sich bereit, Sam zu untersuchen, um festzustellen, ob er ihrer Meinung nach auf eine psychotherapeutische Behandlung ansprechen würde.
Heute weiß ich nicht mehr, ob ich mir ohnehin eine neue Leitfigur gesucht hätte, oder ob ich einfach erkannte, wieviel Mrs. Tustin über den Autismus wußte. Aber es war mir klar, daß es das Ende der Holding-Therapie bedeutete, wenn ich mich intensiver mit Psychotherapie beschäftigen würde – und damit auch das Ende meiner Beziehung zu Jennifer. Manche unterschiedlichen Behandlungsmethoden ergänzen sich vielleicht, aber diese beiden schlossen sich gegenseitig aus. Obwohl sie sich beide mit grundlegenden psychischen Problemen beschäftigen, basieren sie auf einem völlig unterschiedlichen Ansatz.
Die Holding-Therapie geht von der Annahme aus, daß

das Kind zornig ist, und so wird es ermuntert beziehungsweise gezwungen, diesem Zorn freien Lauf zu lassen. Dagegen vertritt die Psychotherapie die Ansicht, daß ein Kind niemals gedrängt werden sollte, seine Gefühle zu zeigen. Erst wenn es sich freiwillig dazu entschließt, sollte der Therapeut auf seine Worte und Handlungen eingehen.

Vermutlich hatte mir die Holding-Therapie anfangs deshalb so gut gefallen, weil ich mir selbst wünschte, meine Gefühle ausleben zu können. Jetzt aber war ich zu der Einsicht gelangt, daß Gedanken und Gefühle, die man ein Leben lang unterdrückt hat, nicht in einem einzigen großen Emotionsausbruch entladen werden können. Verhaltensweisen lassen sich nur mit viel Mühe und Geduld verändern – das war meine eigene Erfahrung, und ich spürte, daß dies für Sam genauso galt.

Ich werde nie mit Sicherheit sagen können, ob die Holding-Therapie Sam eher genutzt oder geschadet hat. Natürlich machte er in den drei Jahren, in denen wir sie anwandten, Fortschritte, doch andererseits hätte er sich mit großer Wahrscheinlichkeit auch ohne sie weiterentwickelt. Auch wenn mir die Holding-Therapie half, meine eigenen Gefühle besser zu verstehen, war sie deshalb noch lange kein Allheilmittel für meinen Sohn. Nach wie vor bin ich der Ansicht, daß diese Therapieform viel zu simpel ist, um an den komplexen Mechanismen des autistischen Rückzugs etwas ausrichten zu können. Allerdings war ich mir trotz meiner ambivalenten Haltung zu dieser Therapie und trotz meiner gemischten Gefühle Jennifer gegenüber immer bewußt, was ich ihr zu verdanken hatte. Jetzt konnte ich daran glauben, daß Sam sensibel und intelligent war und geheilt werden konnte. Und dafür blieb ich ihr dankbar.

12 Psychotherapie

Der bevorstehende Besuch bei Frances Tustin gab mir wieder neue Hoffnung. Seit über dreißig Jahren arbeitete sie schon mit autistischen Kindern und hatte in dieser Zeit viele Erfahrungen mit ihnen gesammelt. Durch ihre Tätigkeit hatte sie viele Einsichten darüber gewonnen, wie man als Psychotherapeut mit diesen scheinbar unerreichbaren Kindern Kontakt aufnehmen kann – sogar mit denen, die wie Sam nicht sprechen konnten.

Inzwischen war ich ganz sicher, daß Sam dringend irgendeine Art von psychologischer Behandlung nötig hatte. Selbst Lucy, die an Gefühlsdingen ein eher pragmatisches Interesse hatte, war der Meinung, Sam brauche therapeutische Hilfe. Meinem Gefühl nach hingen seine Abkapselung und seine Verhaltensprobleme mit unserer Beziehung zusammen; denn seine autistischen Symptome veränderten sich abhängig davon, wie es zwischen uns funktionierte. Oft versetzte mich in Erstaunen, in welchem Ausmaß mein eigenes Befinden Sam zu beeinflussen schien. Wenn ich mich verkrampfte, weil ich mich verletzt oder wütend fühlte, reagierte Sam sofort mit seinen üblichen Zwangsmechanismen. Seine kläglichen Versuche, eine Situation dadurch zu meistern, daß er einen bestimmten, willkürlich gewählten Teil davon unter Kontrolle bekam, waren mir nur allzu vertraut. Unternahmen wir gut gelaunt und entspannt einen Spaziergang, dann lachten wir zusammen, tobten herum und hatten unseren Spaß. War einer von uns jedoch nervös, ging Sam sofort dazu über, zwanghaft Gras auszurupfen: Er riß es büschelweise aus und ließ es dann langsam durch die Finger rieseln, während er eine versteinerte Miene aufsetzte. Trotz meiner Anstrengungen, das schwache Band zwischen uns zu festigen, und obwohl sich unsere Beziehung tatsächlich verbessert hatte, waren Sam und ich immer noch entweder symbiotisch miteinander verstrickt oder Welten voneinander entfernt. Wir klammerten uns zu eng aneinander, und wenn einer den anderen verletzte, stieß ihn dieser mit unangemessener Heftigkeit zurück. Durch unsere gegenseitige Abhängigkeit wurde das Problem noch verschärft. Sam brauchte jemanden ganz für sich allein, eine Person, die nichts mit mir zu tun hatte und zu der er vielleicht einen anderen Zugang finden konnte.

In der Zeit, als ich noch bei Ärzten und bei Organisationen wie der *Autistic Society* Hilfe gesucht hatte, war ich auf niemanden gestoßen, der Psychotherapie als Behandlungsmöglichkeit für Autismus vorgeschlagen hätte. Deshalb war ich überrascht, als ich erfuhr, daß mehrere von Frances Tustins Büchern zu diesem Thema in Frankreich und in Italien als Standardwerke angesehen wurden. Anscheinend schätzte man Mrs. Tustin im Ausland eher als hier in ihrer Heimat, wo sie arbeitete und lehrte. Ich war nur durch Zufall und möglicherweise zu spät auf sie gestoßen. Sie war schon über siebzig und hatte ihre Praxis bereits aufgegeben; sie schrieb jedoch immer noch. Außerdem war sie der Ansicht, Sam sei ein wenig zu alt, um noch mit einer Therapie anzufangen, denn es war ihr am liebsten, wenn ihre Patien-

ten noch unter sechs Jahre alt waren. Aber wenigstens war sie bereit, uns zu empfangen.
Ich wollte unbedingt erreichen, daß Sam von ihr behandelt wurde. Deshalb versuchte ich herauszufinden, welche Eigenschaften ein Kind haben mußte, das Mrs. Tustin als Patient aufnehmen würde. Zwischen unserem Telefongespräch und unserem vereinbarten Besuchstermin lag etwa ein Monat. Da ich bereit war, nötigenfalls sogar Lügengeschichten zu erzählen, um Sams Chancen auf einen Therapieplatz zu erhöhen, las ich noch einmal sorgfältig *Autism and Childhood Psychosis.* In diesem Buch hoffte ich Hinweise darauf zu finden, wie ich Sam am besten beschreiben sollte.
Frances Tustin untersucht darin die noch kaum entwickelte Psyche des Kleinkindes in der Zeit, bevor es dem sozialisierenden Einfluß anderer Menschen ausgesetzt ist und sich mit dem beschäftigen muß, was man gemeinhin Realität nennt. Zunächst bereitete mir das Buch Probleme: Es war, als würde ich eine andere Welt betreten. Frances Tustin betonte darin immer wieder, wie schwer sich die Erfahrungen dieses seltsamen, präverbalen, traumartigen Stadiums beschreiben lassen, in dem Formen und Gestalten am wichtigsten sind, und das nur wenig mit den uns vertrauten Gedanken und Gefühlen gemeinsam hat. Dieser Zustand wird bei den meisten von uns im Zuge der normalen psychischen Entwicklung überlagert oder vergessen. Ausgehend von dieser Bewußtseinsstufe, die ausschließlich von grundlegenden Bedürfnissen und deren Erfüllung beziehungsweise Versagung gesteuert ist, erwerben wir allmählich die hierarchischen Denkstrukturen und die komplizierte Vielfalt emotionaler Reaktionsweisen, die wir dann später für selbstver-

ständlich halten. Frances Tustin erklärt, wie und warum das autistische Kind im ersten Stadium primitiven Bewußtseins »steckenbleibt«, und untersucht die Entwicklungsstufe, die es aus den verschiedensten Gründen nicht überwinden kann.

Damals hatte ich mich bereits mit den Gedanken des bekannten Kinderpsychologen D. W. Winnicott auseinandergesetzt. Von ihm hatte ich gelernt, was ein Kind dazu bewegt, sich langsam in die Welt vorzuwagen: Sein Hunger wird gestillt, sein Bedürfnis nach Anerkennung durch das Lächeln seiner Mutter befriedigt, seiner Welt werden von Armen, die es immer wieder festhalten, Grenzen gesetzt, und es erfährt, daß man es liebevoll beschützt. So entwickelt das völlig hilflose Kind, das sich noch nicht als eigenständiges Lebewesen begreift, mit der Zeit ein Bewußtsein für seine von der Mutter getrennte Identität und für seine eigenen Fähigkeiten. Hätte ich durch meine Lektüre nicht schon soviel über die normale Kindesentwicklung gewußt, wären mir die Abweichungen, die Frances Tustin darstellt, sicher höchst rätselhaft vorgekommen.

Mrs. Tustins Sprache ist nicht trocken oder theoretisch, sondern plastisch und lebendig, und ihre Beschreibungen sind eher metaphorisch als wörtlich zu verstehen. Wie viele andere Psychologen und Psychiater glaubt sie daran, daß wir mit einem psychischen Entwicklungspotential geboren werden, was man mit einem Fötus vergleichen kann, der das Potential besitzt, sich zu einem menschlichen Wesen zu entwickeln. Frances Tustin beschreibt dieses Phänomen als eine Art »angeborene Form«, also ein Raster, in das die individuelle Erfahrung eingepaßt wird. Stimmt diese angeborene Form mit den Erfahrungen des Kindes überein, lebt es in der Illusion, der Rest der Welt sei eine Fortsetzung des eigenen Körpers. Ist das nicht der Fall, entwickelt sich das Kind psychisch weiter, um die neue Erfahrung zu integrieren. Falls dieser Prozeß emotionale Reaktionen und Strukturen voraussetzt, über die es noch nicht verfügt, zieht sich das Kind zurück. Mit anderen Worten kann man das folgendermaßen zusammenfassen: In den frühen Entwicklungsstadien begegnen dem Kind hauptsächlich zwei Arten von Erfahrungen – vertraute und unvertraute. In seiner Entwicklung lernt es, mit den neuen Erfahrungen zurechtzukommen, und erweitert so seine Fähigkeiten. Am Anfang des Lebens jedoch ist die Verarbeitungskapazität sehr begrenzt. Wenn ein Kind zu früh unerträglichen und fremden Erfahrungen ausgesetzt wird, erlebt es ein Trauma. Es grenzt diese Erfahrung rigide aus – und nimmt eine autistische Abwehrhaltung ein.

Einen weiteren Aspekt von Frances Tustins Werk fand ich höchst interessant: Sie versucht, autistische Kinder in verschiedene Kategorien zu unterteilen. Manchmal fällt es schwer, eine Verbindung zwischen anscheinend völlig unterschiedlichen Kindern zu erkennen, die trotzdem alle als autistisch bezeichnet werden. Nun begriff ich, daß die Verbindung darin besteht, daß sie alle auf die gleiche Art mit ihren Erfahrungen umgehen. Die Unterschiede zwischen ihnen hängen vom Ausmaß ihrer Widerstände ab und davon, in welchem Entwicklungsstadium die Störung aufgetreten ist.

Kinder, die vollkommen von der Welt zurückgezogen leben, bezeichnet Frances Tustin als »abgekapselt«. Zu dieser Kategorie gehören die Kinder mit klassischen autistischen Symptomen wie beispielsweise das Fehlen jeglicher Kommunikation und völliger Rückzug. Diese Kinder

sind am leichtesten als Autisten zu erkennen. Sie haben sich schon sehr früh vollständig von ihrer Umgebung abgekapselt und sind deshalb auf einer ganz primitiven Bewußtseinsstufe stehengeblieben. Sie bilden weder körperliche noch kognitive Fähigkeiten aus und haben nicht einmal ein Gefühl für die eigene Identität. Manche Kinder wiederum machen zunächst eine ganz normale Entwicklung durch, bevor der autistische Widerstand aufgebaut wird. Dagegen haben andere nur bestimmte Teile ihrer Persönlichkeit abgespalten. Solche Kinder erscheinen natürlich normaler als jene unerreichbar Abgekapselten, denn oft verfügen sie über ein gewisses Sprachvermögen und haben teilweise noch Kontakt mit der Realität.
Doch obwohl sie über höher entwickelte Fähigkeiten verfügen, ist die Persönlichkeit dieses Kindes noch stärker gestört als die der »abgekapselten«. Ihre Entwicklung ist empfindlich eingeschränkt, während die des klassischen Autisten überhaupt nie richtig begonnen hat. Das abgekapselte Kind lebt auf einer ganz niedrigen Bewußtseinsstufe, und da es so unerreichbar erscheint, nimmt man meist auch an, daß es nicht lernfähig ist. Ich erfuhr, daß Frances Tustin am liebsten diese Kinder in Behandlung nahm. Einigen hatte sie so weit geholfen, daß sie ein ganz normales Leben führen konnten.
Aufgrund der klaren Unterscheidungen, die Mrs. Tustin zwischen den verschiedenen Arten autistischer Kinder machte, wurde klar ersichtlich, daß sie aus der Beschreibung der Symptome eines Kindes eine Menge ableiten konnte. Als wir zu ihr kamen, machte sie keine Anstalten, Sam zu untersuchen, wie ich es mir vorgestellt hatte. Sie schien sich sogar mehr dafür zu interessieren, was ich über ihn, sein früheres und sein

gegenwärtiges Verhalten und über mich selbst zu erzählen hatte. Es war wunderbar, mit jemandem zu sprechen, der mir zuhörte und auch glaubte, was ich über die Beziehung zwischen Sam und mir sagte. Dabei versuchte Frances Tustin nicht, mich zu schonen, indem sie stillschweigend die Schuld für unsere derzeitige Situation Sam anlastete. Doch sie kritisierte mich auch nicht, wenn ich über Ereignisse sprach, die offensichtlich zu seinen Schwierigkeiten beigetragen hatten. Meine Geschichte kam ihr anscheinend ganz glaubwürdig vor. Sie war weder überrascht noch schockiert, sondern akzeptierte einfach das, was ich sagte. Deswegen hatte ich auch nie das Gefühl, ich müßte ihr etwas vormachen – das wäre natürlich auch sinnlos gewesen –, denn Sam war offenbar ein klassisches Beispiel eines abgekapselten Kindes.
Einer der Gründe für diese Einschätzung war, daß Sam ein »autistisches Objekt« bei sich hatte. Mrs. Tustin bezeichnet damit jenen harten Gegenstand, den das autistische Kind wie aus einem inneren Zwang heraus stets mit sich herumträgt. Anders als ein bevorzugtes Spielzeug oder ein geliebter Teddy hat dieser Gegenstand keinen weiteren Sinn. Er dient lediglich dazu, in dem Kind ein bestimmtes Gefühl hervorzurufen, wenn es ihn mit der Hand umklammert: Die Illusion von Beständigkeit, nach der sich das Kind so sehr sehnt. Wenn das Kind den Gegenstand fest drückt, spürt es den Druck in seiner Hand. Da es den Kreislauf von Drücken und Druckgefühl beliebig weiter fortsetzen kann, erzeugt es selbst die aus Geben und Nehmen bestehende Kette, die sich eigentlich in den ersten Lebenswochen zwischen Mutter und Kind hätte aufbauen sollen.

Seit er zwei Jahre alt war, trug Sam einen kleinen, harten Gegenstand mit sich herum. Ich erinnerte mich wieder daran, wie er anfangs ununterbrochen seinen Hubschrauber umklammert hatte. Diesem folgten dann eine ganze Reihe von Spielzeugautos und -flugzeugen, Stöckchen, Küchengeräten und kleinen Gegenständen aus dem Haushalt. Abgesehen von dem Hubschrauber und einem oder zwei speziellen Spielzeugautos schienen die Gegenstände an sich nicht besonders wichtig zu sein. War einer davon gerade unauffindbar, konnte es zwar passieren, daß Sam ein paar Minuten lang völlig aus dem Häuschen geriet, aber dann trat irgendein anderer Gegenstand an die Stelle des verlorenen, und wurde bald ebenso unentbehrlich – nicht als Spielzeug, sondern als Objekt zum Herumtragen. Meine Vermutung war schon immer gewesen, daß Sam diese Dinge »zur Sicherheit« bei sich trug, aber es interessierte mich brennend, endlich die tatsächliche Bedeutung dieser scheinbar sinnlosen Angewohnheit zu erfahren.

Es gab auch noch andere Verhaltensweisen, die Frances Tustin als Symptome »des totalen Rückzugs in einem sehr frühen Lebensalter« einordnete, und bei Sam schienen sie samt und sonders vorhanden zu sein. Zum Beispiel war nach ihrer Meinung eine ausgesprochene Fähigkeit, Formen wiederzuerkennen, ebenfalls ein wichtiges Kriterium, das auch auf Sam zutraf. Schon in seinen ersten Lebensmonaten hatten ihn Formen und Muster in helle Begeisterung versetzt und ich besitze sogar noch ein Foto, auf dem er sich – im Alter von sechs Wochen – mit weit aufgerissenen Augen nach einem mit Blumen bestickten Kissen ausstreckt. Ich kann mich noch gut an den Tag erinnern, als dieses

Bild aufgenommen wurde. Immer, wenn er dieses Kissen sah, zitterte Sam am ganzen Körper, und diese Reaktion zeigte er mehrere Monate lang, sobald er das Kissen irgendwo entdeckte. Als Baby war er ganz verrückt nach Abbildungen auf der Müslipackung. Monatelang wollte er nicht einschlafen, bis man ihm die Packung so hinstellte, daß er sie von seinem Bettchen aus mühelos sehen konnte. Auch später noch, als sein Verhalten bereits deutlich autistische Züge angenommen hatte, blieb Sams Vorliebe für farbige Muster unübersehbar. Lucy hatte ihn mit viel Geduld dazu gebracht, lange genug still zu sitzen, um ein Puzzle zu legen, und dies war auch die einzige Beschäftigung, bei der er seinem Alter entsprechende Leistungen zeigte.

Auch die Theorie, daß autistische Kinder auf Sinnesreize übersensibel reagieren, deckte sich mit meinen Erfahrungen. Ebenso konnte ich bestätigen, daß er oft eine regelrechte Barriere aufbaute, um diese Sinnesreize abzuwehren und um sich die Welt vom Leibe zu halten. Oft, wenn ich Sam während seiner ersten Lebensjahre meilenweit in seinem Buggy herumschob, hielt er sich die Ohren zu. Manchmal legte er auch die Hände über die Augen oder verbarg den Kopf in den Armen. Ich konnte sein seltsames Verhalten nicht verstehen, und es war mir häufig sehr peinlich. Auch vor bestimmten Geräuschen hatte Sam schreckliche Angst. Das Brummen seines Kreisels zum Beispiel entsetzte ihn so, daß er die Flucht ergriff, und beim Geräusch einer Spielzeugtrommel begann er vor Schreck zu schreien.

Nach Ansicht von Frances Tustin war ein gutes Gedächtnis ebenso ein diagnostischer Hinweis auf abgekapselten Autismus, und ich wußte sehr wohl, daß Sam ein außergewöhnliches Erinnerungsvermögen besaß. Niemand sonst wollte es wahrhaben, denn man konnte natürlich keinen der üblichen Beweise dafür anführen – er konnte keine Tabellen aufsagen oder sich Rechtschreibregeln merken. Aber aus unserem gemeinsamen Alltag wußte ich, daß sich Sam an bestimmte Dinge ungewöhnlich gut erinnern konnte. Wenn wir zum Beispiel irgendwohin kamen, wo wir längere Zeit nicht gewesen waren, ging Sam sofort auf ein bestimmtes Spielzeug oder einen Gegenstand zu, der ihn auch beim letztenmal interessiert hatte. Manchmal zeigte er mir etwas, das er haben wollte und das schon monatelang von mir gänzlich vergessen dort herumgelegen hatte.

Außerdem war da noch seine dauernde Suche nach Analogien. Es hatte mich schon immer amüsiert, wie sehr Sam sich freute, wenn er entdeckte, daß sich zwei Dinge ähnelten. Ich erinnere mich zum Beispiel an seinen Vergleich zwischen einem Lätzchen und einem Bart. In meinen Augen erschien dieser zwar recht seltsam, aber für ihn bestand die klare Verbindung in der ähnlichen Form: Beides waren halbrunde Gegenstände, die unter dem Kinn hingen. Eine weitere Parallele, die Sam zog, blieb mir monatelang ein Rätsel. Es handelte sich um den Vorspann einer Familienserie im Fernsehen, die Sam ungeheuer begeisterte – eine Aufnahme von Dächern und Schornsteinen. Sobald die ersten Töne der Titelmelodie erklangen, rannte Sam aus dem Zimmer, holte seinen kleinen hölzernen Weihnachtsbaum, hielt ihn vor den Fernseher und lächelte. Er sah eindeutig eine Entsprechung, aber ich konnte sie nicht nachvollziehen. Schließlich dämmerte es mir. Man sah die Dächer aus der Horizontalen, und wenn man die Bedeutung der Aufnahme einmal außer acht ließ, hatten sie wirklich eine ähnliche Form wie ein Weihnachtsbaum – und das war für Sam eben das wichtigste.

In der Zeit, in die unser Besuch bei Frances Tustin fiel, hielt ich verzweifelt Ausschau nach einem Menschen, der Sam helfen konnte. Er war jetzt sieben Jahre auf dieser Welt. Trotzdem wirkte er, als sei er rein zufällig in einem Körper gelandet, der immer weiter wuchs, während in seinem Geist die Zeit stehengeblieben war. Noch immer sprach er fast gar nicht, nur manchmal brachte er einige nahezu unverständliche Worte hervor. Außerdem konnte er sich nur mit Mühe allein anziehen. Inzwischen spielte er wenigstens ein bißchen, ließ zum Beispiel seine Spielzeugautos über die aufgemalten Straßen seiner Spielmatte fahren oder steckte die Schienen seiner Holzeisenbahn zusammen. Allerdings blieb er nie lange bei der Sache. Wenn man ihn sich selbst überließ, versank er schnell wieder in eine seiner zwanghaften Tätigkeiten, klaubte Fusseln vom Teppich oder knirschte mit den Zähnen. Fernsehen fesselte ihn nur für kurze Zeit. Nur manchmal erweckte eine Verfolgungsjagd mit dem Auto oder ein Luftkampf sein Interesse, und von Zeit zu Zeit sah er sich auch Ausschnitte einer Natursendung an. Er konnte einen Bleistift in der Hand halten, war aber weit davon entfernt, schreiben zu lernen. Immerhin brachte er es inzwischen fertig, eine Leiter oder ein Kreuz zu zeichnen. Es machte mir große Sorgen, daß Sam überhaupt keine Möglichkeit hatte, sich auszudrücken – weder im gesprochenen noch im geschriebenen Wort, nicht einmal im Spiel. Er schien kaum etwas gelernt zu haben, und es wurde immer schwieriger, mit ihm zusammenzuleben. Seit er nach Springfield ging, öffnete er sich anderen Menschen gegenüber ein wenig, und die Spielchen, die er mit seiner Lehrerin ausprobierte, setzte er auch zu Hause fort.

Wenn Sam gerade in der entsprechenden Laune war, konnte er sehr rücksichtslos sein und seine Mitmenschen zur Weißglut bringen. Er stellte sich dann beispielsweise oben an die Treppe, warf Dinge herunter und schrie dabei ununterbrochen, wobei man ihn wie immer kaum verstand: »Böser Junge!« Zuweilen griff er auch nach einem Glas oder einer Topfpflanze, hielt sie hoch, als wollte er sie auf den Boden werfen, starrte mich an und brüllte dabei seinen Schlachtruf: »Böser Junge!« Manchmal, wenn wir unterwegs waren, ließ er den Kopf mit offenstehendem Mund hin und her baumeln, wodurch er wirklich aussah wie ein Idiot. Gleichzeitig beobachtete er mich dann aus den Augenwinkeln. Bestimmt freute er sich, wenn er sah, wie unbehaglich ich mich fühlte und wie ich innerlich vor Wut kochte. Er war zwar in seiner Entwicklung zurückgeblieben, aber er wußte genau, wie man jemanden an der Nase herumführte – manchmal sogar, ohne daß der Betreffende es merkte.

Obwohl es mir sehr schwerfiel, mit solchen Verhaltensweisen umzugehen, machten sie mir doch längst nicht so sehr zu schaffen wie Sams Rückzugsmechanismen. Trotzdem hätte ich aus der Haut fahren können, wenn er wieder einmal dasaß und unbewegt auf einen Gegenstand starrte, den er fünf Zentimeter vor seine Nase hielt. Er setzte dieses Verhalten immer noch von Zeit zu Zeit ein, und mir war klar, daß diese offenen Versuche, mich zu tyrannisieren, eigentlich einen Fortschritt bedeuteten. Wenn er mir auf die Nerven gehen wollte, kam es mir vor, als ergriffe irgendein fremdes Wesen von meinem Körper Besitz und verwirrte meine Gedanken; aber wenn er sich abkapselte, hatte ich das Gefühl, als senke sich ein Leichentuch unerbittlich über uns beide herab.

Deshalb geschah meine Suche nach Hilfe für Sam nicht nur um seinetwillen. Ich brauchte dringend jemanden, der mir einen Teil der Verantwortung abnahm. Als ich Frances Tustin wie abgesprochen einige Tage nach unserem Gespräch anrief, sagte sie mir, daß Sam ihrer Meinung nach zu den Kindern gehörte, die auf eine Behandlung ansprechen würden. Neben dieser guten Nachricht gab es aber leider auch eine schlechte: Die einzige Praxis, in der Sam psychotherapeutisch betreut werden konnte, lag in London – über dreihundert Kilometer von unserem Wohnort entfernt. Außerdem mußte ich die Therapie aus eigener Tasche bezahlen, was für mich natürlich sehr teuer werden würde. Hinzu kam, daß die Behandlung bei Sam zwangsläufig schlechter anschlagen würde, als bei einem jüngeren Kind. Bis jetzt hatte Mrs. Tustin mit solchen Kindern niemals nur einmal pro Woche gearbeitet, sondern normalerweise zwei- bis fünfmal. Aufgrund unserer Lebensumstände war das jedoch leider unmöglich. Falls ich allerdings eine Lösung für diese Probleme finden würde, konnte Mrs. Tustin uns eine Therapeutin empfehlen, die unter ihrer Supervision Sam einmal pro Woche behandeln sollte.

Der Besuch bei Frances Tustin hatte einen tiefen Eindruck auf mich gemacht. In den letzten sieben Jahren hatte ich zunehmend versucht, Sams Autismus von einem objektiven Standpunkt aus zu betrachten.

Gleichzeitig aber weigerte sich ein anderer Teil in mir strikt, Sam genau anzusehen oder über ihn nachzudenken. Jahrelang hatte ich keine Ahnung davon gehabt, was mit meinem Sohn wirklich los war, und auch nachdem ich mir ein geringes Grundwissen über die Natur seiner Störung angeeignet hatte, glaubte ich immer noch an eine mögliche Heilung. Stets hatte ich das Gefühl gehabt, sein Zustand würde sich bessern, wenn ich erst einmal alle Puzzleteile zusammengesetzt hatte und ihn wirklich verstand. Jetzt aber sah ich ein, daß dies nicht der Fall war. Ich konnte dem Gedanken an unsere Zukunft nicht mehr länger aus dem Weg gehen. Damals schrieb ich in mein Tagebuch:

> Wir waren bei Frances Tustin. Ihr Buch und die Gedanken und Gefühle, die dieser Besuch in mir weckten, haben mein Leben verändert. Ich kann einer Konfrontation mit Sam nicht länger aus dem Weg gehen – ich muß mich dem stellen, was mit ihm passiert ist, und darf vor seinem momentanen Zustand, seinen Schwierigkeiten und seinem Leiden nicht die Augen verschließen. Außerdem muß ich akzeptieren, daß seine Aussichten auf Besserung nicht gerade rosig sind. Seit er auf der Welt ist, habe ich eigentlich verdrängt, wie ich mich mit ihm fühle.

Die Gewißheit, daß ich soviel Zeit und Energie verschwendet hatte, um Sam zu helfen, war schmerzlich. Erst jetzt, da er fast siebeneinhalb Jahre alt und es möglicherweise bereits zu spät war, hatte ich die richtige Hilfe für ihn gefunden. Schon seit jeher hatte ich mich vor dem Gefühl der Ohnmacht gefürchtet, das man empfindet, wenn man erkennen muß, daß man die richtige Gelegenheit verpaßt hat. Deswegen hatte ich auch schon auf eine eindeutige Diagnose gedrängt, als Sam zweieinhalb Jahre alt war. Allerdings hatte das leider weder ihm noch mir besonders viel genutzt.

Aber jetzt hatten wir eine Chance, und ich war fest entschlossen, dafür zu sorgen, daß Sam sie auch nutzen konnte. Ich ließ mir die verschiedenen Möglichkeiten immer wieder durch den Kopf gehen. Am nächstliegenden wäre es gewesen, einfach nach London zu ziehen. Aber der Gedanke, alles niederzureißen, was ich so mühsam aufgebaut hatte, schreckte mich so, daß ich die Idee schließlich verwarf. Unser Zuhause und meine Arbeit waren die einzigen sicheren Faktoren, auf die Sam und ich bauen konnten. Also bestand die einzige Alternative darin, daß wir jede Woche einmal nach London fahren mußten. Ich erkundigte mich bei meinem Chef, ob es möglich wäre, meine Arbeitszeit flexibel zu gestalten, so daß ich an vier Tagen länger arbeiten und dafür den Montag frei nehmen konnte. Er erklärte sich einverstanden. Auch Lucy war bereit, sich unserem neuen Zeitplan anzupassen.

Das Geld für die Zugfahrt und die Therapie konnte ich gerade noch aufbringen, aber wir wohnten eine gute halbe Autostunde vom Bahnhof entfernt und würden das Auto den ganzen Tag auf dem dortigen Parkplatz abstellen müssen. Die Gebühren dafür konnte ich mir nicht leisten. Also ließ ich mir einen Termin für eine Unterredung mit dem Stationsvorsteher geben. Kurz nachdem ich angekommen war, wurde er dringend weggerufen, und wir mußten uns unterhalten, während wir eilenden Schrittes die Geleise entlanghasteten. Ich erklärte ihm mein Anliegen, und mein Fall rührte offenbar das Herz des freundlichen und mitfühlenden Mannes. Mit einem bedächtigen Nicken schlug er mir vor, ich könne den Parkplatz am Bahnhofseingang benutzen, der ansonsten eigentlich nur für kurze Haltezeiten gedacht war. Und damit war alles geregelt. Wir nahmen den Frühzug von Leeds nach King's Cross und dann die U-Bahn quer durch London zur Praxis der Therapeutin in der Nähe der Finchley Road. Lisa war eine ausgebildete Psychotherapeutin und hatte viel Erfahrung mit autistischen Kindern. Frances Tustin hatte sie für uns ausfindig gemacht und kam einmal pro Woche zur Supervision. Jeden Montagnachmittag verbrachte Sam fünfzig Minuten bei ihr, und am Dienstag telefonierte Lisa dann mit Frances Tustin, um die Therapiesitzung in allen Einzelheiten zu besprechen. Am Mittwoch rief ich dann Frances an, und sie erzählte mir, was in der Stunde passiert war und wie Lisa und sie es interpretierten. Da ich immer von Mrs. Tustin erfuhr, wie die Dinge sich entwickelten, hatte ich mit Lisa selbst nur sehr wenig zu tun. Wir begrüßten uns zu Beginn der Therapiestunde und verabschiedeten uns danach. Die Therapie war ausschließlich für Sam bestimmt – ich sollte nicht mit einbezogen werden.

Solange Sam bei Lisa war, saß ich im Wartezimmer, fragte mich, was wohl gerade vor sich ging, und lauschte, ob ich irgend etwas Aufschlußreiches hören konnte. Das Wartezimmer war ein schöner Raum mit vielen Büchern und Pflanzen, und vom Fenster aus blickte man auf eine riesige Platane. Ich beobachtete den Wechsel der Jahreszeiten an ihren Zweigen und wartete, ohne recht zu wissen, worauf. Im Wartezimmer begegnete ich nie jemandem. Oft las ich; ich arbeitete mich systematisch durch die vielen Bücher in den

Regalen. Meistens aber hing ich meinen Tagträumen nach. Dabei malte ich mir aus, reich zu sein und jemanden dafür zu bezahlen, daß er Sam gesund machte. Ich träumte davon, ein Buch über Sam zu schreiben, ein Buch mit einem Happy-End, die Geschichte einer Heilung.

Eigentlich genoß ich diese Zeit, die ich ganz für mich hatte. Vor allem stellte sie eine Verschnaufpause zwischen der anstrengenden Anreise und der Rückfahrt dar, die uns noch bevorstand. Am schwersten ertrug ich, daß ich mich dauernd wegen Sam schämte. Er hielt damals noch immer seinen Hubschrauber in der Hand, und seit kurzem beschäftigte ihn die Idee, ihn in den Himmel fliegen zu lassen. Er hielt den Hubschrauber dann über seinen Kopf, stellte sich auf die Zehenspitzen und schrie aufgeregt: »Hoch, hoch, hoch!« – eine einsame Stimme zwischen all den stummen Geschäftsleuten und dem Rascheln der Zeitungen. Natürlich spielten andere Kinder auch, aber anders als Sam. Sein Verhalten war so seltsam und paßte überhaupt nicht zu seiner Größe und seinem Alter. Es hätte mir nichts ausmachen sollen, aber es war mir unangenehm. Ich wünschte mir sehr, ich würde nicht soviel auf die Meinung anderer Leute geben. Das war mir sogar wichtiger, als daß Sam mir peinliche Situationen ersparte.

Manchmal standen wir am Fenster, hinten im Waggon, und sahen zu, wie die Landschaft an uns vorüberflog. Sam liebte das Gefühl, wenn ihm der Wind ums Gesicht blies, und fing sogar manchmal Streit mit mir an, damit ich das Fenster offenließ – egal, wie das Wetter gerade war. Zuweilen gerieten wir aber auch in haarsträubende Situationen. Puzzles nahm ich schon bald lieber nicht mehr mit, denn Sam warf die Teile quer durchs Abteil, wenn er das Stück nicht finden konnte, das er gerade brauchte. Einmal schüttete er dem Mann, der vor uns saß, ein Päckchen Orangensaft über den Schoß. Oft überraschte er unsere Mitreisenden mit seinem ganzen Repertoire seltsamer Geräusche. Dabei war die Hinfahrt meist weniger schlimm, der Rückweg jedoch kostete mich oft die letzten Nerven. Sam war erschöpft, und auch ich war müde. Im großen und ganzen aber benahm Sam sich wirklich hervorragend. Für einen kleinen Jungen wie ihn war es schon eine sehr lange Bahnfahrt, und er hat sich bestimmt gefragt, warum wir das alles auf uns nahmen und wozu es gut sein sollte.

13 Lebendig werden

In Sams achtem Lebensjahr begann die Welt sich ein wenig für uns zu öffnen. Bis zu dieser Zeit hatte Sam mich nie aus den Augen lassen wollen. Mußten wir uns dennoch trennen, reagierte er völlig anders als normale Kinder, die ihren Kummer offen zeigen. Sam klammerte sich nicht an mich und brach auch nicht in Tränen aus. Statt dessen wurde sein Gesicht zu einer ausdruckslosen Maske, und er benahm sich, als existierte ich nicht mehr für ihn. Irgendwann bemerkte ich schließlich, daß er sich zumindest dann nicht mehr so verhielt, wenn ich nur für kurze Zeit anwesend war. Ging ich zum Beispiel aus dem Zimmer, um etwas zu holen, ließ er sich nicht von seiner momentanen Beschäftigung abbringen und verfiel nicht, wie bisher, in zwanghaftes Verhalten.

Ich begriff, daß Sam in seinem Leben etwas brauchte, das ihm ganz allein gehörte, wenn er jemals ein Gefühl für seine eigene Identität entwickeln sollte. Wir wohnten ganz in der Nähe einer Reitschule, und ich spielte schon länger mit dem Gedanken, Sam dort anzumelden. Immer wieder schob ich eine Verabredung mit Pat, der Eigentümerin der Reithalle, hinaus, weil ich befürchtete, die Vorstellung, Sam als Reitschüler zu bekommen, wäre ihr vielleicht unangenehm. Aber als ich zu ihr kam, reagierte sie ganz anders. Pat war eine vernünftige Frau, die nicht gerne um den heißen Brei herumredete. Ihre offensichtliche Begeisterung flößte mir gleich Vertrauen ein. Ich war erstaunt, daß sie Sam schon in der zweiten Stunde auf ein Pferd setzte – schließlich hatte sie es mit einem Kind zu tun, das zu Hause vor der Katze die Flucht ergriff.

Meistens führte Pat Sam auf Tally herum, einem schon etwas älteren braunen Pferd, das eigentlich im Ruhestand war. Jetzt trabte es mit Sam auf dem Rücken jeden Sonntagmorgen rund um den Platz. Während der Reitstunde saß ich im Gras unter einem Baum. Pat rannte neben Tally und Sam her und rief ihre Anweisungen: »Halt die Zügel fest, Sam! Setz dich aufrecht hin! Gib ihm die Fersen!«

Ich fand es wunderbar, dabei zuzusehen, wie jemand Sam etwas beibrachte. Er konnte mich die ganze Zeit über im Auge behalten, und wenn er am äußersten Ende der Wiese angekommen war, reckte er den Hals, damit er mich sehen konnte. Sam haßte jede Art von Kopfbedeckung, und er weigerte sich zunächst strikt, eine Reitkappe zu tragen. Ich befürchtete schon, die ganze Sache würde an diesem Problem scheitern, aber Pat setzte ihre ganze Überredungskunst ein. Schließlich gab Sam auch tatsächlich nach und trug von da an widerspruchslos seine Kappe.

In den ersten Monaten testete Pat Sams Fähigkeiten auf unterschiedlichste Weise. Sie stellte fest, daß er gut das Gleichgewicht hielt und daß es ihm auch nicht besonders schwerfiel, die Hände über den Kopf zu legen und sich dabei weit im Sattel zurückzulehnen. Weit schwieriger war es, Sam dazu zu veranlassen, daß er auf Anweisungen hörte und sie auch ausführte. Schon bald erkannte Pat, daß eines der größten Probleme darin bestand, Sams Interesse zu wecken und aufrechtzuerhalten. Offensichtlich fand er das Reiten sehr angenehm, aber dieser Ansporn reichte nicht aus, daß er auch aufpaßte und etwas lernte, wie es die meisten anderen Kinder in dieser Situation getan hätten.

Außerdem sah ich noch eine weitere Schwierigkeit voraus, und zwar eine, auf die ein Mensch, der sich mit Autisten nicht auskannte, wahrscheinlich nicht gefaßt gewesen wäre: Sam glaubte nicht daran, daß er ein Pferd beherrschen konnte. Es überstieg einfach seine Vorstellungskraft, denn er traute sich ja auch sonst nichts zu. Obwohl er manchmal Pats Aufforderungen nachkam und tat, was sie von ihm verlangte, dachte er wahrscheinlich, daß sie das Pferd unter Kontrolle hielt. Deshalb dauerte es sicher auch so lange, bis Sam einsah, welchen Sinn es hatte, daß er die Zügel festhalten sollte.

Nachdem Sam mehrere Monate Einzelstunden gehabt hatte, schlug Pat vor, ihn einmal den Unterricht in der Gruppe ausprobieren zu lassen. Die Reitstunden waren so organisiert, daß einmal pro Woche Reitübungen auf dem Platz stattfanden und in der nächsten Woche ein Ausritt querfeldein. Als Sam seinen ersten Ausritt machte, bei dem ihn nur ein junges Mädchen führte, stand ich entsetzliche Ängste aus. Aber Pat versicherte mir, Sam würde es schaffen, und sie hatte recht. Ihrer Meinung nach machte ich mir einfach zu viele Sorgen.

Sams Fortschritte waren erstaunlich: Anfangs fürchtete er sich noch davor, auch nur in die Nähe eines Pferdes zu gehen, aber bald schon ritt er problemlos auf jedem, das gerade zur Verfügung stand. Natürlich führte immer jemand sein Pferd an der Longe, aber viele Kinder brachten selbst dann nicht den Mut auf, sich auf eines der großen Tiere zu setzen. Wahrscheinlich fühlte Sam sich so sicher, weil er fest darauf vertraute, daß Pat alles unter Kontrolle hatte - auch das Verhalten ihrer Tiere. Zweieinhalb Jahre später lernte Sam, allein aufs Pferd zu steigen und es traben zu lassen. Er braucht immer noch einen Führer, aber inzwischen hält er die Zügel schon wesentlich fester. Vielleicht besteht doch ein leiser Hoffnungsschimmer, daß Sam eines Tages die ganze Sache selbst in die Hand nimmt.

Ich war froh, daß ich Sam sonntags im Reitunterricht untergebracht hatte, denn jetzt, da wir unsere Samstage nicht mehr für die Holding-Therapie brauchten, mußten wir die Zeit am Wochenende anders ausfüllen. Dabei versuchte ich, eine gewisse Regelmäßigkeit einzuführen, denn ich konnte inzwischen akzeptieren, daß jedes Kind - und besonders ein Kind wie Sam - einen festen Tagesrhythmus braucht.

Am Samstagmorgen gingen wir normalerweise einkaufen. Sam brachte es fertig, aus einem ganz normalen Einkauf eine wahre Höllenfahrt zu machen: Mit erhobenen Händen fegte er um ein Haar die Waren von den Regalen, oder er rannte derart kopflos im Laden herum, daß er nur mit knapper Not die Auslagen und die anderen Kunden verfehlte. Ich hätte aus der Haut fahren können, wenn er im Supermarkt plötzlich in irgendeinem Gang verschwand, vor allem bei dem Gedanken an die Schwierigkeiten, die er sonst bei jeder Trennung machte. Er wußte genau, daß ich hinter ihm herlaufen würde. Das tat ich immer, denn schließlich wußte ich ja, daß er in Panik geriet, wenn er mich aus den Augen verlor. Einmal hatte ich einen Moment nicht aufgepaßt, und plötzlich hörte ich, wo Sam steckte: Seine Schreie führten mich an die Stelle, wo er sich auf den Boden geworfen und ein Regal voller Damennachthemden mitgerissen hatte.

An den Wochenenden gingen wir meistens ins Schwimmbad, was Sam sehr gerne mochte. Manchmal unternahmen wir auch lange Spaziergänge. Wir wanderten beide gern, und so bestiegen wir oft den steilen Hügel hinter unserem Haus und marschierten durch die Wälder. Sams Forscherdrang war unerschöpflich, und oft zerrte er mich über kurvige, unwegsame Trampelpfade. Die Ausflüge erinnerten mich an meine eigene Kindheit, als ich mich oft den ganzen Tag allein in der Gegend herumtrieb. Immer wollte ich noch den nächsten Hügel auskundschaften, noch den nächsten Bach überqueren, noch den nächsten Felsbrocken überwinden. Ich hatte immer das Gefühl, auf der Suche zu sein, aber nie kam ich ans Ziel. Ob Sam ein ähnliches Gefühl hatte, weiß ich nicht, jedenfalls bestand auch er oft stur darauf, die halbversteckten Pfade zu erkunden, die vom Hauptweg abgingen.

Normalerweise verbrachten Sam und ich die Wochenenden allein, aber nach und nach unternahm ich auch zögernde Versuche, Kontakt mit der Außenwelt zu knüpfen. Ich freundete mich mit einer Frau namens Laura an, die ebenfalls ein autistisches Kind hatte. Sie wohnte ziemlich weit entfernt von uns, und deshalb sahen wir uns nicht sehr oft, unterhielten uns aber häufig am Telefon.

Ich interessierte mich sehr für die Erfahrungen, die Laura mit ihrem Sohn Christopher gemacht hatte. Christopher hatte sich ein paar Jahre lang scheinbar völlig normal entwickelt. Aber als er vier war – sechs Monate nach der Geburt seiner Schwester –, hatte er autistische Verhaltensweisen angenommen. Er sprach nicht mehr und machte den Eindruck, als sei er geistig schwer behindert. Lange Zeit war Laura ganz verzweifelt. Dann spürte sie plötzlich, daß ihr Sohn viel mehr verstand, als es den Anschein hatte. Sie beschloß, ihm mit der Glen-Doman-Methode das Lesen beizubringen. Bei dieser Methode hält die Mutter ein großes Pappschild hoch, auf dem ein Wort steht, liest es vor und lächelt dabei ihr Kind an. Dieser Vorgang wird mehrmals am Tag wiederholt, und anscheinend baut man damit recht erfolgreich einen Lesewortschatz auf. Christopher lernte auf diese Weise tatsächlich lesen, und von da an machte er auch insgesamt große Fortschritte.

Lauras Geschichte beeindruckte mich tief und gab mir Hoffnung, daß auch mein Sohn sich entwickeln würde. Laura hatte viel Mühe investiert, um Christopher zu helfen, und damit oft anscheinend genau richtiggelegen.

Sie erzählte mir von den kleinen Büchern, die sie mit Christopher fabriziert hatte. Darin notierten sie die Ereignisse des Tages, klebten Buskarten ein und schrieben auf, wenn sie irgendwelche Ausflüge unternommen hatten. Mir erschien das der ideale Weg, um ein Gefühl für Zeit und Raum zu entwickeln und damit natürlich auch eines für die eigene Identität. Die Glen-Doman-Methode hatte abgesehen vom Lesenlernen noch andere Vorzüge. So trug der regelmäßige intensive Blickkontakt, der immer mit einer angenehmen Erfahrung verbunden war, sicher grundlegend dazu bei, Christopher wieder aktiv am Leben teilnehmen zu lassen und das Band zwischen ihm und seiner Mutter zu festigen.

Laura konnte ihren autistischen Sohn nicht heilen, aber durch sie machte er innerhalb einer relativ kurzen Zeit große Fortschritte. Gern hätte ich mit Sam ähnliches unternommen, doch ich war dazu nicht in der Lage. Zum einen waren Sam und ich einen Großteil des Tages getrennt, aber vor allem fehlte mir die nötige Überzeugungskraft und Selbstsicherheit. Ich konnte es nicht ertragen, daß Sam mich jedesmal zurückwies, wenn ich ihm etwas beibringen wollte. Außerdem hatte ich keinen Partner, der mich emotional unterstützte.

Im Gegensatz zu Sam ist Christopher jetzt in vielen Bereichen fast wie ein normales Kind. Er kann lesen und schreiben, er hat seine Interessen und Hobbys. Er besucht eine Regelschule, und nur hin und wieder muß ihm jemand unter die Arme greifen. Doch seine Persönlichkeit ist durch den Autismus stark beeinträchtigt. Christopher hat zwar Kontakt zu anderen Menschen, aber irgendwie kommt er einem immer ein wenig weggetreten vor, zudem ist seine Intelligenz nicht so breit gefächert wie die eines gesunden Kindes, sondern streng auf bestimmte Bereiche konzentriert, hauptsächlich auf die Schule und auf seine Interessen. Beispielsweise kann er sich nicht normal an einem ungezwungenen Gespräch beteiligen, und er ist in sozialen Situationen alles andere als geschickt. Ähnlich wie Sam scheint sich auch Christopher an seinen Ausrutschern nicht zu stören; was andere Leute über ihn denken, ist ihm offensichtlich gleichgültig. Seine zwanghaften Angewohnheiten treiben seine Mutter oft fast zum Wahnsinn, genau wie mich Sams Grasausrupfen auf die Palme bringt.

Ein Kind wie Sam, das sich in einem sehr frühen Entwicklungsalter abgekapselt hat, ist vielleicht schwerer zu verstehen als ein weiter entwickeltes Kind wie

Christopher. Sam ist so zurückgezogen und so wenig aktiv, daß man seine Schwächen gar nicht konkret festmachen kann. Bei Christopher hingegen rückt das autistische Verhalten im Vergleich mit seiner ansonsten normalen schulischen Leistungsfähigkeit auf dramatische Weise in den Vordergrund. Sein Problem wird noch klarer, wenn man bedenkt, welche Art von Hilfe er in der Schule nötig hat. Im Unterricht hat er kaum Schwierigkeiten, aber er braucht jemanden, der sozusagen als sozialer Puffer fungiert. Wenn der Lehrer vor der Klasse steht und etwas erklärt, muß jemand für Christopher die Worte »aufnehmen« und an ihn weitergeben. Christopher ist nicht taub, und er ist auch durchaus in der Lage, Dinge zu verstehen. Aber wegen der Entfernung zwischen ihm und dem Lehrer und der Tatsache, daß dieser seine Worte nicht direkt an Christopher richtet, kann er den Sinn des Gesagten nicht begreifen. Er ist unfähig, die räumliche Distanz zu überbrücken.

Autistische Kinder sind nicht grundsätzlich außerstande, etwas zu verstehen. Jedoch werden Erfahrungen, die sich nicht nahtlos und ohne Schwierigkeiten in ihre geistigen und emotionalen Strukturen einfügen lassen, sofort abgeblockt. Wenn ihnen etwas nicht paßt, ziehen sie sich lieber zurück, als daß sie sich bemühen, das Neue aufzunehmen.

Der Lehrstoff mußte Christopher von jemandem übermittelt werden, der räumlich und auch geistig in seiner Nähe war, der die Information so zuschnitt, daß Christopher sie verarbeiten konnte. Sam befindet sich zwar auf einem viel niedrigeren Niveau als Christopher, aber ich sehe trotzdem, daß bei ihm der gleiche Mechanismus am Werk ist. Sams Bezugssystem ist wesentlich begrenzter, und so muß die Information noch genauer angepaßt werden, damit er sie aufnimmt. Jahrelang schien er überhaupt nicht zu verstehen, was man ihm sagte, es sei denn, man hielt sein Gesicht fest und redete ihn mit leiser Stimme ganz direkt an. Selbst dann gab es nur sehr wenige Themen, mit denen man sein Interesse wecken konnte.

Der Tag, an dem Laura und ihre Familie zum erstenmal zu uns kamen, war nicht einfach – weder für mich noch für Sam. Wir waren Besuch überhaupt nicht mehr gewöhnt. Dementsprechend war ich entsetzlich nervös. Sam seinerseits knirschte mit den Zähnen, verkrampfte am ganzen Körper und wartete nur darauf, daß sie endlich wieder fortgingen. Genau aus diesem Grund hatte ich so lange niemanden zu uns eingeladen. Doch mir wurde immer klarer, wie sehr wir andere Menschen brauchten, und ich war sicher, daß ich mich leichter mit Leuten anfreunden konnte, die ebenfalls ein autistisches Kind hatten und unsere Probleme daher besser verstanden als andere. Als unser Besuch wieder gegangen war, hatten Sam und ich das Gefühl, etwas vollbracht zu haben. Jedenfalls denke ich, daß es bei Sam genauso war wie bei mir. Zwar schloß er mit aller Entschiedenheit die Tür hinter den Gästen, aber er sah dabei ausgesprochen zufrieden aus. Wir machten etwas ganz Normales, wir benahmen uns wie ganz normale Leute. Sobald sie weg waren, nahm Sam erst einmal wieder alle Spielsachen in Besitz, mit denen Christopher und Ellen gespielt hatten. Er berührte alles, was sie in den Fingern gehabt hatten, und spielte besonders intensiv mit den Sachen, die ihnen am besten gefielen. Währenddessen machte ich mich ans Aufräumen, putzte die Küche und sorgte dafür, daß

alles wieder so wurde wie zuvor. Sam und ich waren uns wirklich sehr ähnlich.
Nachdem unsere neuen Freunde ein paarmal dagewesen waren, entspannten wir uns ein wenig. Sam war immer froh, wenn wir einen Spaziergang machten oder zum Spielplatz gingen – anscheinend wurde er mit seiner Nervosität am besten fertig, wenn wir etwas unternahmen. Aber Sam und Christopher spielten nie zusammen, obwohl sie gleich alt waren. Wie wäre das auch möglich gewesen? Weit mehr als andere Kinder waren sie darauf angewiesen, daß Menschen auf sie zugingen, denn von sich aus konnten sie diesen Schritt nicht tun.
Einer Freundschaft am nächsten kam Sams Beziehung zu Tim, dem kleinen Jungen aus der Schule, der ihn so sehr mochte. Ich hatte ihnen beim Balgen zugesehen, und Mrs. Thompson erzählte mir auch immer wieder, wie Tim sich um Sam kümmerte. Über diese Freundschaft war ich sehr glücklich und lud Tim einmal übers Wochenende zu uns ein. Tims Problematik war völlig anders gelagert als die von Sam. Er war zwar in seiner Entwicklung zurückgeblieben, sprach und benahm sich aber normal. Es war seltsam, jemanden bei uns zu haben, der beinahe ununterbrochen erzählte und mich daran hinderte, in meine eigene Gedankenwelt zu versinken. An diesem Wochenende wurde mir so richtig bewußt, wie wenig ich mit Sam redete.
Es zeigte sich bald, daß Sam und Tim sehr viel Unterstützung brauchen würden, wenn wir alle das Wochenende einigermaßen angenehm überstehen wollten. Sie hielten es immer nur kurze Zeit miteinander aus. Sam wollte zum Beispiel unbedingt auf dem Boden herumtollen, lachen und Tim in sein Spiel hinein-

ziehen, aber Tim mußte sich nach einer Weile zurückziehen. Das Spiel wurde ihm bald langweilig – es war ja das einzige, was Sam beherrschte –, und er wollte sich lieber Sams Spielsachen anschauen. Später passierte dann etwas, das mir klarmachte, daß Tim sich in der fremden Umgebung bestimmt sehr unsicher fühlte: Tims Pulli war naß geworden, und ich gab ihm einen von Sam zum Wechseln. Er verschwand nach oben, aber als er wieder herunterkam, hatte er sich überhaupt nicht umgezogen. Als ich im Zimmer nachsah, entdeckte ich, daß er den Pulli zusammen mit den Überresten seines Butterbrots und einem Schokoladenpapier ganz unten in seine Tasche gestopft hatte. Auch die Luftballons und die Süßigkeiten, die ich zwischen Sam und ihm verteilt hatte, waren sorgfältig gehortet worden. Tim verbrauchte nichts, er sparte sich alles auf. Er tat mir leid in seiner Hilflosigkeit, aber wenigstens versuchte er, sich seine eigene Welt aufzubauen, indem er Sachen anhäufte. Sam hätte so etwas nicht gekonnt. Er fing inzwischen zwar an, Besitzansprüche auf seine Spielsachen zu stellen, aber er hätte sie nie von einem anderen Kind zurückgefordert. Nie hätte er wie Tim versucht, seine eigenen Interessen zu vertreten. In einer Situation wie der, in welcher Tim sich jetzt befand, hätte er sich vollkommen zurückgezogen und ganz auf irgendeinen winzigen Gegenstand konzentriert.

Oberflächlich betrachtet entwickelte sich die Beziehung zwischen Tim und Sam nie über ein relativ primitives Niveau hinaus. Als ich Sam erzählte, daß Tim bei uns übernachten würde, zeigte er seine Freude zum Beispiel lediglich dadurch, daß er aufgeregt im Zimmer herumtobte. Ganz bestimmt hatte er eine starke gefühlsmäßige Bindung zu Tim, aber wie diese genau aussah, konnte ich nicht ergründen. Die Freundschaft muß sich zu einem großen Teil in Sams Phantasie abgespielt haben, denn Tim und er machten eigentlich gar nicht viel zusammen. Sie spielten nicht richtig miteinander – einmal abgesehen von ihren freundschaftlichen Balgereien –, aber mir fiel immer wieder auf, wie Sam seinen Freund ganz unauffällig beobachtete. Man sagt autistischen Kindern nach, sie benutzten weit mehr als gesunde Menschen auch das periphere Sehfeld, und wieder einmal konnte ich direkt studieren, wie man diese Methode einsetzte.

An diesem Wochenende und auch wenn er sonst zu Besuch kam, machte ich Fotos von den beiden. Sam wurde nicht müde, sie sich immer wieder anzusehen. Die Freundschaft mit Tim war ungeheuer wichtig für ihn, und ich tat alles, sie zu fördern.

Einen Großteil der Zeit, den ich zusammen mit Sam zu Hause verbrachte, vergruben wir uns beide nach wie vor in unsere eigene Welt. Als ich dann aber an meiner Arbeitsstelle die ersten Bekanntschaften schloß und anfing, mehr auszugehen, wurde der Kontrast zwischen der Außenwelt und meinem Leben daheim noch extremer. Dabei hatte ich das Bedürfnis, die verschiedenen Bereiche enger miteinander zu verknüpfen. Einerseits wollte ich, daß meine Freunde Sam kennenlernten, andererseits aber machte es mich noch immer nervös, wenn ich gleichzeitig mit ihm und mit anderen Leuten zusammen war. Wie sollte ich die widersprüchlichen Anforderungen, mich gleichzeitig um Sam zu kümmern und mich dazu auch noch mit meinen Freunden zu unterhalten, miteinander vereinbaren? Bereits kurz nach Sams Geburt hatte ich gespürt, wie sehr Peter sich darüber ärgerte, daß Sam soviel von meiner Aufmerksamkeit beanspruchte. Beschäftigte ich mich also mit Sam, fühlte ich mich schuldig; tat ich etwas anderes und »vernachlässigte« ihn, ging es mir auch nicht besser. Die Mütter, die die Fähigkeit besitzen, sich gleichzeitig ihrem Kind zu widmen und auf eine dritte Person einzugehen, faszinieren mich. Ich habe solche Frauen oft beobachtet und mich bemüht herauszufinden, wie sie das bewerkstelligen, aber ich finde es nach wie vor ausgesprochen schwierig.

Also waren die wenigen Menschen, die tatsächlich eine Rolle in unserem Leben spielten, diejenigen, die trotz meines eher ablehnenden Verhaltens einfach nicht lockerließen. Einer meiner Freunde namens Jake unternahm sogar ganz intensive Versuche, Kontakt zu Sam zu bekommen. Aber Sam duldete nicht, daß sich ein Außenstehender in unser Leben mischte. Wenn ich abends Besuch bekam und er eigentlich schon längst hätte schlafen sollen, schleuderte er Spielsachen in seinem Zimmer herum und veranstaltete bis elf oder zwölf Uhr nachts einen Höllenlärm. Während dieser Phase (sie dauerte mehrere Monate) riß er alles von den Wänden und zerstörte eine Menge Spielzeug. An seiner Schlafzimmertür hing eine große, mit einer Plastikhülle geschützte Fotografie von ihm und mir. Er konnte mich am meisten damit verletzen, wenn er dieses Bild herunterriß, zerknüllte und unter sein Bett stopfte, was er mehrmals tat. Für mich war das der schlimmste Ausdruck von Verachtung.

Anscheinend wollte Sam um jeden Preis verhindern, daß ich eine Beziehung zu anderen Menschen aufbaute. Zwar ging er selbst nicht auf mich zu, aber er duldete auch nicht, daß es ein anderer tat. Ich wurde furchtbar wütend, wenn er dieses destruktive, tyrannische Verhalten an den Tag legte. Manchmal verlor ich die Nerven und schlug ihn sogar. Anschließend hatte ich dann immer ein furchtbar schlechtes Gewissen. Seine Tobsuchtsanfälle waren doch nur ein Zeichen seiner völligen Verunsicherung und ich hätte ihn nicht schlagen dürfen. Aber die Situation eskalierte oft so schnell; mich überkam eine unglaubliche Wut, noch ehe ich überhaupt registriert hatte, was mit mir geschah. Nachdem mir wieder einmal die Hand ausgerutscht war, fühlte ich mich entsetzlich schlecht, und ich nahm mir stets fest vor, Sam nie mehr zu schlagen.

Manchmal klappte alles wunderbar, wenn Sam und ich mit Jake und seinem Hund Pluto spazierengingen. Genau wie nach den Besuchen von Laura und ihrer Familie war ich auch nach dem ersten Spaziergang zu dritt sehr stolz auf uns. Wir waren tatsächlich – abgesehen von Peter und unseren Verwandten – noch nie mit jemandem ausgegangen. Ich erinnere mich noch sehr gut an dieses erste Mal. Vor Jakes Ankunft waren Sam und ich beide sehr nervös. Während wir am Flußufer entlang gingen, zerbrach ich mir schon wieder den Kopf, wie ich meine Aufmerksamkeit am besten zwischen Sam und Jake aufteilen konnte. Obwohl Sam sich nichts anmerken ließ, hätte er sich bestimmt gefreut, wenn Jake auf ihn zugegangen wäre und ein Gespräch mit ihm angefangen hätte. Doch zunächst schreckte er Jake durch seine abweisende Art ab. Ich mußte daran denken, wie oft Sam, Peter und ich den gleichen Spaziergang gemacht hatten. Peter ging vornweg, und Sam blieb immer weiter zurück. Ich ging in der Mitte und fühlte mich in zwei Stücke gerissen.

Immer versuchte ich, den Abgrund zwischen den beiden zu überbrücken.
Peter kam noch jedes vierte Wochenende um Sam zu sehen, und da er ja nicht mehr in der Gegend wohnte, übernachtete er meist bei uns. So entstand dann während dieser beiden Tage eine seltsame Familiensituation. Sam genoß es offensichtlich, wenn sein Vater bei ihm war, aber es brachte ihn bestimmt auch durcheinander. Ich konnte mich einfach nicht entscheiden, ob es für Sam besser war, wenn wir diese Form des Kontakts aufrechterhielten, oder ob wir ihn endgültig abbrechen sollten. Schließlich konnte Sam mir ja nicht sagen, was ihm am liebsten gewesen wäre. Sollten diese Wochenenden auch nur annähernd erträglich verlaufen, mußte ich Peter und Sam dauernd im Auge behalten und meine Zuwendung genauestens zwischen beiden aufteilen. Gelang mir das, fiel mir zuweilen auf, wie glücklich sie zusammen sein konnten und wie viel sie sich zu geben hatten. Monatelang war Peter fest entschlossen, seine gestörte Beziehung zu Sam zu kitten. Ich schöpfte neue Hoffnung, daß er für Sam nun doch der Vater sein würde, den dieser so dringend brauchte. Aber meistens ging irgend etwas schief. Peter wurde wütend und grollte, Sam verkrampfte sich sofort, zog sich zurück und flüchtete in seine Zwangsmechanismen. Manchmal verkündete Peter dann, er wolle Sam eine Zeitlang gar nicht mehr sehen. Daraufhin bekam ich regelmäßig ein schlechtes Gewissen, weil ich wieder einmal zugelassen hatte, daß jemand meinem Sohn weh tat. Wir steckten anscheinend noch immer in unserem Teufelskreis: Peter wollte etwas mit Sam zu tun haben, ihn regelmäßig besuchen und den Kontakt mit ihm pflegen, zog sich dann aber plötzlich

von ihm zurück und zerstörte das, was er mühsam aufgebaut hatte. Und auch ich fand nicht zu einer konsequenten Haltung. Wahrscheinlich fürchtete ich mich davor, die volle Verantwortung für meinen Sohn übernehmen zu müssen. Allerdings wußte ich auch, daß wir alle nur davon profitieren konnten, wenn sich die Beziehung zwischen Peter und Sam verbesserte.

In dieser Zeit las ich die Bücher von Alice Miller. In *Am Anfang war Erziehung* beschreibt sie, wie Eltern mit destruktiven Erziehungsmethoden den eigenen Zorn und die eigene Unterdrückung der nächsten Generation mit auf den Weg geben. Im Versuch, die Macht zurückzugewinnen, die ihnen von ihren eigenen Eltern genommen wurde, mißhandeln sie ihre Kinder – sei es körperlich oder seelisch. Zum Beispiel wird einem Kind oft gesagt, es müsse etwas »zu seinem eigenen Besten« tun. Steht die instinktive Reaktion des Kindes auf diese Anweisung dann im Widerspruch zu seiner festen Überzeugung, daß die Eltern immer recht haben, muß es seine innersten Gefühle unterdrücken. Schließlich ist das Kind ganz und gar von seinen Eltern abhängig. Sie *müssen* einfach recht haben. Viele Jahre lang schlummern solche unterdrückten Gefühle dann in einem Menschen, bis der oder die Betreffende dann selbst ein Kind bekommt. Jetzt ist er (oder sie) in der Machtposition und tut – oft ganz unbewußt – seinem (ihrem) Kind das gleiche an, was ihm (oder ihr) in der eigenen Kindheit widerfahren ist. Es ist ein endloser Kreislauf: Kinder werden gezwungen, die eigenen Gefühle zu verleugnen, um die emotionalen Ansprüche ihrer Eltern zu befriedigen, und machen das gleiche, wenn sie selbst Kinder in die Welt setzen.

Die Lektüre des Buches führte mir schmerzhaft vor

Augen wie Peter und ich unsere eigenen Kindheitserfahrungen an Sam weitergegeben hatten; wie zwei mächtige Ströme trafen unsere unterdrückten, nie befriedigten emotionalen Bedürfnisse in der Geburt unseres Sohnes zusammen. Auf jeder Buchseite entdeckte ich eine weitere schreckliche Wahrheit, die sich ganz direkt auf unser Leben bezog. Es wunderte mich nicht mehr, daß ich so lange gezögert hatte, dieses Buch in die Hand zu nehmen. Nachdem ich mich nun doch dazu durchgerungen hatte, wurde mein Bild vom Autismus auf einmal sehr farbig – und die Farben waren grell und klar.

14 Treibsand

Kurz nachdem Peter ausgezogen war, hatte er Sam ein teures Fahrrad gekauft. Seither stand es in der Garage und schien sich zu einem unserer zahlreichen fehlgeschlagenen Projekte entwickelt zu haben. Manchmal sah Sam es sich an, aber mehr passierte nicht. Peter und ich bemühten uns, ihn zum Fahrradfahren zu ermuntern, aber unsere Versuche scheiterten.

Einige Male setzte ich Sam am Weg neben unserem Haus auf das Rad, und forderte ihn immer wieder auf, die Füße auf die Pedale zu stellen, während ich ihn festhielt. Wie üblich war das schwierigste Problem, Sam dazu zu veranlassen, genügend Energie und Konzentration aufzubringen. Eigentlich glaubte ich gar nicht mehr daran, daß er es jemals schaffen würde, denn immer, wenn ich Sam das Rad halten ließ, rutschte ihm der Lenker aus den Händen, und es kippte um. Dabei benahm Sam sich so apathisch, daß ich in Wut geriet. Vermutlich kam der Wendepunkt, als Sam das Rad wieder einmal hatte auf den Boden fallen lassen und ich endgültig die Geduld verlor.

»Heb dein Rad auf, und bring es nach Hause«, schrie ich und ging den Weg zurück. Zu meiner Überraschung nahm Sam tatsächlich sein Rad und schob es hinter mir her. Nach diesem Vorfall weigerte ich mich, ihm weiter sein Rad hinterherzuschleppen oder es für ihn durchs Gartentor zu schieben. Also war Sam gezwungen, seine eigene Muskelkraft einzusetzen.

Nachdem er nun endlich die Verantwortung für sein Fahrrad übernommen hatte, bereitete es ihm keine größeren Schwierigkeiten mehr, auch darauf zu fahren.

Bald kannten uns die Leute, die auf unserer Straße ihre Hunde ausführten, recht gut. Sie erlebten mit, wie Sam zunächst wackelig die ersten Meter zurücklegte und nach einiger Zeit in halsbrecherischem Tempo die Straße entlangflitzte. Hin und wieder wurde er von einer alten Dame angefeuert, was mich riesig freute.

Allerdings gab es auch weniger tolerante Zeitgenossen, aber schließlich lernten sie alle, sich möglichst schnell in Sicherheit zu bringen, wenn sie Sam kommen sahen. Als Sam allein fahren konnte, kaufte auch ich mir ein Fahrrad, da man ihn nicht unbeaufsichtigt lassen konnte. Auf diese Weise rettete ich einer ganzen Reihe unschuldiger Passanten das Leben. »Paß auf, wo du hinfährst!« kreischte ich, wenn Sam wieder einmal direkt auf einen Menschen zuschoß. Nachdem er nun radeln konnte, mußte er nur noch das Aufsteigen und Losfahren lernen. Hier war unser Freund Jake eine große Hilfe. Als ehemaliger Lehrer wußte er, wie wichtig es war, eine Aufgabe in kleine Lernschritte zu unterteilen. Genauso brachte er Sam dann bei, wie man startete. Er zeigte ihm, wie man das Rad gegen einen Zaun lehnte und sich von dort abstieß, dann das Gewicht auf ein Pedal verlagerte und im Stand losfuhr. Schließlich konnte Sam tatsächlich Fahrrad fahren. Ich war stolz auf ihn. Nicht nur, weil er einen komplizierten Lernprozeß gemeistert hatte, sondern auch, weil er ein mechanisches Gerät ganz in eigener Regie bediente. Außerdem war er jetzt natürlich mobil. Sicher hatte dies auch eine symbolische Bedeutung für ihn und eröffnete uns beiden neue Möglichkeiten.

Für unsere Beziehung war das Fahrradfahren in mancher Hinsicht ein echter Durchbruch. Ich fand es wunderbar zu wissen, daß Sam etwas gelernt hatte, und es war für mich eine wahre Wonne, wenn ich sah, wie er mit glücklichem und selbstbewußtem Gesicht die Straße hinunterfuhr. Außerdem konnten wir jetzt mehr zusammen unternehmen. Wenn ich hinter Sam herradelte, spürte ich zum erstenmal das Vergnügen, mich mit meinem Kind in eine ganz normale sportliche Aktivität zu stürzen. Jedenfalls sah Sam beim Radfahren genauso aus wie jeder andere Junge in seinem Alter. Wir sausten die Straße hinunter, der Wind wehte uns um die Nase, die Luft roch nach Sommer, und ich war voller Optimismus. Vielleicht würde es Sam bald bessergehen, vielleicht würde er doch noch sprechen lernen.

Auch Sams Zeugnis gab mir Hoffnung. Mrs. Thompson schrieb:

> Insgesamt hat er auch außerhalb des Unterricht stabilere Beziehungen geknüpft. Allerdings beschäftigt Sam sich noch immer mehr mit Erwachsenen als mit Gleichaltrigen. Doch verglichen mit dem abgekapselten kleinen Jungen, der er anfangs gewesen ist, hat er riesige Fortschritte gemacht.

Da sich in seinem Leben mittlerweile verläßliche Strukturen herausgebildet hatten – beispielsweise die Therapie, die Schule, Lucy und die Reitstunden –, schien Sam sich sicher genug zu fühlen, um ein paar kleine, zögernde Schritte in die Welt hinaus zu wagen.

Damit meine ich, daß er Gegenstände zuweilen nach seinen Bedürfnissen benutzte (etwa seine Spielsachen) und manchmal sogar für kurze Zeit Kontakt zu anderen Menschen aufnahm. Ganz vorsichtig betastete er die Welt und ließ sich auch von ihr berühren. Spürte er jedoch den geringsten Druck, zog er sich sofort zurück in sein Schneckenhaus.

Sams Spiel- und Schlafgewohnheiten waren schon immer ein Barometer dafür, wie angespannt er sich gerade fühlte – und beides lief jetzt problemloser denn je.

Beim Spielen hatte Sam eine Vielzahl neuer Möglichkeiten entdeckt: Er beschäftigte sich gern mit seinen Autos und Straßen, legte Puzzles und steckte auch hie und da ein paar Legosteine zusammen. Manchmal blies er auch auf seiner Mundharmonika, aber meistens endete es damit, daß er sie unters Bett schleuderte. Vielleicht brach die Musik alte Wunden auf, weil sie Sam zu stark daran erinnerte, wie er und sein Vater zusammen in der Badewanne Mundharmonika gespielt hatten. Oft verbrachte Sam die Abende jetzt mit seiner Holzeisenbahn. Er baute Brücken und Tunnels und konstruierte weit kompliziertere Anlagen, als er es je fertiggebracht hatte. Ein himmelweiter Unterschied zu früher, als er nur die Fusseln vom Teppich zupfte, während ich vor dem Fernseher saß! Obwohl es mich freute, Sam so spielen zu sehen, wurde mir gerade durch mein Gefühl freudiger Überraschung erst wirklich klar, wie wenig er bisher gespielt hatte. Achteinhalb Jahre lang hatte er weder gespielt noch gelernt oder Erfahrungen mit der Welt gesammelt – der Gedanke war schrecklich.

Lucy war uns eine große Hilfe. Zweieinhalb Jahre lang

kümmerte sie sich um Sam und baute eine Beziehung zu ihm auf, die ihm viel Sicherheit gab. Sie war ein ausgeglichener Mensch, ahnte Sams Reaktionen in den meisten Fällen voraus und konnte so emotionale Katastrophen vermeiden. Auch hatte sie keine Angst davor, Sam auf die Wiese mitzunehmen, wo auch die anderen Kinder spielten, und als Vermittlerin für ihn zu fungieren, damit er sich zwischen ihnen aufhalten konnte. Ich bin mir sicher, daß Sam dies alles zu schätzen wußte. Vor allem muß ihn ein Ereignis beeindruckt haben, von dem Lucy mir später berichtete. Es passierte während der Schulferien. Lucy und Sam waren unterwegs und stiegen gerade in der Stadtmitte aus dem Bus. Zu dieser Zeit trug Sam immer einen kleinen grünen Lieferwagen aus Metall mit sich herum – ein Matchbox-Auto –, das er aus Versehen fallen ließ, als er aus dem Bus kletterte. Er war verzweifelt. Also stürzte sich Lucy mitten in den Verkehr und riskierte Leib und Leben, um Sams Lieferwagen zu retten. Sam war überglücklich, das Auto wiederzuhaben, auch wenn die Reifen ziemlich platt gefahren waren. Er bewahrt es immer noch auf und spielt hin und wieder mit großer Begeisterung die Szene, wie der kleine grüne Lieferwagen vom großen roten Bus zerquetscht wurde.

Auch wenn Sam gerade ängstlich oder wütend war oder sich vor der Welt zurückzog, war Lucy immer mit ihm zurechtgekommen. Plötzlich aber begann er sich ihr gegenüber auf eine Art und Weise zu benehmen, mit der sie nicht umgehen konnte. Er fing an, in ihrer Gegenwart seltsame, alberne Geräusche von sich zu geben, als wollte er sie damit ärgern. Das fand Lucy ausgesprochen unangenehm. Allerdings hatte Sam einen guten Grund, gemein zu sein – jedenfalls von sei-

nem Standpunkt aus. Lucy wollte ihn im Stich lassen. Sam bekommt grundsätzlich alles genau mit, was sich in seiner Umgebung abspielt, und obwohl ihn damals niemand darüber informierte, daß Lucy uns verlassen wollte, hatte er wahrscheinlich etwas aus einem Gespräch aufgeschnappt. Mehr noch als ein gesundes Kind gab Sam sich selbst die Schuld für den Schmerz, den andere ihm zufügten. Deshalb legte ich auch Wert darauf, daß Lucy ihm selbst erklärte, warum sie uns verließ – damit Sam wußte, daß sie private Gründe hatte und nicht wegging, weil sie ihn nicht mehr mochte. Die Tage vergingen, und sie hatte ihm immer noch nichts gesagt. Wahrscheinlich tat es ihr selbst so leid, daß sie es nicht übers Herz brachte, Sam die Wahrheit zu eröffnen. Schließlich mußte ich es Sam selbst erzählen. Er zeigte kaum eine Reaktion darauf – wahrscheinlich wußte er längst Bescheid. Ein paar Tage später ging Lucy.
Mit Lucy verschwand wieder ein Mensch aus Sams Leben, der ihm wichtig war. Ich konnte den Gedanken nicht ertragen, daß er sich ungeliebt oder einsam fühlte, aber inzwischen hatte ich begriffen, daß meine Sorge ihm wahrscheinlich viel mehr zu schaffen machten als das traurige Ereignis selbst. Also versuchte ich, sie zu verbergen.
Anfangs registrierte Sam die Auswirkungen von Lucys Weggang gar nicht richtig: Ich nahm Urlaub, um mich nach einer neuen Betreuungsperson umzusehen, und war demzufolge zu Hause, wenn Sam aus der Schule kam. Ihm schien das gut zu gefallen. Er rannte aus dem Taxi zur Haustür, und wenn er mich dann entdeckte, schlug er die Hände vors Gesicht und lugte erst einmal vorsichtig zwischen den Fingern hindurch.

Dann sah er mich kurz an und strahlte übers ganze Gesicht. Es war, als erlebe er das Wiedersehen so intensiv, daß er den Eindruck erst einmal durch seine Finger filtern mußte, um ihn überhaupt aushalten zu können. Der Unterschied zu dem angespannten, abweisenden Sam, der mich noch vor einem Jahr begrüßt hatte, war enorm.

Im Sommer machten Sam und ich eine Woche Urlaub an der Küste. Sam hatte das Meer seit ein paar Jahren nicht mehr gesehen, und ich werde nie vergessen, wie aufgeregt er wurde, als er es hinter den Dünen entdeckte. Er sauste so schnell er konnte über den Strand und warf unterwegs schon ein Kleidungsstück nach dem anderen ab. Als er ans Wasser kam, war er fast nackt, und trotz der kühlen Brise watete er hinein. Ich konnte seine überschwengliche Reaktion gut verstehen, denn auch ich liebe das Meer, obwohl ich damals schon fast vergessen hatte, wie sehr es mir abgegangen war. Zwei Stunden später holte ich Sam aus dem Wasser; er hatte schon ganz blaue Lippen und zitterte am ganzen Körper, aber er war quietschvergnügt. In diesem Sommer schwammen wir so oft es nur ging im Meer, denn wir hatten etwas entdeckt, was uns beiden große Freude machte.

Nach den Ferien wurde es allmählich immer dringender, jemanden für Sam zu finden. Vor drei Jahren hatte ich das letztemal eine Betreuerin gesucht, und es war interessant festzustellen, daß ich an die Bewerberinnen heute ganz andere Ansprüche stellte. Damals wollte ich nichts weiter als jemanden, der solide und zuverlässig war, und Lucy verkörperte beide Eigenschaften. Dabei war mir nicht wichtig, ob die Person gern spielte, denn Sam brauchte vor allem Sicherheit – er spielte ja ohnehin kaum. Jetzt überlegte ich mir, vielleicht ein junges Mädchen einzustellen, das genug Temperament hatte, um Sam mitzureißen, damit er aus sich herausging und mit ihr spielte. Ich sprach mit etwa einem halben Dutzend junger Frauen, aber es war schwer, die Richtige zu finden, wenn es sie überhaupt gab. Die Mädchen, die sich vorstellten, besaßen entweder so gut wie gar keinen jugendlichen Schwung oder erschienen mir nicht reif genug, um mit Sams manchmal schwierigem Verhalten zurechtzukommen.

Notgedrungen mußte ich mich schließlich entscheiden, und ich engagierte eine junge Frau, die in der Nähe wohnte. Auf diese Weise hoffte ich, wenigstens die praktischen Aspekte des Problems lösen zu können. Aber Cathy und Sam kamen überhaupt nicht miteinander klar. Wochenlang empfing mich jeden Abend ein wahres Schlachtfeld, wenn ich von der Arbeit nach Hause kam. Die zerbrochenen Blumentöpfe, das zerschlagene Geschirr und die heruntergerissenen Vorhänge zeigten überdeutlich, daß hier etwas ganz und gar nicht funktionierte. Ich war außer mir, denn ich wußte nicht, was ich tun sollte. Der Grund für Sams Zerstörungswut war mir ein Rätsel. Ich überlegte, ob er vielleicht Lucy vermißte. Womöglich hatte er noch gar nicht richtig begriffen, daß sie nicht wiederkam, und wurde jetzt einfach mit ihrer Nachfolgerin konfrontiert. Vielleicht war er auch durcheinander, weil ich wieder arbeiten ging. Er hatte sich schon so daran gewöhnt, daß ich bei ihm zu Hause blieb. Möglicherweise mochte er Cathy aus irgendeinem Grund einfach nicht. Ich hatte keine Ahnung, und Sam konnte es mir nicht erklären.

Was es auch immer sein mochte, für Sam war es jedenfalls sehr schlimm. Eines Tages, als Cathy mit ihm spazierenging, brannte er durch. Beim Nachhausekommen fand ich einen Zettel vor, Sam sei verschwunden. Cathy und ich durchkämmten zwanzig Minuten lang die Straße und die umliegende Gegend, dann rief ich die Polizei. Es wurde langsam dunkel, während wir ruhelos auf und ab gingen und auf die Suchhunde warteten. Ich dachte an Sam, machte mir Sorgen und bemerkte auf einmal, wie sehr sich meine Gefühle für ihn in der letzten Zeit verändert hatten. Es hätte mir das Herz gebrochen, wenn meinem Sohn etwas zugestoßen wäre – vor ein paar Jahren hätte ich das nicht uneingeschränkt behaupten können. Doch endlich kam die Nachricht aus dem Funkgerät unseres Polizisten: Man hatte Sam gefunden! Er war auf einem Golfplatz, knapp anderthalb Kilometer von unserem Haus entfernt. Die Polizei hatte zwei Jungen nach Sam gefragt, und sie hatten ihn tatsächlich gesehen. Mir fiel ein zentnerschwerer Stein vom Herzen. Mit Sam war anscheinend alles in Ordnung; er war nur verängstigt und wollte die Polizisten nicht an sich heranlassen. Als ich am Golfplatz ankam, hatte sich die Situation schon wieder verändert. Man hatte Sam in ein Polizeiauto gelockt, und da saß er nun und sah eigentlich recht zufrieden aus. Wenigstens den letzten Teil seines Abenteuers schien er genossen zu haben. Mir wurde noch nachträglich angst und bange, wenn ich daran dachte, daß er auf dem Weg hierher zwei Hauptverkehrsstraßen hatte überqueren müssen.

Die Vorstellung, daß Sam eine weitere Veränderung in Kauf nehmen mußte, gefiel mir zwar ganz und gar nicht, aber es schien das beste zu sein, Cathy zu entlassen. Zwischen den beiden klappte es offensichtlich überhaupt nicht. Schließlich fand ich tatsächlich eine Frau, die Sam mochte, aber unglücklicherweise wurde sie krank und mußte uns bereits nach zwei Monaten wieder verlassen.

Das Jahr hatte für Sam so positiv begonnen, und jetzt schien sich alles zu einem wahren Alptraum zu entwickeln. Die Betreuerinnen kamen und gingen mit schon fast monotoner Regelmäßigkeit, und zudem hatte auch noch Sams Freund Tim die Schule in Springfield verlassen. Wie bei Lucy schien es Sam kaum etwas auszumachen, als man ihm sagte, Tim werde nicht zurückkommen. Aber als er die Wahrheit dann wirklich begriffen hatte, trauerte er über den Verlust seines Freundes. Es brach mir fast das Herz, wenn ich Sam dabei entdeckte, wie er Fotos von sich und Tim betrachtete. Es war so ungerecht, daß ausgerechnet sein einziger Freund ihn verlassen hatte. Sams Einsamkeit belastete mich schwer – ich schauderte bei dem Gedanken, wie er selbst sich erst fühlen mußte.

Die Unruhe im letzten Teil des Jahres schlug sich auch in Sams Verhalten nieder. Das Zubettgehritual, das sich so gut eingespielt hatte, war auf einmal wie weggeblasen. Ich mußte nachts wieder aufstehen, hatte keinen Abend mehr für mich und war dauernd müde. Wahrscheinlich hätte ich unsere neue Errungenschaft konsequenter verteidigen sollen, aber meine Entschlossenheit hatte unter den Stürmen der letzten Zeit schwer gelitten. Ganz wie früher saß Sam mitten auf der Treppe und rief alle paar Minuten nach mir. Ich war erschöpft und wußte nicht mehr aus noch ein, als aus einer ganz unerwarteten Richtung Hilfe nahte.

Der Direktor von Springfield, Mr. Kirby, nahm seinen Beruf sehr ernst, was für ihn bedeutete, daß die Familien seiner Schüler auf seine Unterstützung und Hilfe zählen konnten, wann immer sie diese brauchten. Manchmal besuchte er mich am Abend, um mit mir über Sams Entwicklung zu sprechen. An einem dieser Abende war Sam gerade auf Hochtouren, schleuderte Spielsachen über das Treppengeländer und schrie aus vollem Hals, damit ich zu ihm nach oben kam. Das Ganze war mir sehr peinlich. Mr. Kirby entging nicht, daß Sam die Situation ganz offensichtlich beherrschte. Er gab mir ein paar praktische Ratschläge: Auf jeden Fall sollte ich darauf bestehen, daß Sam in seinem Schlafzimmer blieb, selbst wenn das bedeutete, daß ich wieder ganz von vorne anfangen und mich vor seine Tür setzen mußte, bis er eingeschlafen war. Mr. Kirby war der Meinung, ich hätte zugelassen, daß Sam einen Rückschritt machte, indem ich gestattete, daß er wieder aus dem Zimmer kam, obwohl er eigentlich schon im Bett liegen sollte. Deshalb mußte ich mich jetzt mit kleinen Schritten wieder an den Ausgangspunkt zurücktasten. Schließlich hatte ich ja bereits unten sitzen können, während Sam in seinem Zimmer blieb. »Beharren Sie auf Ihrer Position«, riet Mr. Kirby, »und machen Sie keinen Rückzieher.« Es hörte sich an wie ein Schlachtplan, und die Situation hatte ja auch durchaus Ähnlichkeit mit einer Entscheidungsschlacht. Ich befolgte Mr. Kirbys Rat, und brachte Sam tatsächlich dazu, daß er in seinem Zimmer blieb. Und diesmal ließ ich nicht locker.

Die Bettprozedur war also wieder geregelt, und ich faßte den festen Entschluß, weiteren Streß und weitere Unruhe um jeden Preis zu vermeiden. Meine Hoffnung war, wir könnten in das ruhige, regelmäßige Leben zurückfinden, das wir geführt hatten, bevor Lucy uns verließ. Der Gedanke, weiter nach einer Betreuerin suchen zu müssen, war gräßlich. Außerdem wäre ich mir wie eine Heuchlerin vorgekommen, wenn ich noch einmal versuchte hätte, Sam für eine neue Betreuerin zu gewinnen. Wie sollte mein Kind sich noch darauf verlassen können, daß diese Frau ihn nicht wieder im Stich ließ. Hinzu kam, daß ich mich bei der Vorstellung, mich an eine weitere fremde Person in unseren eigenen vier Wänden gewöhnen zu müssen, unbehaglich fühlte. Wieder kam Hilfe aus Sams Schule. Sam konnte sein Abendessen mit den Internatsschülern einnehmen und in der Schule bleiben, bis ich ihn auf dem Heimweg von der Arbeit abholen kam. Für Sam bedeutete das natürlich einen langen Tag, aber zu diesem Zeitpunkt war es die einzige einigermaßen vernünftige Lösung unseres Problems.

Wenn wir zusammen waren, benahm sich Sam noch immer zwanghaft abhängig und bestand auf meiner körperlichen Gegenwart. Er haßte es, wenn ich aus dem Zimmer ging. Vielleicht fürchtete er, auch ich würde verschwinden, nachdem nun schon sein Vater, Lucy und Tim fort waren. Möglicherweise hatte er das Gefühl, er könnte sich nicht wirklich auf mich verlassen, weil mein Verhalten so schwer einzuschätzen war. Manchmal benahm ich mich ganz zuversichtlich und sang und tanzte mit Sam, was ihm gut gefiel. An anderen Tagen hingegen trug ich schwer an der Last des Lebens. Dann kam ich kaum mit den alltäglichen Verrichtungen zurecht und konnte auch nicht spontan mit Sam umgehen. Deshalb muß er sich bestimmt gefragt haben, ob er mein plötzliches abweisendes Verhalten nicht vielleicht verschuldet hatte. Mein Gefühlszustand beschäftigte ihn ununterbrochen. Er beobachtete jede meiner Bewegungen, um absehen zu können, was als nächstes auf uns zukam. Eines Tages sah ich beim Autofahren in den Rückspiegel und entdeckte Sams besorgtes, kummervolles Gesicht.

> Manchmal erwische ich Sam dabei, wie er mich ganz intensiv anschaut. Er kontrolliert, ob ich ein ärgerliches oder nervöses Gesicht mache. Wenn ich ihm einfach zeige, daß ich entspannt bin und die Situation in der Hand habe, wird auch er lockerer. Er macht sich anscheinend eine ganze Menge Sorgen über mich. Wie schrecklich. Letzte Woche saß er hinter mir auf dem Rücksitz im Auto, und da entdeckte ich sein Gesicht im Rückspiegel. Er hockte nach vorn gebeugt und beobachtete mich ängstlich, ohne zu bemerken, daß ich ihn sehen konnte. Wenn ich mich umdrehte, um aus dem Fenster zu schauen, versuchte er, in meinem Gesicht zu lesen. Dabei sah er so besorgt aus, daß es mir einen richtigen Schrecken versetzte. Diesen Gesichtsausdruck bekam ich ja normalerweise nicht mit, denn meistens beobachtete er mich heimlich. Als ich etwas zu ihm sagte und ihm zulächelte, entspannte er sich sofort.

Als mir klar wurde, wie sehr ich Sam beeinflußte, war ich entsetzt. Meine Therapie half mir, die Beziehung zu meinem Sohn von einem objektiveren Standpunkt aus zu betrachten und ihre zerstörerischen Seiten in den Griff zu bekommen. Allerdings ist ein Problem noch lange nicht gelöst, wenn man anfängt, es zu verstehen. Ich bin noch nie ein besonders ausgeglichener und vernünftiger Mensch gewesen, aber ich strengte mich an, und allmählich wurde es besser zwischen Sam und mir. Vor allem wünschte ich mir, ihm das geben zu können, was er so sehr brauchte: eine ruhige, glückliche Mutter und ein sicheres Nest. Wie eine Ironie des Schicksals erschien mir dabei, daß mir mit zunehmendem Verständnis für meinen Sohn die Defizite in unserer Beziehung immer klarer wurden. Zwischen dem, was ich ihm geben konnte, und dem, was er brauchte, um seine Widerstände wirklich abzubauen, lagen Welten. Mein Traum war, für Sam ein regelrechtes Netzwerk hilfsbereiter, liebevoller Menschen aufzubauen: eine Familie, fünf Therapiesitzungen pro Woche und einen Lehrer, der nur für ihn da war. Aber wie Frances Tustin so oft zu mir sagte: »Wir können nicht mehr tun, als unser Bestes zu geben.«

15 Sprache und Symbolismus

Ich würde nie behaupten, daß ich die Methoden und Ziele aller verfügbaren Therapieformen verstehe. Allerdings haben mir meine eigenen Erfahrungen zumindest einen Eindruck davon vermittelt, wie manche dieser Fachleute arbeiten.

Indem eine Therapeutin ihre Klienten dazu ermuntert, über ihre Reaktionen im alltäglichen Leben zu sprechen, hilft sie ihnen, sich ihrer Gedanken und Gefühle und ihres Umgangs mit der Welt bewußt zu werden. Vielleicht wiederholt sie auch die Worte des Klienten, damit diesem klar wird, was er wirklich gesagt hat. Möglicherweise kommentiert sie das Verhalten des Klienten und weist ihn zum Beispiel darauf hin, daß er einen ärgerlichen oder verwirrten Eindruck macht. Sie stellt Fragen oder weist auf Verbindungen hin. Auf diese Weise bekommt der Klient allmählich ein Bild davon, wie er sich in seiner Umgebung verhält und wie er mit ihr umgeht. Unverständliche oder falsch interpretierte Verhaltensmuster werden im Lauf einer Therapie ins richtige Licht gerückt, wodurch der Klient die zugrundeliegenden Gefühle besser erkennen und verstehen kann.

Meine eigene Therapie machte es für mich nicht leichter, mir vorzustellen, was zwischen Sam und seiner Therapeutin vor sich ging. Üblicherweise verständigen sich Therapeut und Klient größtenteils dadurch, daß sie miteinander reden, aber Sam sprach ja kaum. Mit seinem ganzen Auftreten hielt er andere Menschen von sich fern. Da ich wußte, wie abgekapselt Sam sich verhielt, fragte ich mich, wie um alles in der Welt seine Therapeutin es fertigbrachte, mit ihm Verbindung aufzunehmen oder gar etwas über seine inneren Gedanken und Gefühle zu erfahren. Ich verstand einfach nicht, wie sie ihm überhaupt helfen konnte.

Durch die wöchentlichen Telefonate mit Frances Tustin erhielt ich allmählich einen Eindruck davon, was Lisa mit Sam machte. In der Therapiestunde konzentrierte sie sich ganz auf ihn – sie »hielt« ihn sozusagen in Gedanken fest – und versuchte, sein Verhalten zu »lesen«, um so etwas darüber zu erfahren, was in seinem Kopf vor sich ging. Dann redete sie mit ihm über das, was er tat, und durch diese verbale Interpretation seines Verhaltens versuchte sie, eine Brücke zu meinem Sohn zu schlagen.

Mir war klar, daß ich großes Glück gehabt hatte: Ich hatte eine Therapeutin gefunden, die sowohl die nötige Fachkenntnis mitbrachte als auch bereit war, die ungeheuren Probleme anzugehen, mit denen man sich bei einem schwer autistischen Kind auseinandersetzen muß. Außerdem wußte ich es sehr zu schätzen, daß ich mich einmal wöchentlich mit einem Menschen wie Frances Tustin austauschen konnte, der auf diesem Gebiet über soviel Erfahrung verfügte. Nur durch diesen Kontakt war es mir möglich, Sam als eigenständige Persönlichkeit zu betrachten und nicht den Mut zu verlieren.

Meist blieb Sams Persönlichkeit völlig hinter der Maske des Autismus verborgen. Zuweilen herrschte in ihm auch ein derartiges Durcheinander, daß es mir unmöglich vorkam, näher in Kontakt mit ihm zu kommen.

Wenn er gerade in einen seiner Zwangsmechanismen versunken war, gab er ein lautes, summendes Geräusch von sich, das ihn vollends unerreichbar machte; war er gerade Opfer heftiger Gefühle, warf er sich herum und schleuderte seine Spielsachen durchs Zimmer. Versuchte ich Sam in einem solchen Zustand zu verstehen, kam ich mir vor, als wollte ich durch dicken Nebel eine verschwommene, undefinierbare Gestalt ausmachen. Manchmal half mir Mrs. Tustin die Umrisse zu erkennen und die Gestalt zu identifizieren.
Sie erklärte mir, wie beängstigend und schädlich es für Sam sei, wenn er im Zimmer herumtobte und Sachen kaputtmachte. Dabei betonte sie immer wieder, daß autistische Kinder sich genau dann hinter den bekannten Rückzugsstrategien verschanzen, wenn man sie mit solchen überwältigenden Gefühlen allein läßt. Sam brauchte Hilfe, um zu lernen, mit heftigen Gefühlen umzugehen und sie angemessen auszudrücken. Jemand mußte seine Gefühle aufnehmen und verstehen, sie bändigen, ordnen und formen, damit er sich nicht mehr wie ein Opfer seiner unkontrollierten Impulse vorkam.
Frances Tustin sagte immer wieder, wie wichtig es war, daß man mit Sam über die Vorgänge um ihn herum und in seinem Innern sprach. Obwohl mir das sehr schwer fällt, bemerke ich doch, wie sehr ich Sam damit helfe. Nach Lucys Abschied war mir beispielsweise klar, wie sehr Sam ihr nachtrauerte. Aber er konnte seine Gefühle nicht ausdrücken. Sam weinte nie – er hatte als Baby damit aufgehört. Sprach man dann mit ihm darüber, wie traurig es war, sich von jemandem trennen zu müssen, kam ihm seine Trauer wenigstens akzeptabel und nicht mehr so bedrohlich vor. Sam

zeigt mir ganz deutlich, wenn ich erkenne, was ihn bedrückt: Ein entspanntes Lächeln erscheint auf seinem Gesicht, und er fällt mir um den Hals. Die meisten Menschen halten so etwas für selbstverständlich, für Sam muß es eine befreiende und glückliche Erfahrung sein, daß man seine Gefühle mit anderen teilen kann. Diese Offenheit trägt auch dazu bei, den schraubstockartigen Griff zu lockern, mit dem Sam und ich uns noch immer – wenn auch viel seltener – aneinander klammern. Unsere Beziehung verändert sich, das spüre ich genau. Allerdings kann ich gar nicht genau festmachen, was eigentlich anders geworden ist. Das liegt vor allem daran, daß die Kommunikation zwischen Sam und mir in einem ständigen Wandel begriffen ist – wie ein Schatten, der bei Helligkeit deutlich hervortritt, und fast ganz verschwindet, wenn es dunkler wird. Aber die Bindung zwischen uns wird immer stärker. Sie festigt sich auf eine Art, die uns beiden auch mehr persönliche Freiheit gibt. Als mir die Veränderung zum erstenmal auffiel, erschien sie mir wie ein Wunder. Auf einmal spürte ich, daß ich wirklich mit einem anderen Menschen zusammen war; in Sams Gegenwart war ich nicht mehr allein. Die ersten Male versetzte es mir einen richtigen Schlag, wenn mir bewußt wurde, daß ich tatsächlich eine andere Person um mich hatte. Es war ein völlig neues Gefühl und vollkommen anders als früher. Damals hatte ich eher den Eindruck gehabt, ich sei gleichzeitig isoliert und würde von einer fremden Macht beherrscht.

Manchmal findet zwischen Sam und mir jetzt tatsächlich so etwas wie ein Austausch statt. Das ist wunderbar, aber es ist mir klar, daß unsere symbiotische Beziehung seiner Sprachentwicklung eher hinderlich ist.

Bei mir braucht er nur ein einziges Wort zu sagen (in seiner entsetzlich undeutlichen Aussprache), und schon weiß ich genau, was er meint. Es ist eine Art verbales Steno, und wahrscheinlich sieht Sam auch gar nicht ein, warum er einen ganzen Satz sagen soll, wo doch ein einziges Wort denselben Zweck erfüllt. Wenn ich ihn von der Schule abhole, begrüßt er mich zum Beispiel mit einem aufgeregten »unte, unte, unte«. Damit will er mich fragen: »Kann ich nach dem Baden noch einmal nach unten kommen?«

Wenn ich antworte: »Meinst du, du möchtest gern nach unten kommen?«, ist er nicht zufrieden, denn der Satz ist in seinen Augen noch nicht vollständig. Dann sagt er: »Bah, bah bah«, und sieht mich flehend an.

»Meinst du, du willst nach dem Baden noch nach unten kommen?« ergänze ich bereitwillig den Satz – und Sam ist voll befriedigt.

»Ja«, sagt er. Wenn ich dann die Antwort gebe: »Ja, du kannst nach dem Baden noch nach unten kommen«, lächelt er mich strahlend an, entspannt sich und kann zu einem anderen Thema übergehen.

Wenn Sam versucht, sich verbal mit mir zu verständigen, freue ich mich immer so sehr, daß ich erst einmal genau zu verstehen versuche, was er sagen will, bevor ich ihm antworte. Manchmal habe ich das Gefühl, daß er mir beibringt, seine Sprache zu verstehen, als daß er meine Sprache lernt. Noch immer ist unser Verhältnis zu eng. Ich verstehe Sam viel zu gut. Doch seit die Kommunikation zwischen uns in breiteren Bahnen verläuft, beginnt er auch Interesse an anderen Menschen zu zeigen. Also versuche ich, ein Gleichgewicht zu finden: Einerseits gebe ich mir Mühe, positiv zu reagieren, wenn er etwas sagt; andererseits aber bestehe ich auf eine deutlichere Aussprache und größere Ausführlichkeit.

Zurückblickend lassen sich Sams Sprechversuche gut analysieren. Zwischen acht und neun Monaten plapperte er wie jedes normale Baby. Ich schrieb damals die Laute auf, die er produzierte: »Bem, meb, ba, ba, da da.« Dabei weiß ich nicht, ob Sam mehr oder weniger Geräusche von sich gab als andere Kinder seines Alters. Allerdings erinnere ich mich noch gut daran, daß ein Besucher, der Sam mit neun Monaten zum erstenmal sah, meinte, er werde bestimmt früh sprechen lernen. Sam war an jenem Tag ausgesprochen freundlich und redselig.

Aber aus dem Plappern entwickelte sich bei Sam nicht das Benennen von verschiedenen Gegenständen, obwohl er in seinem zweiten Lebensjahr einige Wörter dazulernte. »Traktor« war das erste – »da-do« rief er jedesmal laut und fröhlich, sobald er einen sah. Außerdem sagte er »Bah« (Bad), »Mon« (Mond), »Wau« (Hund) und noch ungefähr ein halbes Dutzend anderer Wörter.

Allerdings kamen zu diesen Wörtern, mit denen Sam mit ungefähr zwei Jahren Gegenstände bezeichnete, in seinem dritten und vierten Lebensjahr kaum neue hinzu. Der Zuwachs eines neuen Wortes wurde sogar oft dadurch wieder ausgeglichen, daß ein altes aus seinem Vokabular verschwand.

Obwohl Sam in dieser Zeit an einer Sprachtherapie teilnahm, hat diese ihm meiner Ansicht nach eher geschadet als genutzt. Er ging sehr ungern zu den Stunden, und die Sprachtherapeutin hatte anscheinend nicht die leiseste Ahnung, wie man mit Sam umgehen mußte. Sie setzte sich an den Tisch, benannte irgendwelche Gegenstände, und Sam wandte ihr meist den Rücken zu, wobei er manchmal ein Röcheln von sich gab. Zuweilen starrte er auch einfach nur mit leerem Blick auf die Wand hinter ihrem Kopf.

In dieser Zeit sah es fast so aus, als wäre Sams Entwicklung ganz zum Stillstand gekommen. Er konnte seine Wünsche nur dadurch mitteilen, daß er die Hand nach dem ausstreckte, was er haben wollte. Bewegten ihn heftige Gefühle, schleuderte er Dinge durch die Gegend, oder er strampelte und schrie. Nahm man ihn jedoch auf den Arm, wollte er gleich wieder herunter. Unglaublich viel Zeit verbrachte er mit monotonen Zwangsmechanismen, durch die er sich noch mehr isolierte. Trotzdem kann ich rückblickend erkennen, daß er über seine Gefühle teilweise ganz klare Aussagen machte. So waren die Art, wie er Peter und mich zueinander schob, damit wir uns die Hand gaben, oder wie er meine Hand sorgfältig auf den Arm seiner Lehrerin legte, sicher deutliche Anzeichen. Ihm wäre es am liebsten gewesen, daß die Erwachsenen, die ihm wichtig waren, sich zusammentaten und an einem Strang zogen.

In jenen Tagen gab es nur wenig, was Sams Psychologe als hoffnungsloses Zeichen wertete; dazu gehörte zum Beispiel, daß Sam ganz offensichtlich in der Lage war, verallgemeinernde Schlüsse zu ziehen. Wenn er den Namen eines Gegenstandes wußte, konnte er dessen charakteristische Eigenschaften herausfiltern und damit alle Objekte mit den gleichen Eigenschaften derselben Kategorie zuordnen. Beispielsweise war ihm klar, daß ein Tisch nicht nur der eine Gegenstand war, der in unserer Küche herumstand, sondern jede horizontale Platte, die auf vier Beinen ruhte und an der man sitzen und alle möglichen Dinge machen konnte. In meinem Tagebuch hielt ich fest, wie sehr sich Sam dafür interessierte, Dinge in Kategorien einzuteilen, als er dreieinhalb Jahre alt war:

> Heute morgen scheint Sam sehr fröhlich zu sein. Er ist ganz damit beschäftigt, Dinge zu suchen, die zusammenpassen. Wenn er auf irgendeinen Gegenstand stößt, macht er sich sofort auf den Weg, um eine andere Version desselben zu suchen (zum Beispiel ein Bild des betreffenden Gegenstands oder eine Spielzeugausgabe). Manchmal sammelt er von einem Gegenstand drei oder vier verschiedene Ausführungen, und es scheint ihn sehr zufrieden zu machen.

Erst nachdem wir mit der Holding-Therapie anfingen, begann ich darüber nachzudenken, daß Sams Verhalten mit seiner emotionalen Verfassung zusammenhängen könnte. Als er sich seiner heftigen Gefühle bewußt wurde – statt ihre Existenz wie bisher fast vollständig zu leugnen –, begriff ich, daß Sam unbestreitbar eine reale Persönlichkeit war. Diese veränderte Einstellung verhalf mir auch zu der Erkenntnis, daß Sam zumindest einen Teil von dem verstand, was er hörte. Eine ganze Zeitlang beeinflußte das die Art, wie ich mit Sam redete. Der erste Schritt war eigentlich sogar der, daß ich überhaupt mit ihm sprach. So viele Jahre lang war es mir vorgekommen, als existierte er in seinem abgekapselten Zustand gar nicht wirklich.
Obwohl Sams Fähigkeit, etwas zu verstehen, in den nächsten Jahren deutlich anstieg (vielleicht schätzte ich sie auch nur anders ein), veränderte sich sein aktiver

Wortschatz kaum. Er nannte Dinge nur gelegentlich einmal beim Namen und beantwortete Fragen höchstens mit einem einzigen Wort – wenn er überhaupt auf sie reagierte.

Sam war schon sieben, als ich anfing, seinen Worten etwas über seine momentane Verfassung zu entnehmen. Ich erinnere mich noch an das erste Mal, als er mir etwas mitteilte. Damals kam er zu mir in den Garten, hielt die Hand hoch und sagte: »Weh.« Ich war verblüfft und über die Maßen glücklich. Mein Sohn war zu mir gekommen, um sich von mir helfen zu lassen – ich kam mir unglaublich groß und wichtig vor. Tatsächlich hatte er einen kleinen Kratzer am Finger den ich reinigte und verband, als wäre er eine klaffende Wunde.

Als Sam anfing, auf diese Weise seine Gefühle mitzuteilen, waren seine Botschaften sehr emotionsgeladen. Ganz offensichtlich beschäftigte ihn die Vorstellung, er könnte sich verletzen. Die vielfältigen Gefahren, die auf ihn lauerten, machten ihm große Sorgen, und er war begeistert davon, daß einem ein Krankenwagen zur Hilfe kommen konnte, wenn die Katastrophe hereinbrach. Der Klang einer fernen Sirene versetzte ihn in größte Aufregung, und er versuchte alles, um zu dem von ihm so verehrten Fahrzeug zu gelangen oder wenigstens an eine Stelle, von wo er es sehen konnte. »Kra-ke-wa«, wiederholte er ein ums andere Mal. Ich nahm an, daß Sam mitbekommen hatte, daß Krankenwagen kranke Leute ins Krankenhaus bringen, und die Klinik war in dieser Zeit Sams zweite große Liebe. »Lini« (Klinik) sagte er jedesmal, wenn jemand eine Tasse oder ein Glas fallen ließ. Damit brachte er seine Sorge zum Ausdruck, er könne sich an den Scherben schneiden und möglicherweise ins Krankenhaus kommen. Schon bald begann er, die Gefahr vorauszuahnen, bevor der Unfall passierte – eine Zeitlang reichte die Zahl der Gegenstände und Situationen, die Sam für potentiell gefährlich hielt, fast ins Unendliche. Harmlose Begegnungen mit einer Leiter oder einem Dach entlockten ihm einen Schwall von »Lini« (man konnte von ihnen herunterfallen). Das gleiche passierte bei einem Fenster (es konnte zerbrechen und ihn verletzen), einem Messer auf dem Abtropfbrett, Autos auf der Straße (sie konnten ihn überfahren, wie er erklärte, indem er sich heftig auf die Brust klopfte und »Bumm, Lini« stammelte).

Manchmal zeigte er seine Furcht vor spitzen Gegenständen sogar noch drastischer. Er legte die Fingerspitzen aneinander und machte dann von seinem Hals oder seinem Arm aus eine heftige Bewegung nach außen. »Bluh!« (Blut) schrie er dabei mit dramatischer Stimme. Spritzendes Blut war eine der möglichen Folgen, wenn man sich mit einem derartigen Gegenstand schnitt. Etwa sechs Monate später kam ihm plötzlich die Erkenntnis, welche womöglich endgültigen Konsequenzen ein solch schreckliches Ereignis sonst noch nach sich ziehen konnte. »Tot«, sagte er dumpf, und sein Gesicht nahm einen zutiefst melodramatischen Ausdruck an. »Bumm, tot.«

Meiner Ansicht nach besteht ein direkter Zusammenhang zwischen Sams Besorgnis hinsichtlich körperlicher Gefahren und den ganz realen psychischen Ängsten, die in ihm aufkommen, wenn es darum geht, seine Widerstände aufzubrechen. Von seinem Standpunkt aus bietet der autistische Schutzpanzer Sicherheit, auch wenn er dafür den Preis der emotionalen Verarmung, der Langeweile und der Einsamkeit bezahlen muß. Ein Teil von ihm möchte also gern mit anderen Menschen Verbindung aufnehmen und etwas über die Welt erfahren, aber je mehr er sich auf Kontakte mit dieser Welt einläßt, desto stärker wird er sich andererseits auch der körperlichen und psychischen Gefahren bewußt, die zum alltäglichen Leben gehören.

Vielleicht kann Sam sich nicht recht entscheiden, ob er sich wirklich direkt mit seiner Umgebung verständigen möchte. Allerdings sieht er möglicherweise einfach nicht ein, weshalb er sich so anstrengen soll, wo er doch auch ohne Sprache zurechtkommt – jedenfalls spricht er ziemlich unverständlich. Nur zwei oder drei Erwachsene können überhaupt etwas von dem verstehen, was er sagt; die meisten Leute merken nicht einmal, daß er spricht, und gehen deshalb davon aus, daß er auch nichts versteht. Doch Sams Gedankenwelt, wie sie sich in den kümmerlichen Wörtern widerspiegelt, die er von sich gibt, hat sich in den letzten Jahren stark verändert. Aus seiner Beschäftigung mit gefährlichen Gegenständen ist ein Interesse für Dinge entstanden, die für Sam große Macht zu verkörpern scheinen.

Wie viele Kinder mochte Sam schon immer große Maschinen, aber wenn wir mit der U-Bahn fuhren, war das immer etwas ganz Besonderes. Ich werde die ersten Fahrten nie vergessen: Sam saß mit weit aufgerissenen Augen neben mir und zitterte vor Aufregung. Besorgnis, Staunen, Furcht und Bewunderung wechselten sich in seinem Gesicht ab, während der Zug durch die Tunnels ratterte. Vom Bahnsteig aus spähte er in die Dunkelheit. Dabei hatte er große Ehrfurcht vor der unterirdischen Welt und ganz besonders vor

den riesigen Zügen, die mit lautem Kreischen auf ihn zubrausten.
Inzwischen ist Sam viel herumgekommen, und die Londoner U-Bahn ist für ihn keine Attraktion mehr. Doch die ersten Begegnungen mit den donnernden Ungetümen aus Metall beeindruckten ihn tief. »U-Bah«, sagte er schon bald. Zuerst verstand ich gar nicht recht, was er damit meinte, aber als ich es nach ein paar Wochen endlich herausgefunden hatte, war Sam überglücklich. »U-Bah, U-Bah«, rief er immer wieder, »Lu-dle« (London).
Bald wurde mir klar, daß Sam mit »U-Bah« nicht nur die Untergrundbahn meinen konnte. Als er das Wort zum erstenmal verwendete, stand ich vor einem Rätsel. Mein Sohn kannte doch wohl den Unterschied zwischen einer U-Bahn und seiner Mutter? Bei näherer Betrachtung des Zusammenhangs, in dem Sam das Wort gebrauchte, begriff ich allmählich, was er damit meinte. Wenn ich ihn zum Beispiel in einer für ihn bedrohlichen Situation beschützte oder seine Fähigkeit, Gesagtes zu verstehen, verteidigte – dann sah er in mir eine starke, durchsetzungsfähige Person. Er zeigte auf mich, lächelte schüchtern und flüsterte: »U-Bah.« Es war unmißverständlich, was er damit ausdrücken wollte.
Obwohl Sam mich nur selten mit diesem Kompliment bedachte, fühlte ich mich zutiefst geschmeichelt, wenn er mir die Kraft einer von ihm bewunderten großen Maschine zusprach. In den nächsten Monaten trat die »Concorde« an die Stelle der U-Bahn. Anscheinend wurde für Sam dann etwas zum Symbol der Macht, wenn es ihn ganz besonders beeindruckte. Zwar landete die Concorde nur selten auf dem Flugplatz in

unserer Nähe, aber Sam benutzte das Wort seit dem Tag, als wir beide zufällig zum Himmel schauten und die riesige, vogelartige Maschine dicht über unsere Köpfe hinwegdonnerte. »Cong-co«, sagte Sam, und seine Augen wurden dabei so groß wie Untertassen. Offenbar hatte die Concorde an jenem Tag einen unauslöschlichen Eindruck bei ihm hinterlassen.

Kurz nach diesem Ereignis kam eines Morgens ein Freund vorbei, um etwas Geschäftliches mit mir zu besprechen. Allerdings war ich in diesem Moment gerade dabei, mit Sam zu spielen. »Ich beschäftige mich gerade mit Sam«, erklärte ich ihm. »Komm lieber später wieder.« Der Freund war verärgert, aber Sam freute sich sehr. Als ich mit ziemlichen Schuldgefühlen die Tür zumachte, sagte er leise: »Cong-co«, und legte die Hand auf meinen Arm. Ein kaum sichtbares Lächeln erschien auf seinem Gesicht, und eine Sekunde lang trafen sich unsere Blicke. Da wußte ich, daß ich das Richtige getan hatte. Mein Herz schwoll vor Stolz – auf Sam und auf mich –, und ich sehnte mich danach, auch nur einen Bruchteil der Stärke zu besitzen, die ich in Sams Augen verkörperte.

Ungefähr um die gleiche Zeit fing Sam an, sich für Werkzeuge zu interessieren, besonders für Bohrer, Staubsauger und Sägen. Die Kreissäge, mit der unser Nachbar jedes Wochenende Holz zerkleinerte, versetzte ihn in helle Aufregung. Er war zwischen dem Wunsch, sich möglichst nah an dieses Ungestüm heranzuwagen, und seiner Angst davor hin- und hergerissen. Bei den ersten kreischenden Tönen rannte er wie der Blitz zum Ort des Geschehens. Allerdings lief er dann ständig auf und ab, wobei ihn anscheinend widerstreitende Gefühle plagten. Normalerweise fand er schließlich einen Kompromiß, indem er sich einen Beobachtungsposten in sicherer Entfernung suchte – meist hinter einem Baum.

Immer noch interessiert sich Sam für Dinge, die in seinen Augen Macht symbolisieren. Jedoch wird seine Wahrnehmung der Welt allmählich immer differenzierter. Während Sam früher große, starke und lärmende Maschinen bevorzugte, die ganz direkt auf sich aufmerksam machten, denkt er jetzt abstrakter. Beispielsweise interessiert er sich momentan brennend für Hochspannungsleitungen. Beim Spazierengehen folgt er am liebsten den Masten, die sich den Hügel entlang erstrecken. Nähern wir uns einem dieser hohen Gebilde, wird Sam ganz aufgeregt. Wenn nötig, kämpft er sich sogar mitten durchs Gebüsch, um den angebeteten Gegenstand zu berühren. »Ho-pa-mas«, murmelt Sam dann und sieht mich mit verklärtem Gesicht an. »Ho-pa-mas anfaß.« (Hochspannungsmasten anfassen.) Und das tut er dann auch, vorsichtig mit den Fingerspitzen. Vielleicht hat er das Gefühl, ihre Kraft würde auf ihn übergehen.

Zuerst dachte ich, daß sich Sam hauptsächlich deshalb für die Hochspannungsmasten begeisterte, weil sie so eindrucksvoll über ihm in den Himmel aufragten. Bald wurde mir aber klar, daß mehr dahintersteckte. Sam wußte, daß alles mögliche passierte, wenn man einen kleinen Schalter bediente (zum Beispiel ging das Licht oder der Fernseher an), und er wußte außerdem, daß das Verbindungsstück zwischen diesen Ereignissen und dem Schalter das »Ka-al« (Kabel) war. Außerdem hatte er festgestellt, daß aus den großen Hochspannungsmasten und auch aus den kleineren Masten Kabel liefen, und vielleicht nahm er deshalb an, ihre Energie würde über die Drähte zum Schauplatz des Geschehens befördert. Abgesehen von diesem Mißverständnis über den Ursprung der Elektrizität, waren Sams Gedankenschlüsse natürlich richtig.

Auf diesen Spaziergängen habe ich oft Grund, über Sams vereinfachte Weltsicht nachzudenken. Immer wieder überrascht es mich, daß Sam offenbar denkt und fühlt wie ein Angehöriger eines Naturvolkes: Er verehrt einen Gegenstand, der in seinen Augen entweder Macht verkörpert oder in der Lage ist, diese auf ihn zu übertragen, wobei ich nicht weiß, welche Interpretation die richtige ist. Diese Herangehensweise fand sich häufig bei Menschen vergangener Kulturen und herrscht in manchen Teilen der Welt immer noch vor.

Nach wie vor verlaufen Sams Gedanken in unbeweglichen und eng begrenzten Bahnen. Immer noch werden sie von Angst überlagert. Wenn Sam vorsichtig die Fühler ausstreckt, hat er den Eindruck, daß die Ereignisse in dieser Welt von geheimnisvollen Kräften gesteuert werden. Ihren Ursprung zu ergründen übersteigt seine Fähigkeiten, denn er hat kein wirkliches Gefühl für seine eigene Identität und kann deshalb nicht über sich selbst hinausschauen. Er hält sich für vollkommen hilflos.

Deswegen erklärt sich Sam das Unerklärliche auf dieselbe Weise, wie Menschen es schon immer getan haben: Er schafft sich Götter. In letzter Zeit habe ich mit Befriedigung festgestellt, daß er angefangen hat, lebendige Menschen zu vergöttern und nicht nur leblose Gegenstände. Zum Beispiel scheint Mr. Kirby, der Direktor seiner Schule, Sam große Ehrfurcht einzuflößen; vielleicht, weil er sowohl als Autorität als auch als wichtige männliche Bezugsperson in Sams Leben eine bedeutende Rolle spielt. Sam ist fasziniert von Mr. Kirbys Haus, das auf dem Schulgelände liegt. Wenn wir daran vorbeifahren, verrenkt er sich fast den Hals, um hineinsehen zu können, aber als Mr. Kirby ihn einmal einlud, rannte Sam davon und versteckte sich. Die Angst war doch größer als die Neugier.

Sam ist fest überzeugt, daß Mr. Kirby in seinem Haus einen Hochspannungsmasten beherbergt. »Ho-pa-mas Kar-gi hau« (Hochspannungsmast in Kirbys Haus) erzählt er mir aufgeregt, und deutet mit dem Finger auf das Haus, wenn wir vorbeikommen. Wie könnte man sich sonst die unglaubliche Macht erklären, die Mr. Kirby ganz offensichtlich besitzt? Die Schule spielt in Sams Leben eine große Rolle, und dieser Mann hat dort alles im Griff. Wenn Sam neben Mr. Kirby in der Aula steht, wirkt dieser auf ihn sicherlich wie ein Riese (Mr. Kirby ist sehr groß). Außerdem bestimmt er die Zukunft. Was Mr. Kirby sagt, geschieht auch – also hat er bestimmt irgendwo einen Hochspannungsmasten!

An einem Ereignis, das sich vor ein oder zwei Jahren abspielte, läßt sich gut verdeutlichen, wie sehr Sam von seinem momentanen Lieblingsthema mit Beschlag belegt wird. Zu dieser Zeit hatte er eine ausgeprägte Vorliebe für Musik, und einmal, als wir uns eine seiner Kassetten anhörten, untersuchte er den Recorder und die Lautsprecher. Ich fragte Sam, was denn aus den Lautsprechern käme und ging fest davon aus, er würde mir antworten: »Musik.« Aber weit gefehlt. »Ka-al«, sagte er. Man könnte sich Sams direkte Antwort auf meine Frage damit erklären, daß Kabel im Gegensatz zu Musik etwas Greifbares sind. Aber wenn man seinen Blickwinkel ein klein wenig verändert, kann man sie auch ganz anders auslegen. Die Kabel hinten am Lautsprecher waren für Sam viel wichtiger als die Musik – auch wenn er die Musik gern mochte –, weil sie eine magische Kraft beförderten, die Dinge bewirken konnte. Im Gegensatz zur Musik, die einfach nur angenehm war, waren die Kabel Träger der geheimnisvollen Lebenskraft, die Sam so faszinierten – vielleicht, weil er selbst das Gefühl hatte, in einem permanenten Überlebenskampf zu stecken.

Bis jetzt hat Sam sein Interesse für Kabel beibehalten. Er weiß, daß sie teilweise unter der Erde verlegt sind. Deswegen schaut er mich jedesmal an, wenn wir irgendwohin kommen, wo er noch nie war, und erkundigte sich: »Ka-al unner Ede?« (Kabel unter der Erde?)

Mit Sicherheit ist Sam geistig zurückgeblieben. Doch obwohl seine Denkfähigkeit zur Zeit noch sehr begrenzt ist, erweitert er innerhalb seiner Interessengebiete seinen Horizont zusehends. Durch sein großes Interesse an Macht hat er angefangen, sich mit Motoren zu beschäftigen. Für ihn wäre es ein großer Schritt nach vorn, wenn er irgendwann einmal wissen wollte, wie ein Motor funktioniert. Allerdings ist ihm momentan noch am wichtigsten, ob ein Gegenstand überhaupt einen Motor besitzt.

Als Sam anfing, über Motoren zu reden, verstand ich zunächst gar nicht, was er meinte, bis er mir auf die Sprünge half. Er bildete Formen mit den Fingern: erst ein Rechteck – später stellte sich heraus, daß es ein Schloß sein sollte –, dann bog er Daumen und Zeigefinger zu einem Kreis, was einen Motor darstellte. Er wollte mir von einem großen, aufblasbaren Schloß berichten, an dem ein Motor angeschlossen war, und das, ohne daß ich etwas davon gewußt hatte, auf dem

Schulgelände errichtet worden war. Sam hatte gesehen, wie das Schloß zusammensank, nachdem der Motor abgestellt war (ich glaube sowieso, daß der Motor nur dazu da war, die zirkulierende Luft abzukühlen), und dieses Schauspiel hatte ihn offensichtlich tief beeindruckt.

In der letzten Zeit jedoch richtet sich Sams Heldenverehrung eher an wirkliche Personen: Er hat beschlossen, daß ihm Michael Jackson gefällt. Seine Musik hat einen leicht erkennbaren, simplen Rhythmus, und Sam legt sie immer wieder auf. Dann sitzt er mit dem Kopfhörer auf den Ohren, völlig versunken und mit entrücktem Blick da. Mir fiel Sams Interesse zum erstenmal auf, als er eines Tages unsere Kassetten durchwühlte und offensichtlich etwas Bestimmtes suchte. Schon seit ein, zwei Wochen hatte er immer wieder »Bäng, bäng« gesagt und mich erwartungsvoll angesehen. Jetzt verstand ich auf einmal, was er meinte. »Bäng, bäng« bezog sich auf die Musik – er wollte Michael Jackson hören! Als wir die Kassette endlich fanden, sprang Sam aufgeregt herum. »Ja-uh«, freute er sich, »bäng, bäng.« Es war wirklich Bäng-bäng-Musik. Wenn Michael Jackson danach im Fernsehen auftauchte, saß Sam wie angewurzelt auf seinem Platz.

Er liebt »Ja-uh« noch immer und hat mich schon mehrmals auf der Jagd nach irgendeinem Menschen, der eine entfernte Ähnlichkeit mit seinem Idol hat, durch die Straßen geschleppt. Mich freut Sams Begeisterung für einen Popsänger; ich finde das wirklich einen großen Fortschritt gegenüber der Verehrung eines Hochspannungsmasten (obwohl er auch dieses Idol nicht aufgegeben hat). Es kommt mir so normal vor, wenn Sam ganz verzückt vor dem Fernseher sitzt – das macht schließlich jeder neunjährige Junge. Aber weil ich Sams Schwärmerei im Zusammenhang mit seiner sonstigen Besessenheit von »mächtigen Gegenständen« sehe, kommt sie mir ein wenig anders vor als bei einem gewöhnlichen Kind. Vielleicht ist der Unterschied allerdings doch nicht so groß.

Es ist schwer, Sams Gedankengänge bis in alle Einzelheiten zu verstehen, weil er so wenig spricht. Er benutzt zwei oder drei Wörter, um etwas zu erklären. Wenn man ihn nicht sehr gut kennt, versteht man nicht, worauf er hinauswill. Dazu ist seine Aussprache immer noch so schlecht, daß die Wörter fast nicht auszumachen sind. Gewöhnlich benutzt er nur den ersten Konsonanten mit dem ersten Vokal, nie den Endkonsonanten. Manchmal hat er nicht einmal Lust, sich soweit anzustrengen, und wiederholt statt dessen nur den Rhythmus eines Wortes. Wenn man Sam verstehen will, muß man den Sinn dessen, was er sagt, im jeweiligen Kontext interpretieren, und außer mir und seiner Lehrerin haben wenige Leute bisher Zeit oder Lust dazu gehabt.

Auch wenn Sam und ich uns nur in einer Art Geheimsprache unterhalten können, verstehe ich doch mittlerweile besser, was in seinem Kopf vorgeht. Zwischen uns entwickelt sich ein kleiner Bereich, in dem wir etwas gemeinsam haben und einander begreifen. Wenn Sam von seinen Hochspannungsmasten und Kabeln und von seiner Bäng-bäng-Musik spricht, weiß ich fast immer, was er meint, und kann ihm darauf antworten. Auf diese Weise ist es uns möglich, Gespräche zu führen, wenn sie auch etwas simpel und merkwürdig verlaufen.

Meine ersten wirklichen Gespräche mit Sam fallen in

die Zeit, als er mit seiner Klasse einmal in der Woche auf einen Spielplatz mit extra weichem Gummiboden ging. Das machte ihm immer riesigen Spaß, und er sprang meistens wie wild herum oder hopste in ein mit Schaumgummibällen gefülltes Becken. Er war regelrecht besessen von dem »Pie-pa« (Spielplatz) und baute sogar ein einfaches Modell von ihm aus Duplosteinen. Der Spielplatz schien im sehr wichtig zu sein. Für ihn stellte er einen ganz besonderen »Lebensraum« dar – einen kleinen Bereich, in dem er sich nach Herzenslust gehenlassen konnte. Beim Toben gelang es ihm, sich aus dem eisernen Griff zu lösen, in dem seine Gefühle sonst wie von einem Schraubstock zusammengepreßt wurden. Im übertragenen Sinne war der »weiche Spielplatz« für Sam ein sicheres Plätzchen, an dem er ungestört spielen konnte, und das entsprach im Grund dem kleinen Bereich von Gemeinsamkeiten, der sich zwischen ihm und mir entwickelte.

Ganz allmählich lernte Sam, sich deutlicher auszudrücken, und deshalb konnte ich seine fast ausschließliche Beschäftigung mit Gefahr und Macht nun besser nachvollziehen. Einzelne Wörter oder kurze Satzstücke, die er im Zusammenhang mit bestimmten Objekten benutzt, wiederholt er immer und immer wieder. Allerdings hat Sam jetzt auch mehr Kontakt zur Außenwelt, obwohl ich die Art und Weise, wie das vor sich geht, nur schwer beschreiben kann. Mir kommt es vor, als befreite sich ein kleiner Teil seines Geistes aus dem Griff seiner zwanghaften Interessen. Sam erkundigt sich jetzt oft nach der Zukunft und möchte am liebsten ganz genau wissen, was passieren wird und wann dieses Ereignis eintritt. Außerdem begreift er jetzt wesentlich besser, was um ihm herum geschieht. Die breiten Kategorien, in die er früher Gegenstände und Begriffe packte, werden immer spezifischer. Zudem entwickelt er ein Verständnis für Gegensätze (groß und klein, gut und böse), und dadurch lernt er auch immer mehr, mit der Grauzone zurechtzukommen, die zwischen den beiden Extremen liegt. Seine Konzentrationsfähigkeit nimmt zu, und er beginnt zu verstehen, daß die Dinge nicht immer entweder perfekt oder nutzlos sind. Auch lernt er allmählich zu warten.

Obwohl seine Interessengebiete immer vielfältiger werden, dreht sich bei ihm fast alles um seine Lieblingsthemen. Abgesehen von seiner intensiven Auseinandersetzung mit Dingen, die ihm gefährlich werden könnten, und mit den unterschiedlichen Aspekten der Macht, beschäftigt er sich jetzt zunehmend mit der eigenen inneren Verletzlichkeit und der Notwendigkeit, sich zu schützen. Sam gibt zu erkennen, daß er nicht isoliert bleiben will. Er sucht nach einer neuen Form der Sicherheit, die ihm aber nicht wie der unsichtbare autistische Schutzwall den Kontakt zur Außenwelt abschneidet. Während sich diese Vorstellung in seine Gedankenstrukturen einfügt, hat der psychische Rückzugsmechanismus, mit dem Sam automatisch auf die meisten Ereignisse reagierte eine konkrete Form angenommen. Vielleicht konstruiert er sich ein greifbares Modell, um besser verstehen zu können, was ihn von anderen Menschen trennt.

Dieser Prozeß begann damit, daß Sam plötzlich auf alle Arten von Barrieren fixiert war. Viele Monate lang kam es mir vor, als versuchte er zunächst einmal, genau zu definieren, was eine Barriere eigentlich ist. Bei jedem neuen Zaun, jeder Mauer, jedem Geländer und jeder Hecke, auf die wir stießen, überprüfte er diese Definition aufs neue. Außerdem schleppte er ständig ein Stück Spielzeugzaun mit sich herum; vor allem dann, wenn wir irgendwohin gingen, wo er sich nicht ganz sicher fühlte. Möglicherweise verkörperte dieses Stück Zaun etwas, hinter dem er sich verstecken konnte – eine materielle Version der psychischen Schutzmauer, die seine autistische Abkapselung gebildet hatte. Für mich war das ein eindeutiger Fortschritt, denn jetzt nahm er wenigstens zur Kenntnis, daß es eine Barriere gab, und er setzte sie ganz bewußt ein.

Auf ähnliche Weise fing Sam auch an, ängstlich und besorgt auf alles zu reagieren, was mit Pflastern zu tun hatte. Wie viele kleine Kinder braucht auch Sam manchmal ein Pflaster, um einen kleinen Kratzer zu verbinden. Allerdings stellt das Aufkleben des Pflasters für ihn stets einen ernsten Konflikt dar. Einerseits möchte er das Pflaster, aber sobald es klebt, will er es so schnell wie möglich wieder loshaben. Kaum hat man es dann abgemacht, braucht er es wieder. Diese Situation bringt ihn vollkommen durcheinander, denn er kann sich einfach nicht entscheiden, ob er seinen Kratzer zudecken oder lieber offenlassen möchte. Inzwischen haben wir eine Art Rollenspiel entwickelt, damit Sam nicht mehr gezwungen ist, seinen Konflikt jedesmal austragen zu müssen. »Weh, weh«, ruft Sam mit leidender Stimme. »Du meine Güte! Ich frage mich, ob man wohl ein Pflaster draufkleben muß«, antworte ich. »Nein, nein!« schreit Sam. »Also ich glaube, ein Pflaster ist nicht nötig«, erwidere ich darauf, »es ist bestimmt bald wieder gut.« Und dann lächelt Sam und kann sich wieder entspannen.

Die Tatsache, daß Sam sich seiner eigenen Verletzlichkeit zunehmend bewußt wird, zeigt sich bei vielen verschiedenen Gelegenheiten. Dazu zählt auch die Abneigung, in der Öffentlichkeit zu essen, die in letzter Zeit entstanden ist. Zu Hause ißt er am liebsten allein, und wenn andere Leute anwesend sind, besteht er darauf, während des Essens seinen Kopf zu bedecken. In dem Café, in dem wir jeden Montag zu Mittag essen, legt er den Arm über den Kopf und ißt mit der anderen Hand; auf der Rückfahrt im Zug zieht er das Interesse der Mitreisenden auf sich, wenn er sich unter seiner Jacke versteckt, um Kartoffelchips zu knabbern.
Ehe Sam vor etwa zwei Jahren anfing, beim Essen Fisematenten an den Tag zu legen, hatte ich fast völlig vergessen, daß er bereits als Kleinkind in dieser Beziehung ein schwieriger Fall gewesen war. Auf einmal begann er jetzt wieder, mich ganz bewußt zu ärgern. Er drohte, seinen Teller auf den Boden zu werfen und benahm sich insgesamt unerträglich frech. »Tella Bonen« (Teller auf den Boden), schrie er und schubste den Teller bis knapp an die Tischkante. Wütend saß ich ihm gegenüber und wäre vor Verlegenheit am liebsten im Erdboden versunken. Nachdem Sam dann ungefähr sechs Monate lang jede unserer Mahlzeiten in einen Alptraum verwandelt hatte, war auf einmal Schluß damit. Er hörte auf, sich danebenzubenehmen und sein Essen durch die Gegend zu werfen. Statt dessen versteckte er nun jedesmal, wenn er etwas zu sich nahm, sein Gesicht ängstlich unter dem Arm.
Je enger der Kontakt zu seiner Umwelt wird, desto größer wird auch Sams Verletzlichkeit, denn hinter der Barriere, die er sich aufgebaut hat, stecken die schmerzlichen Erfahrungen der Vergangenheit, die der Autis-

mus ausgeblendet hat. Jetzt spürt er manchmal diesen verdrängten Schmerz, und er erträgt ihn, statt sich zurückzuziehen, wie er das bisher getan hat. Vor kurzem entdeckte ich ihn, wie er auf dem Boden saß und ein Bild seines Vaters in der Hand hielt. »Kabbu« (kaputt), murmelte er. »Kabbu, kabbu.« Sein Vater hatte ihn verlassen, ihre Beziehung war kaputt. Sams Stimme klang verloren und gebrochen und erfüllte mich mit unermeßlicher Trauer.

Ich bewundere Sam, wenn ich sehe, wie er versucht, mit seinen Gefühlen zurechtzukommen. In den letzten Ferien hat mich ein Ereignis besonders beeindruckt. Wir unternahmen zusammen mit einer Freundin und ihren beiden Kindern einen Ausflug in eine malerische Gegend in den Yorkshire Dales namens Bolton Abbey. Wir folgten einem Pfad, der sich am Steilufer eines Flusses entlangzog, und machten an einem Wasserfall Rast. Allem Anschein nach genoß Sam den Tag, er war ruhig und entspannt. Allerdings hatte er seit ein paar Wochen seine Schuhe nicht mehr gern angezogen und machte dauernd den Klettverschluß auf und zu. Als wir schließlich aufstanden und weitergehen wollten, zog Sam die Schuhe aus und weigerte sich, sie wieder anzuziehen. Er blieb unerbittlich und wollte sie nicht an den Füßen haben, obwohl der Weg steinig und weiter oben mit Felsbrocken übersät war.

Ich mußte daran denken, wie oft Sam sich bei Schwierigkeiten einfach stur gestellt hat. Aber diesmal war es anders. Er steigerte sich nicht in seinen üblichen Wutanfall hinein, denn dann hätte er sich jetzt mit widerstreitenden Gefühlen die Schuhe von den Füßen gerissen und wieder angezogen. Statt dessen nahm er mich einfach beim Arm und zeigte mir unmißverständlich, daß er für den Weg, den wir vor uns hatten, meine Hilfe braucht. Wir kamen nur langsam und mühselig voran. Wie ein Tattergreis stützte Sam sich auf mich. Währenddessen fragte ich mich, ob er die Situation wohl ähnlich einschätzte wie ich. Konnte es sein, daß für ihn zwischen seinen nackten Füßen und seinen freigesetzten Gefühlen eine Parallele bestand? Vielleicht war sein fester Entschluß, barfuß zu gehen, ein Symbol für seinen Wunsch, den schützenden Mantel des Autismus abzuwerfen, auch wenn es noch so weh tat. Zwar konnte ich meinem Sohn die Gefühle nicht von den Augen ablesen, aber ganz gleich, was er auch gerade denken mochte, er bekannte sich zumindest dazu, daß er meine Hilfe wollte und brauchte. Sam machte zögernde Schritte hinein in die Welt der Lebenden, und ich war überglücklich.

16 Lehren und Lernen

Die Fortschritte, die Sam und ich in all diesen Jahren gemacht haben, kommen mir manchmal vor wie die Stufen einer großen Treppe. Der Abstand zwischen den einzelnen Stufen ist mit einer Reihe kleinerer Stufen ausgefüllt, und zwischen ihnen liegen noch kleinere Stufen. Die deutlichsten Veränderungen sind die in unserem alltäglichen Leben, wie zum Beispiel, daß Sam gelernt hat, allein ins Bett zu gehen. Dagegen ist die allmählich zunehmende Kommunikation zwischen uns weniger leicht zu bemessen, und die inneren Veränderungen, die den Fortschritten im Verhalten meines Sohnes zugrunde liegen, entziehen sich ganz meiner direkten Wahrnehmung.

Vielleicht werden wir irgendwann einmal in der Lage sein, die Entwicklung eines Kindes wissenschaftlich zu erklären. Womöglich kann man die Beziehung zwischen Mutter und Kind zum Beispiel in den Begriff einer chemischen Wechselwirkung fassen. Doch auch wenn wir einzelne Gehirnzellen unter das Mikroskop legen, das Verhalten in isolierte Ausschnitte zergliedern oder in Langzeituntersuchungen die Verhaltensmuster eines Menschen über seine gesamte Lebenszeit hinweg erforschen, bringt uns das alles trotzdem nicht weiter. Für uns ist es wichtig herauszufinden, warum wir auf eine bestimmte Art und Weise denken und handeln. Angesichts des breiten Spektrums menschlichen Verhaltens bleibt viel Raum, um darüber zu spekulieren, wie unser Denken eigentlich abläuft. Deshalb verwundert es auch nicht weiter, daß es zu diesem Thema viele gegensätzliche Meinungen gibt. Manchmal stellt sich heraus, daß es sich nur um unterschiedliche Perspektiven derselben Sachlage handelt. Zuerst müssen wir das Bild vervollständigen, das wir uns von uns selbst gemacht haben. Dann werden wir vielleicht erkennen, daß all die Modelle, die wir entwickelt haben, um Denkprozesse besser verstehen zu können, möglicherweise eine Daseinsberechtigung haben.

Im Moment jedoch kommt mir dieses Bild vor wie ein unvollendetes Gemälde – fleckig, mit unebener Oberfläche. Manche Teile sind klar umrissen und sogar mit leuchtenden Farben ausgemalt. Auf anderen wiederum sind nur grobe Konturen zu sehen, und an vielen Stellen ist die Leinwand sogar noch völlig leer. Wenn man das Gesamtbild betrachtet, fällt einem vor allem der Kontrast zwischen den hervorgehobenen Punkten und den dazwischen liegenden leeren Flächen ins Auge. Erst wenn die Lücken gefüllt sind, werden die scheinbar unzusammenhängenden Teile als Stücke eines Gesamtbildes erkennbar.

Aufgrund meiner Erfahrungen mit Sam habe ich eine Menge über den Autismus gelesen und nachgedacht. Dabei habe ich entdeckt, daß die Meinungen über das menschliche Verhalten im allgemeinen und den Autismus im besonderen oft ziemlich auseinandergehen. Ich selbst unterstütze die Theorie, daß der Zustand, in dem Kinder wie mein Sohn gefangen sind, als eine Rückzugsreaktion auf eine abweisende Umwelt zu erklären ist. Aber ich verstehe auch, weshalb manche Leute nur schwer glauben können, daß Autismus etwas mit äußeren Einflüssen zu tun hat; vor allem dann, wenn die Umgebung oberflächlich betrachtet gar keinen übermäßigen Druck auf ein Kind ausübt. Vielleicht hat ein Kind dem Anschein nach alles, was es braucht, unter anderem auch Eltern, die sich durchaus angemessen um es kümmern. Aber der Streß, dem autistische Kinder ausgesetzt sind, ist nicht notwendigerweise so leicht auszumachen. Oft sind sich weder Eltern noch Kinder der unterschwelligen Mechanismen in ihrer Beziehung bewußt. Vielleicht bemerkt eine Mutter gar nicht, daß sie sich jedesmal verkrampft, wenn sie ihr Baby auf den Arm nimmt. Zieht es sich daraufhin von ihr zurück, fühlt sie sich verwirrt und traurig. Es ist auch nicht immer einfach, die widersprüchlichen Anforderungen zu erkennen, die an ein Kind gestellt werden, bis es schließlich nicht mehr weiß, was es tun soll. Was kann ein Kind machen, wenn es merkt, daß sein Schreien (das einzige Mittel, um darauf aufmerksam zu machen, daß es Hunger hat) Ärger, Zurückweisung und den Verlust der Zuwendung der Mutter zur Folge hat (die es ebenso wie die Nahrung zum Überleben braucht?). Viele Eltern, die ich beobachten konnte, haben ihre Kinder, ohne es zu merken, in solch ausweglose Situationen gebracht. Mich machte das immer sehr traurig, weil ich wußte, daß auch ich mich allzuoft ähnlich verhalten habe.

Meiner Meinung nach war Sam ein intelligentes und aufgewecktes Baby, weshalb er wahrscheinlich noch mehr dazu neigte, auf Streßsituationen mit Rückzug zu reagieren. In seinen ersten Lebensmonaten hat er ganz extrem auf seine Umgebung reagiert: Wenn er etwas hörte, was ihm gefiel, fing er am ganzen Körper an zu zittern; sah oder hörte er hingegen etwas, was ihn in diesem Augenblick überforderte, hielt er sich

Augen und Ohren zu. Sam war offensichtlich ausgesprochen sensibel. Vielleicht hilft solche Sensibilität einem Kind, schnell und flexibel Gedankenverbindungen herzustellen, aber sie macht es auch sehr verletzlich. Sams erhöhte Reaktionsbereitschaft bedeutete ja auch, daß er Schmerz und Kummer viel stärker empfand.

Lange Zeit unseres Lebens haben Sam und ich uns aktiv voneinander zurückgezogen. Ich kann zwar über Sams Gründe hierfür nur Mutmaßungen anstellen, aber ich weiß, daß ich meinen Gefühlen für Sam ausgewichen bin, weil sie Schuld, Angst, Wut und Trauer in mir hervorriefen. Allerdings machte ich es mir schwer, überhaupt eine Beziehung zu meinem Sohn aufzubauen, weil ich die Gefühle, die er in mir auslöste, verdrängte.

Oft schon hat man mich pervers und masochistisch genannt, weil ich daran glaube, daß Sams Autismus etwas mit unserer Beziehung zu tun hat. Aber soweit ich sehen kann, ist dies die einzige Erklärung für seine anscheinend zusammenhanglosen Verhaltensstörungen. Obwohl solche Gedanken mich ziemlich aus der Fassung bringen, sind sie mir lieber als die schwere Last sinnloser Schuldgefühle oder die Abspaltung meiner Emotionen, die dazu führt, daß ich mich wie tot fühle. Ich habe entdeckt, daß Sam und ich freier atmen können, wenn ich wenigstens ansatzweise verstehe, wie und warum sich die Dinge für Peter, Sam und mich so entwickelt haben. Das gibt mir auch wieder die Freiheit, über Sams Zustand objektiver nachzudenken.

Meiner Meinung nach ist es hilfreich, wenn man davon ausgeht, daß der Autismus zwei ganz unterschiedliche Aspekte hat: zum einen die Abspaltungsmechanismen die autistische Kinder einsetzen, und zum anderen die Lernhemmungen, die aus diesen Mechanismen erwachsen.

Dic Abspaltung, die Kinder wie Sam vollziehen – die zwanghaften Beschäftigungen, die monotonen Geräusche, die Weigerung zu verstehen –, machen es einem Außenstehenden sehr schwer, mit ihnen Kontakt aufzunehmen. Es ist fast unmöglich, sich mit jemandem durch eine ununterbrochene Geräuschkulisse hindurch zu unterhalten oder die Aufmerksamkeit einer Person auf sich zu ziehen, die unbeweglich irgendeinen winzigen Gegenstand anstarrt. Dieses Verhalten scheint eine automatische Reaktion auf das Fluchtbedürfnis autistischer Kinder zu sein und steht nicht unter ihrer bewußten Kontrolle. Aus meinen persönlichen Erfahrungen mit Sam schließe ich, daß er sich um so mehr von seiner Umgebung zurückzieht, je größer die Angst und Nervosität ist, unter der er zu diesem Zeitpunkt leidet. Vielleicht ist die Abkapselung eine Art Sicherheitsventil, um zu vermeiden, daß Angst und Anspannung ein erträgliches Maß übersteigen. Wenn das stimmt, dann besteht die einzige Hilfe für Sam darin, daß man den Grund der Anspannung und Angst herausfindet und versucht, diesen zu beseitigen. Meiner Ansicht nach hat eine ganze Reihe von Dingen darauf Einfluß. Beispielsweise kann es daran liegen, wie er sich in einer bestimmten Umgebung und mit den dort anwesenden Menschen fühlt. Weitere Faktoren sind die Art, wie man ihn anspricht, und die impliziten Botschaften, die durch Tonfall und Körpersprache übermittelt werden, und die oft nicht mit dem Gesagten übereinstimmen.

Die Tatsache, daß Sam nach wie vor Rückzugsverhalten zeigt, bedeutet, daß er die meiste Zeit seines Lebens isoliert war und es noch immer ist. Als Folge davon hat er nur wenig Chancen, etwas zu lernen. Sam geht selten von sich aus auf Menschen oder Gegenständen um ihn herum zu. Seiner eigenen Denkprozesse ist er sich zum Großteil gar nicht bewußt. Diese hochgradige psychische Isolation verhindert die Entwicklung der einfachsten Denkstrukturen, und deshalb gerät auch die allgemeine Entwicklung erheblich ins Stocken.

Diese beiden Aspekte des Autismus beziehen sich selbstverständlich sowohl auf die Einzelsituation als auch auf die allgemeine – also darauf, was in einem bestimmten Moment geschieht, und auf die grundsätzliche Entwicklungshemmung. Letztere ist das Resultat, des in der Einzelsituation auftretenden ängstlichen oder isolierenden Verhaltens zu sehen, daß sich seinerseits wieder aus der allgemeinen Behinderung ergibt. Dabei ist es meist schwierig, das eine vom anderen zu unterscheiden. So verhindert Sams Angst und Anspannung zum Beispiel, daß er mit anderen Menschen in Kontakt tritt. Das macht ihn verletzlich, und damit auch um so ängstlicher. Um überhaupt zurechtzukommen, spaltet er seine Gefühle ab. Dann hat er zwar weniger Angst, gewinnt aber sonst nichts. Die Angst steht also nicht nur zwischen ihm und anderen Menschen, sondern hindert ihn auch noch daran, das Wissen und die Erfahrung zu sammeln, durch die er sich weniger verletzlich und deshalb auch weniger ängstlich fühlen müßte.

Wenn ich mich wieder einmal im Labyrinth der Fragen verirrt hatte, die sich durch das Verhalten meines Sohnes, und aufgrund der Beziehung zwischen uns aufwarfen, war ich oft völlig ratlos. Seit seinem vierten Lebensjahr, als ich zum ersten Mal wirklich über seinen Zustand nachzudenken begann, spürte ich, daß Sam erreichbar und auch lernfähig war. Theoretisch mußte es doch möglich sein, Sams Umgebung so vollkommen zu beeinflussen, daß man damit auch seine Reaktionen verändern konnte. Aber in Anbetracht der unendlich vielen Einwirkungen auf das menschliche Verhalten schien dieses Vorhaben kaum zu bewältigen. Ich hatte das Gefühl, auf einem Berggipfel zu stehen und zu einem anderen Berg hinüberzublicken, den ich erreichen wollte. Er sah ganz nah aus, aber zwischen mir und meinem Ziel gähnte ein tiefer Abgrund. Jedoch gab es da keinen undurchdringlichen Dschungel, durch den ich mir hätte einen Weg bahnen müssen, keinen reißenden Fluß, der überquert werden wollte, und auch keine felsige Einöde, die mir im Weg lag – lediglich eine unendliche Leere. An dieses Gefühl hatte ich mich gewöhnt, als ich anfing, darüber nachzudenken, wie ich eine Beziehung zu meinem Sohn aufbauen konnte. Allerdings erschien mir das unmöglich. Wir waren beide so isoliert, so in uns selbst eingekapselt und hatten auch beide nie die Erfahrung einer positiven Beziehung gemacht, so daß wir sie uns nicht einmal vorstellen konnten.

Jahrelang versuchte ich, zwischen Sam und mir Situationen zu schaffen, in denen ich ihm etwas beibringen konnte, aber meine Versuche scheiterten kläglich. Verzweiflung überfiel mich, wenn er mich einfach abblitzen ließ oder wenn er sich totstellte, sobald ich auch nur die einfachsten Dinge von ihm verlangte. Mit beinahe acht Jahren konnte man Sam noch kaum dazu

bringen, einen Bleistift in die Hand zu nehmen. Schreiben lernen kam erst gar nicht in Frage.
Als Sam das Fahrradfahren lernte, hatte ich zum erstenmal das Gefühl, daß ich ihm tatsächlich dabei geholfen hatte. Damals war ich Schritt für Schritt vorgegangen und überlegte mir, ob ich die gleiche Methode nicht auch anwenden konnte, um ihm andere Sachen beizubringen. Vielleicht hatten wir aber auch nur deshalb Erfolg gehabt, weil noch eine dritte Person daran beteiligt gewesen war: Mein Freund Jake hatte mir oft Mut zugesprochen, wenn ich wegen Sams Apathie wieder einmal weder ein noch aus wußte. Möglicherweise war es auch einfacher, Sam etwas beizubringen, wenn wir die Anspannung, die sich in der Lernsituation aufbaute, körperlich abreagieren konnten.
Schon immer hatte ich mich für die Idee begeistert, Sam das Schwimmen beizubringen. Ich selbst hatte es gelernt, als ich noch ganz klein war. Das gab mir viel Selbstbewußtsein, und so fühlte ich mich im Wasser eigentlich immer wohl. Wir gingen beide gern ins Schwimmbad, aber obwohl es Sam solchen Spaß machte und ich ihn immer wieder ermunterte, weigerte er sich, die richtigen Schwimmbewegungen zu üben. Er wollte seinen Körper einfach nicht in die Horizontale bringen, und sobald ich ihn festhielt oder mit seinen Armen und Beinen die Bewegungen nachmachte, hing er auf einmal schlaff an mir. Schließlich gab ich auf und ließ ihn im Becken herumplantschen, was er wunderbar fand.
Mit der Zeit beobachtete ich, wie Sam im Wasser immer mehr Selbstvertrauen gewann. Noch vor ein paar Jahren hatte ich seine Frustration miterlebt, als er sich seiner Angst stellen und ins Becken springen wollte.

Oft stand er eine geschlagene halbe Stunde am Rand,
als wollte er gleich springen, spannte den Körper an
und lockerte ihn wieder. Dabei spiegelte sein verzerr-
tes Gesicht genau seine widerstreitenden Gefühle wi-
der. Wenn er es nicht schaffte, regte er sich furchtbar
auf – und dann war es Zeit für uns, das Schwimmbad
zu verlassen. Nachdem er monatelang mit seiner
Angst gerungen hatte, war Sam schließlich soweit, daß
er von der Seite des Beckens problemlos ins Wasser
hüpfen konnte. Er wagte sogar, bis auf den Grund des
Beckens zu tauchen, um zum Beispiel sein Spielzeug-
auto herauszufischen. Im Wasser kam er mir immer
viel entspannter vor als an Land, und meinem Gefühl
nach hing dies damit zusammen, daß ich selbst in die-
ser Situation ruhig und ausgeglichen war.
Aber Sam konnte noch immer nicht schwimmen. Ich
kam zu dem Schluß, daß wir einen Experten brauch-
ten. Einer der Schwimmlehrer der städtischen Badean-
stalt erklärte sich bereit, ihn zu unterrichten. Aus ei-
niger Entfernung schaute ich nervös zu, wie der
Schwimmlehrer allmählich daran zu zweifeln begann,
daß Sam ihn überhaupt verstand, denn dieser zappelte
hilflos herum und war kurz davor zu ertrinken. Nach
etwa einer halben Stunde gab Mr. Green auf und woll-
te mir auch nicht mehr glauben, daß Sam genau ver-
stand, was man ihm sagte. Zuerst war ich sehr ent-
täuscht, daß schon wieder ein Vorhaben gescheitert
war. Dann bemerkte ich mit einiger Verwirrung, wie
ich plötzlich in die Lehrerrolle gedrängt wurde und
Mr. Green erklärte, daß Sam zu wesentlich mehr fähig
war, als es den Anschein hatte. Daraufhin schlug Mr.
Green vor, ich solle Sam lieber selbst das Schwimmen
beibringen, da ich dazu bestimmt besser geeignet

wäre. Er bot mir seine Hilfe an und sah zu, wie ich Sam dazu überredete, nur die Bewegungen mit den Armen zu machen, das »Hundepaddeln«, eher eine Art Wassertreten. Dabei legte ich mich noch mehr ins Zeug als gewöhnlich, teilweise, weil ich meine Behauptungen über Sams Lernfähigkeit unter Beweis stellen wollte, aber auch, weil ich mich durch Mr. Greens Interesse bestärkt fühlte. Am Ende einer langen und intensiven Übungsstunde, in der Mr. Green mir mit seinen Vorschlägen und seiner tatkräftigen Unterstützung geholfen hatte, war Sam wirklich ein großer Fortschritt anzumerken. Das gab mir neues Selbstvertrauen, und ich war jetzt fest entschlossen, Sam selbst das Schwimmen beizubringen. Wir gingen in der folgenden Zeit jede Woche ins Schwimmbad, und ich arbeitete hart mit Sam. Nach etwa drei Monaten konnte er schwimmen.

Sams Fortschritte machten mich sehr froh. Seine Leistungen kamen mir wie ein großes Geschenk vor – vielleicht erwartete ich nach den letzten neun Jahren so etwas gar nicht mehr. Selbst die Tatsache, daß er weder sprechen noch lesen und schreiben konnte, kam mir jetzt weniger besorgniserregend vor. Das war zumindest der Fall, bis sich eines Tages eine Bekannte überrascht und entsetzt darüber äußerte, daß Sam nicht schreiben konnte. Erschrocken beschloß ich, unsere Situation noch einmal genau unter die Lupe zu nehmen. In der Schule hatte er gelernt, die Buchstaben seines Vornamens einigermaßen leserlich abzumalen, aber das waren nun einmal nur drei und außerdem die einzigen Buchstaben, die er kannte. Zu Hause brachte er nicht einmal dies zustande. Sams Lehrerin kümmerte sich zwar manchmal in Einzelstunden um ihn, aber ihre Zeit war begrenzt. Wie so viele Schulen, hatte auch Springfield zu wenig Personal. Ich sah ein, daß Sam meine Hilfe brauchte, wenn er in diesem Bereich vorwärtskommen sollte.

Meine bisherigen Versuche, Sam das Schreiben beizubringen, waren alle fehlgeschlagen, obwohl ich mehrere Anläufe unternommen hatte. So sehr ich mich auch anstrengte, es schien immer wieder darauf hinauszulaufen, daß wir plötzlich in einer Sackgasse steckten. Als ich las, daß auch Therapeuten mit ihren Gefühlen zu kämpfen haben und sich anstrengen müssen, damit sie bei der Sache bleiben und sich nicht von ihren Patienten abwenden, kam mir das sehr vertraut vor. Offenbar ist das eine Reaktion auf die eigene Hilflosigkeit, die sich einstellt, wenn man sich mit einem Menschen auseinandersetzen muß, der massive psychische Barrieren aufbaut. Der Therapeut, der eigentlich helfen will, fühlt sich ausgeschlossen und hilflos. Er verliert den Mut. Diese Beschreibung paßte genau auf meine Gefühle, wenn ich versuchte, Sam etwas beizubringen.

Gewappnet mit diesem Wissen und der Erfahrung, daß Sam ja auch Fahrrad fahren und schwimmen gelernt hatte, beschloß ich, noch einen Versuch mit dem Schreiben zu wagen. Meistens verbringen wir etwa eine Viertelstunde pro Tag mit »scheibn« (schreiben). Zuerst schrieben wir endlose Zeilen verbundener »m«, um eine flüssige Schreibbewegung zu erreichen. Dann gingen wir zum Gegenteil über: Zeile für Zeile verbundener »u«. Später führte ich einen Buchstaben nach dem anderen ein, und ungefähr sechs Wochen später kannte Sam fast das ganze Alphabet. Dabei hatte er wenig Schwierigkeiten damit, sich die Formen zu merken. Allerdings warf das Schreiben noch weitere Probleme auf, die ihm einiges Kopfzerbrechen bereiteten. Beispielsweise fiel es ihm schwer, von einem Buchstaben zu einem anderen zu wechseln. Hat Sam erst einmal mit einem bestimmten Buchstaben angefangen, wiederholt er lieber das Bekannte und Sichere und will gar nicht mehr damit aufhören. Am liebsten schreibt er endlose Reihen von »m«. »Bügge« (Brücke) nennt er es. »Bügge, Bügge«, murmelt Sam, grinst mich hinterhältig an und produziert eine wahre Sintflut von »m«. Dabei beobachtet er mich aus den Augenwinkeln und wartete darauf, daß ich sage: »Komm, Sam, schreiben wir jetzt lieber ein paar richtige Wörter.« Dann tut er so, als sei er ganz durcheinander, aber in Wirklichkeit macht es ihm inzwischen keine allzu großen Probleme mehr, von einem Buchstaben zum nächsten zu kommen. Er hat auch gelernt, daß mehrere Buchstaben zusammen ein Wort bilden, obwohl ihm das am Anfang schwerfiel. Er schreibt Wörter ab und lernt allmählich auch, kürzere aus dem Gedächtnis aufzuschreiben.

Ich glaube, daß Sam seine Sache sehr gut macht. Es ist noch nicht einmal ein Jahr her, da konnte er seinen Bleistift mit Müh und Not festhalten (jedenfalls zu Hause), und jetzt ist er soweit, daß er ein Wort aus dem Gedächtnis schreiben kann. Mein Sohn ist nicht dumm, nur ist seine Intelligenz sehr tief verschüttet.

Wenn ich versuche, Sam etwas beizubringen, ist es für mich fast am wichtigsten und auch am schwersten, freundlich und konsequent zu bleiben. Manchmal bin ich nahe daran, den Mut zu verlieren und die positiven Seiten unserer Beziehung zu verpassen. Dann erinnere

ich mich nur mit Mühe an die schönen Zeiten, die wir zusammen verbringen. Leider ist es so leicht, unsere Fortschritte aus den Augen zu verlieren und wieder in Hoffnungslosigkeit zu verfallen.
Das Leben mit Sam kann sehr verwirrend sein – es kommt mir manchmal fast so vor, als ginge von ihm ein starker chaotischer Sog aus. Manchmal ist er so aufgeschlossen und lernwillig, aber dann wieder fast wie ein Wesen von einem anderen Stern, mit dem ich überhaupt keine Gemeinsamkeiten habe. Seine Ansprechbarkeit wechselt ständig, und deshalb ist es auch schwer, meßbare Fortschritte zu erzielen. Dennoch fallen mir Dinge auf, die mir eindeutig wichtig und interessant erscheinen. Den folgenden Abschnitt habe ich erst kürzlich in mein Tagebuch geschrieben, etwa sechs Monate, nachdem wir mit unseren »scheibn«-Stunden angefangen hatten:

> Heute habe ich versucht, mit Sam Diagonalen durchzunehmen. Anscheinend findet er das schwer. Zuerst ließ ich ihn ein Viereck zeichnen, was er inzwischen sehr gut macht. Dann sollte er die gegenüberliegenden Ecken miteinander verbinden. Er bringt es nicht fertig, die Ecke direkt anzupeilen; statt dessen kommt der Stift vom Weg ab und will in die Vertikale oder Horizontale ausweichen. Nachdem wir eine ganze Zeitlang geübt hatten, brachte Sam die Diagonalen im Viereck einigermaßen zustande; die Linien waren allerdings ziemlich verwackelt. Als nächsten Schritt sollte er ein Dreieck abmalen. Jetzt kam er ganz durcheinander und warf frustriert sein Buch auf den Boden. Schließlich hatte er sich wieder beruhigt, und ich versuchte, wieder

auf der vorherigen Stufe anzufangen. Allerdings klappte das nicht. Er konnte die Linien in dem Viereck nicht mehr zeichnen und brachte auch das Viereck selbst nicht mehr zustande. Nach zwei geraden Seiten wurde das Viereck zum Kreis. Jetzt erkannte ich, daß Sam offenbar um einige Stufen zurückfällt, wenn man ihn überfordert. Von Zeit zu Zeit jedoch treffe ich das rechte Maß. Dann kann ich genau beobachten, wie er in winzigen Schrittchen mit der gestellten Aufgabe fertig wird. Es ist schwierig, den Punkt zu finden, an dem Sam sich überfordert fühlt, und ihn gleichzeitig doch soweit anzuspornen, daß er vorwärtskommt. Oft habe ich das Gefühl, wir treten auf der Stelle.

Wenigstens weiß ich jetzt ganz sicher, daß Sam lernfähig ist, wenn die Situation seinen ganz besonderen Bedürfnissen angepaßt ist. Er braucht eine Mischung aus positiver Rückmeldung, Konsequenz und unterstützendem Blickkontakt – und das ist nicht immer leicht. Man muß schnell und intuitiv reagieren, um sein aufflackerndes Interesse am Leben zu erhalten. Außerdem muß man sich ganz auf seine Sicht der Welt einlassen. In Sams Alter kommt ein Kind normalerweise gut damit zurecht, daß die Welt nicht immer so ist, wie es sie gerne hätte. Die meisten Kinder können mit neuen Erfahrungen umgehen und deshalb auch etwas lernen, selbst wenn es nicht genau auf ihren momentanen Entwicklungsstand zugeschnitten ist. Sie können einen Schritt überspringen und von dort aus weitermachen. Bei einem autistischen Kind ist das jedoch anders – alles muß genau passen. Entspricht eine Erfahrung nicht genau den eigenen Wünschen oder

Erwartungen, zieht es sich einfach zurück. Auf diese Weise kann ihm das Problem nichts anhaben, denn es fühlt die Unstimmigkeit nicht mehr.

In meinen Augen ist es notwendig, sich in Sams Gefühlswelt hineinzuversetzen, indem man gleichsam zum Spiegel seiner Ängste wird. Nur so kann man ihm aus dem festgefahrenen Zustand des Entwicklungsstillstands heraushelfen. Mein Weg, ihn langsam aber sicher voranzuführen, war, daß ich zuallererst einmal eine wirkliche Verbindung zu ihm suchte. Versetzt man sich weit genug in ihn hinein, so daß man tatsächlich seine Gefühle teilt, entdeckt man, daß die Ängste eines autistischen Kindes wirklich erschreckend sind. Die Welt ist aus Sams Perspektive vermutlich unglaublich beängstigend, denn er hat kein wirkliches Gefühl für seine eigene Existenz, keinen Schwerpunkt, kein Zentrum, in das er sich in Zeiten der Gefahr zurückziehen kann. Ich habe entdeckt, daß es bei mir manchmal lange, verdrängte Erlebnisse aus meiner eigenen Kindheit freisetzt, wenn ich mich so mit Sams Gefühlen identifiziere. Aus diesem Grund ist es für mich auch fast unmöglich, im Umgang mit ihm objektiv zu bleiben.

Wenn ich verstehe, was Sam braucht, heißt das noch lange nicht, daß ich auch weiß, wie ich ihn behandeln muß und was genau zwischen uns vorgeht. Das ist bestimmt bei den meisten Müttern und ihren Kindern ähnlich, aber bei Sam hat es eine viel größere Tragweite, ob ich etwas richtig mache oder nicht. Gelingt es mir nicht, ihm in den nächsten Jahren dazu zu verhelfen, daß er gesündere Verhaltensweisen entwickelt, wird er wahrscheinlich nie allein in der Welt zurechtkommen.

Doch trotz aller Rückschritte und Belastungen machen Sam und ich zweifellos Fortschritte. Der Groll, den wir beide in uns trugen, ist schwächer geworden, und das kalte Schweigen, das sich oft zwischen uns ausbreitete, löst sich allmählich auf. Ich fühle es, indem ich über unser alltägliches Leben spreche, und auch Sam beteiligt sich immer mehr am Gespräch. Zwar macht Sams Alter den Umgang mit ihm manchmal noch schwieriger, aber wir sind jetzt viel zufriedener und glücklicher miteinander als früher. Ich bin entspannter und komme insgesamt besser zurecht, und das färbt auf Sam ab.

Leider werde ich niemals erfahren, ob meine Entscheidungen und die verschiedenen Therapieformen, die wir ausprobiert haben, Sams Beeinträchtigung verschlimmert haben. Schon oft habe ich mich gefragt, ob wir nicht doch besser nach Südengland hätten übersiedeln sollen, wo es ohne Frage bessere Therapiemöglichkeiten gibt. Vielleicht hätte ich Peter wieder bei uns einziehen lassen und versuchen sollen, unsere Beziehung zu kitten. Wäre Sam heute wohl anders, wenn ich nicht jahrelang die Holding-Therapie mit ihm gemacht hätte und wenn ich Frances Tustin und ihrer Psychotherapie nie begegnet wäre?

Obwohl ich schon immer versucht habe, das zu tun, was mir zum gegebenen Zeitpunkt für Sam das richtige zu sein schien, ist meine Sicht des Autismus in den letzten Jahren doch noch wesentlich klarer geworden. Mich interessiert alles, was autistischen Kindern vielleicht helfen kann, aber ich bin inzwischen viel besser in der Lage abzuwägen, was für Sam die größten Erfolgsaussichten hat.

Ich glaube, das Ausmaß, in dem eine Therapie oder

eine andere Behandlung bei einem autistischen Kind anschlägt, hängt vor allem davon ab, wieviel psychische Unterstützung die jeweilige Methode ihm zu bieten hat. Wenn man davon ausgeht, daß Sams Unfähigkeit, Streßsituationen zu bewältigen, ihre Gründe darin hat, daß er dies als Kleinkind nie richtig gelernt hat, ist zusätzliche emotionale Unterstützung die beste Lösung. Sie müßte eigentlich zu einem Ausgleich der Schäden führen, die damals entstanden sind.
Dieser psychische Rückhalt unterscheidet sich stark vom Ansatz der Holding-Therapeutin, auf die wir uns jahrelang verlassen haben. Sam zum Schreien zu zwingen war ein Versuch, ihn seinen Gefühlen näherzubringen, aber er bekam dadurch nicht das, was er brauchte, nämlich zuverlässige Unterstützung, die auf einem grundlegenden Verständnis seiner Psyche basierte: Ich habe sogar den Eindruck, daß die Holding-Therapie bei autistischen Kindern nicht nur nutzlos ist, sondern sie zusätzlich noch mit ihren Ansprüchen unter Druck setzt. Man ermuntert die Mütter, während der Therapie Dinge zu sagen, die viel eher auf ihre eigenen Bedürfnisse, als auf die ihres Kindes zugeschnitten sind. Ich sollte Sam zum Beispiel sagen, er müsse endlich sprechen lernen und seine autistischen Symptome überwinden, damit ich mein normales Leben weiterleben konnte. Von ihm erwartete man, daß er auf mein Bedürfnis reagierte und schrie oder redete oder sich ganz einfach angemessen benahm. Ich bat ihn also um seine Hilfe – ein ziemlich gewagtes Ansinnen an ein abgekapseltes, verängstigtes Kind. Rückblickend glaube ich, daß es vollkommen unlogisch war, von einem Menschen, der sich selbst gegen die grundlegendsten menschlichen Bedürfnisse isoliert

hatte, zu erwarten, daß er sprach oder schrie – und das nur, weil seine Mutter es von ihm verlangte.

Wenn man einem abgekapselten Kind helfen will, muß man zunächst versuchen, mit ihm Kontakt aufzunehmen, denn es kann von sich aus diesen Schritt nicht tun. Das sollte meiner Ansicht nach auch die Aufgabe einer Psychotherapeutin sein. Sie nimmt die Äußerungen eines Kindes auf – sowohl die verbalen als auch die im Spiel gezeigten – und versucht, sie zu deuten. Gleichzeitig vermittelt sie ihm ein Gefühl der Nähe, das es bereits in einer Zeit entbehren mußte, in der es noch überhaupt nicht mit diesem Mangel umgehen konnte.

Ich glaube, daß jede Therapie, die das Gefühl eines Kindes für sein eigenes Selbst stärkt, nützlich sein kann, wenn sie auf eine Art vermittelt wird, die dem Kind angemessen ist. Beispielsweise kann sie dem Kind ein verstärktes Gefühl für den eigenen Körper vermitteln, sein Selbstvertrauen durch das Erlernen neuer Fähigkeiten stärken oder ihm helfen, mit den eigenen Gefühlen ins reine zu kommen. Ich hätte gern, daß Sam irgendeine Art von Körpertherapie oder Musiktherapie mitmacht. Vielleicht sogar eine Sprachtherapie, denn meiner Meinung nach könnte er inzwischen durchaus davon profitieren.

Allerdings ist eine ungestörte Beziehung zwischen Mutter und Kind wahrscheinlich wichtiger als die beste Therapie. In Sams Fall ging gleich zu Anfang seines Lebens sehr viel schief, und das in einer Zeit, als es für ihn noch kaum etwas anderes gab als Essen, Schlafen und die Beziehung zu mir. Diese Beziehung geriet jedoch ins Wanken, und ich glaube, für Sam wäre es das beste, wenn wir es schaffen könnten, sie wieder zu reparieren.

Wenn die Mutter-Kind-Beziehung den Grund für den autistischen Rückzug eines Kindes darstellt, sind ganz offensichtlich drastische Veränderungen notwendig, damit das Kind jemals wieder auf den Weg einer normalen Entwicklung zurückfindet. Und das ist oft einfach nicht möglich.

Vielleicht könnte dann eine der Schlüsselfiguren – Familienmitglieder, Lehrer und Therapeuten – eine ganz wichtige Rolle bei der Genesung des Kindes spielen. Durch eine Beziehung zu einer dieser Personen eröffnet sich möglicherweise ein neuer Weg der Verständigung. Auf diese Weise wird dann eine lebenswichtige Verbindung zwischen der inneren und der äußeren Realität hergestellt. Man muß sich das vorstellen wie eine Brücke, die das Kind vielleicht eines Tages überqueren wird – auf der anderen Seite liegt die Freude, etwas mit einem Menschen teilen zu können und einander zu verstehen. Im Moment ist es noch schwer zu sagen, wie weit mein Sohn und ich kommen werden. Aber zumindest haben wir begonnen, diese Brücke zu bauen.

17 Endlich ein Anfang

Schon vor Jahren wurde mir klar, daß ich erst mir selbst helfen mußte, bevor ich etwas für meinen Sohn tun konnte. Nach der Trennung von Peter war ich kaum in der Lage, mich um mich selbst zu kümmern, geschweige denn um ein autistisches Kind. Es war eine meiner vernünftigsten Entscheidungen, Geld für eine Therapie zusammenzukratzen, denn als ich anfing, mit meinen eigenen Problemen besser zurechtzukommen, verbesserte sich auch meine Beziehung zu Sam. Jetzt bin ich endlich an dem Punkt angelangt, angemessen für mein Kind sorgen zu können. Allerdings haben auch Sams Bedürfnisse inzwischen wesentlich zugenommen. »Ausreichende mütterliche Zuwendung« ist schon längst nicht mehr genug.

Ich kann jetzt viel mehr auf Sam eingehen, und unser Verhältnis wird für beide Seiten um so angenehmer, je zufriedener und glücklicher wir beide mit uns selbst sind. Leider können wir aufgrund der äußeren Umstände weniger Zeit miteinander verbringen, als wir es gerne möchten. Der Tag ist fast vorüber, wenn ich Sam von der Schule abhole, und wenn wir dann zu Hause ankommen, ist es schon Abend und für Sam bald Zeit, ins Bett zu gehen. Welche Ironie des Schicksals! Ich denke voll Trauer an die verlorenen Jahre, diese längst vergangenen Tage, als wir alle Zeit der Welt für uns hatten – und sie uns doch nur wie eine Last erschien. Ich beschäftige mich nicht sehr oft mit der Zeit, als Sam noch ganz klein war, aber vor kurzem wurde ich mehr oder weniger dazu gezwungen. Eine gute Freundin bekam ihr erstes Kind. Schon die Vorstellung, sie besuchen zu müssen, machte mich nervös, denn sie lag in der gleichen Klinik, in der ich Sam bekommen hatte. Schließlich konnte ich den Besuch aber nicht mehr länger hinauszögern. Als ich mein Auto vor dem niedrigen, modernen Gebäude parkte, erinnerte ich mich an den Tag, der jetzt mehr als neun Jahre zurückliegt. Wieder sah ich mich aus der Tür kommen und hörte das Knirschen meiner Schritte im gefrorenen Schnee. Wie besorgt und aufgeregt war ich gewesen, als wir die Babytrage auf dem Rücksitz des Wagens unterbrachten! Mir fiel wieder ein, wie ich denselben Korridor entlanggegangen war, immer auf und ab, nervös und ängstlich. Da war auch das Telefon, an dem ich geweint und meiner Schwester zu erklären versucht hatte, wie unglücklich ich war. Dann durch die Tür und durch den Fernsehraum. Die Frauen, die jetzt dort saßen, lachten und sich über ihre Babys unterhielten, unterschieden sich wahrscheinlich nicht sehr von denen, die vor neun Jahren hier gewesen waren und deren Gespräche ich zugehört hatte. Aber wie anders kamen sie mir heute vor. Ganz normale, freundliche Frauen. Damals hatte ich das Gefühl gehabt, sie wären mir alle feindlich gesinnt; ich war überzeugt, sie kicherten verächtlich über mich, weil ich nicht verheiratet war und weil mich niemand besuchte. Wahrscheinlich hatten sie mich in Wirklichkeit nicht einmal bemerkt.

Plötzlich entdeckte ich meine Freundin. Sie saß auf ihrem Bett und hielt ihr Baby im Arm: die perfekte in sich ruhende Einheit, die man auf so vielen Gemälden findet – Mutter und Kind. Als sie mir ihre Tochter in den Arm drückte, lösten sich meine schmerzlichen Erinnerungen in Luft auf. Es war, als sähe ich zum erstenmal in meinem Leben ein neugeborenes Kind. Ihre winzigen Händchen waren noch fest zu Fäusten geballt, aber ich sah, wie ihre Augen in meine blickten, wenn ich sie richtig hielt. Ihre Reaktionen faszinierten mich, sie erschienen mir so klar, so leicht verständlich. Ganz friedlich lag sie an meiner Schulter, und ihre Lippen bewegten sich leise, als wollten sie die Brustwarze umschließen, die ganz selbstverständlich für sie dasein würde – wie es sich gehörte. Ihre Eltern liebten sie, und sie hatte von vornherein einen Platz in ihrem Leben. Sie brauchte ihn nur einzunehmen. Diesem Kind war ein guter Start in diese Welt sicher.

Dann schaute ich durch die Glaswand in das kleine Zimmerchen, in dem Sam und ich gelegen hatten, und erinnerte mich an das Gefühl der Unsicherheit, das sich dort wie eine düstere Wolke über uns gesenkt hatte. Wie ich meine Freundin beneidete, umgeben von Glückwunschkarten, Geschenken und Liebe. Ich dachte an meine Alpträume, daran, wie ich die anderen Frauen auf der Station gestört hatte, wenn ich mitten in der Nacht schreiend aufwachte. Es hätte wirklich jemand bemerken müssen, daß mein Verhalten besorgniserregend war. Warum hatte sich eigentlich niemand die Mühe gemacht herauszubekommen, wie ich mich fühlte? Ich erinnerte mich auch an die seltenen Glücksmomente, wenn ich Sam ansah, es war meist kurz nachdem Peter uns besucht hatte. Und wie ich dann Sams Bettchen mit den durchsichtigen Plastikwänden so hinstellte, daß ich ihn vom Bett aus ansehen konnte. Aber irgendwie schaffte ich es nie, ihn aus einer bequemen Lage wirklich gut sehen zu können. Dann spürte ich eine seltsame Sehnsucht, eine Sehnsucht nach etwas, von dem ich wußte, daß ich es nie haben würde. Sam schien so weit von mir entfernt, er war immer außerhalb meiner Reichweite – dieses perfekte, winzige Baby.

Während ich zusah, wie das kleine Töchterchen meiner Freundin zufrieden an ihrer Brust nuckelte, fiel mir wieder ein, wie Sam und ich sofort unsere Schwierigkeiten miteinander gehabt hatten: Er wollte nicht trinken, und ich fühlte mich schuldig, versuchte aber, es um jeden Preis zu verbergen. Und wie ich in Panik verfiel, als man mir sagte, ich könnte nach Hause gehen; wie ich mir Sorgen machte, Peter könnte zu spät oder überhaupt nicht auftauchen, um uns abzuholen. Wie schäbig mir Sams Strampelanzug vorkam im Vergleich zu den weichen Stricksachen, in welche die anderen Babys eingepackt wurden.

Zum Glück merkte meine Freundin nicht, daß mir die Situation sehr zu schaffen machte, denn sie hatte noch andere Besucher. Später an diesem Tag sah ich mir Sams Babybilder an, dachte an alles, was damals passiert war, und weinte. Er war so schön gewesen, und es kam mir vor, als sähe ich ihn zum erstenmal. Ich spürte eine tiefe Sehnsucht nach diesem Baby, nach diesem Kind, das ich zur Welt gebracht, aber nie wirklich angenommen, beobachtet, aber nie wirklich gesehen, gefüttert und angezogen, aber nie wirklich versorgt hatte. Wie konnte es sein, daß mir nie aufgefallen war, wenn er seine Händchen nach mir ausstreckte? Das sensible, intelligente Gesicht, das mir aus den Seiten meines Albums entgegenlachte, war wie ein Wunder, und ich konnte nicht glauben, daß ich es damals nicht ebenso wahrgenommen hatte. Meine Angst hatte uns voneinander getrennt. Wie eine unsichtbare Mauer hatte sie sich zwischen uns gestellt. Es tat weh, an dieses Kind zu denken, das ich so unwissend im Arm gehalten hatte, und mich erfüllte der überwältigende Wunsch, es so zu lieben und für es zu sorgen, wie ich es jetzt hätte tun können.

Auf dieser schmerzlichen Reise durch die letzten zehn Jahre konnte ich zum erstenmal die Erinnerung an die ganz frühen Lebenswochen meines Sohnes zulassen. Ich war meinen Gefühlen schutzlos ausgeliefert und hatte keine Möglichkeit, mich gegen das Schreckliche zu wehren, das sich vor meinem inneren Auge auftat. Meine unglückliche Vergangenheit schien direkt in die Einsamkeit zu münden, die Sams Leben bestimmen würde. In jener Zeit war er vollkommen hilflos gewesen, und er ist es noch immer. Nur leidet er jetzt auch noch unter einer dauernden Angst, vernichtet zu werden, einer chronischen Furcht, die manchmal akut ausbricht. Als Kind war ich ihm sehr ähnlich, aber es geht ihm viel, viel schlechter. Ich besuchte meine Freundin und ihr Baby kein zweites Mal im Krankenhaus; ich konnte es nicht ertragen, die beiden zusammen zu sehen. Ihr Kind bekam so viel Liebe, und meines hatte sich mit so wenig begnügen müssen. Wenn ich daran dachte, wie verletzlich Sam gewesen war, welche Möglichkeiten in ihm schlummerten und was sich in den dazwischenliegenden Jahren abgespielt hatte, fühlte ich mich entsetzlich.

Ich haßte all die Menschen, die dazu beigetragen hatten, daß aus meinem Sohn dieses traurige Wesen wurde. Peter haßte ich wegen seiner seelischen Grausamkeit und seiner Gewalttätigkeit; dafür, daß er mich be-

straft hatte, weil ich dieses Kind bekam, und dafür, daß er mir Schuldgefühle einflößte, wenn ich meinen Sohn auch nur anschaute. Ich haßte meine Schwestern, weil sie nicht einmal in meine Nähe gekommen waren, als ich ihre Hilfe so dringend nötig gehabt hatte, und dafür, daß sie meinen Sohn behandelten, als wäre er eigentlich gar nicht da. Ich haßte auch meine Mutter, obwohl sie schon lange tot war, weil sie mir keine Liebe und Zuwendung geschenkt hatte, die ich an mein eigenes Kind hätte weitergeben können. Aber schließlich begriff ich, daß dieser Haß zwecklos war. Die Menschen leben das Drama ihres Lebens, und tun einander weh, ohne es zu wollen.
Ich dachte daran, wieviel besser Sams Leben verlaufen wäre, hätten wir nur ein wenig andere Bedingungen vorgefunden. Meine Beziehung zu Peter war nie besonders stabil, aber durch Sams Geburt trat etwas in unser Leben, mit dem wir beide überhaupt nicht zurechtkamen. Wären wir nicht so extrem und neurotisch voneinander abhängig gewesen, hätten wir uns nach Sams Geburt vielleicht einfach auseinandergelebt. Unser Sohn hätte dann mehr Raum gehabt, um sich zu entwickeln, statt zum Zentrum unserer Kämpfe zu werden. Wenn einer von uns in der Lage gewesen wäre, einen Schritt zurückzutreten und unsere Situation objektiver zu betrachten, hätten wir vielleicht die katastrophalen Auswirkungen rechtzeitig bemerkt, die unsere Auseinandersetzungen auf Sam hatten. Hätten wir irgendeine Form von Unterstützung gehabt oder überhaupt nur Kontakt zu Verwandten oder Freunden, dann wären wir nicht so zwanghaft aufeinander fixiert gewesen. Es hätte sicher sogar auch geholfen, wenn wir mehr Geld gehabt hätten, denn während der er-

sten Zeit mit Sam hatten wir dauernd Sorgen, finanziell nicht über die Runden zu kommen. Und schließlich glaube ich auch, daß Sam weniger hätte leiden müssen, wenn Peter und ich nicht so gute Schauspieler gewesen wären; denn obwohl wir uns einerseits schämten und es uns angst machte, daß wir es nicht einmal fertigbrachten, uns angemessen um unser eigenes Kind zu kümmern, schafften wir es immer wieder, unsere tatsächliche Situation vor den verschiedenen Fachleuten, die wir aufsuchten, zu verbergen. Dadurch bekamen wir auch nicht die Hilfe, die wir nötig gehabt hätten und die wir uns auch unbewußt wünschten.

Inzwischen fühle ich mich beim Gedanken an die Vergangenheit nicht mehr entmutigt und an die Wand gedrückt. Mir ist klargeworden, daß noch nicht alles verloren ist. Ich habe meinen Sohn, und ich liebe ihn sehr. Sam verkörpert sozusagen das ungewollte Kind, das ich selbst war (und teilweise noch immer bin), aber mittlerweile ist er längst nicht mehr unerwünscht, denn ich bin emotional stark genug geworden, um ihn besser verstehen und angemessener auf ihn reagieren zu können. Sam ist behindert, aber er lebt – und ich auch. Ich habe das seltsame Gefühl, daß das Unglück, das über mich als Kind hereingebrochen ist, zum Teil dadurch wiedergutgemacht werden kann, daß ich meinem Sohn helfe, in ein normales Leben zurückzufinden.

Heute ist Sam zehn Jahre alt. Er geht seit über drei Jahren zur Therapie. Sein Zustand hat sich merklich gebessert, und doch ist er noch längst nicht gesund. Aber ich gebe die Hoffnung nicht auf. Ich bin ein sehr optimistischer Mensch – manche Leute würden mich wahrscheinlich sogar als blauäugig bezeichnen. Allerdings hoffe ich nicht mehr wie früher auf ein Wunder und sehe genau, wie die Behinderung meinen Sohn beeinträchtigt. Auf dem Weg zu einer eigenständigen Persönlichkeit steht er erst ganz am Anfang. Und seine Kindheit ist fast vorbei – die Zeit, in der diese Entwicklung eigentlich vorangetrieben werden sollte, damit sie eine solide Grundlage bildet, auf der später aufgebaut werden kann.

Während der vergangenen Jahre habe ich begriffen, daß ich nicht viel mehr tun konnte, als Sam über Wasser zu halten. Ich konnte lediglich hoffen, daß ich irgendwann in der Zukunft die Möglichkeiten haben würde, ihm die intensive Hilfe zu geben, die er braucht. Vielleicht ist doch noch nicht alles zu spät für ihn. Vielleicht ist der Autismus die Verkörperung des uralten Menschheitstraums, in schlimmen Zeiten mit dem Leben zeitweilig auszusetzen. Der Körper wartet dann einfach nur, bis die Umstände sich bessern, so daß man wieder mit der Welt in Verbindung treten kann. Allerdings ist die Hilfe, die Sam zu diesem Schritt brauchen würde, in der Nähe unseres Wohnorts nicht verfügbar. Schon lange weiß ich, daß wir irgendwann doch einmal nach Südengland ziehen müssen. Jedoch fand ich bis vor kurzem diese Vorstellung so beängstigend, daß ich sie nicht ernsthaft in Erwägung zog. Inzwischen jedoch mache ich Pläne für einen Umzug, denn ich will unser kompliziertes Leben besser und einfacher gestalten. Sam soll eine Schulbildung bekommen, die auf seine Fähigkeiten zugeschnitten ist. Außerdem möchte ich in der Nähe seiner Therapeutin wohnen, denn Sam wird noch lange Zeit alle therapeutische Hilfe brauchen, die ich mir leisten kann.

Mein Sohn und ich haben einen weiten Weg hinter uns: durch sprachlose, kalte Distanz, über ängstliche, sprunghafte Kontaktversuche bis zur Entstehung einer beständigeren Verbindung und schließlich sogar zu etwas, das man guten Gewissens als Liebe bezeichnen kann. Nichts Weltbewegendes (obwohl es mir oft so vorkommt) – einfach nur ganz normale Liebe, die auf dem Band beruht, das zwischen Mutter und Kind besteht und das so viele Menschen für selbstverständlich halten. Ich spüre, daß wir endlich am Anfang unserer Beziehung angelangt sind.

Die letzten zehn Jahre waren interessant, aber sehr schwierig. Heute wünsche ich mir, ich hätte das, was ich jetzt weiß, auf leichtere Art lernen können. Ich wünschte, mein Leben wäre einfacher verlaufen, Sam wäre nicht behindert und seine Persönlichkeit nicht zerstört. Mehr als alles andere aber wünsche ich mir, zu diesem bitterkalten Tag in Valley View zurückkehren zu können, als ich Champagner trank, Delius hörte und die naive Hoffnung hatte, alles würde gut werden. Ich wünschte, ich könnte noch einmal von vorn anfangen und alles anders machen. Hätte ich die Möglichkeit dazu, wäre mein Sohn heute nicht autistisch.

Nachwort

Sam und ich zogen etwa neun Monate nach Fertigstellung dieses Buches nach Oxford. Es war schwer, ihn aus seiner vertrauten Umgebung herauszureißen, und unmöglich, die Folgen abzusehen, die diese Veränderung für ihn haben würde. Zweifellos hat es Sam zu schaffen gemacht, daß wir Yorkshire, die Schule und unser Haus, das er sehr liebte, verlassen haben. Die Umstellung hat uns beiden sehr zu schaffen gemacht. Noch monatelang, nachdem wir eingezogen waren, wanderten wir in unserem neuen Haus umher und fühlten uns trostlos und verlassen. Sam bekam die Zwangsvorstellung, alle möglichen Sachen seien verschwunden. Er dachte ganz willkürlich an irgendeinen Gegenstand und war dann völlig verzweifelt, bis er ihn gefunden hatte. Noch heute, fast ein Jahr später, besteht dieser Zwang.

Aber trotz der Probleme, die aus dem Umzug und dem Neuanfang erwuchsen, bereue ich nichts. Das Leben ist hier viel leichter für uns. Sam geht zweimal pro Woche zur Therapie statt nur einmal wie bisher, und zwar in Oxford, so daß wir auch nicht mehr nach London zu fahren brauchen. Außerdem hat er einen Platz in der Abteilung für autistische Kinder an der Sonderschule von Oxford, wohin ich ihn immer hatte schikken wollen. Damit haben wir alle wichtigen Dinge in der Stadt, in der wir zu Hause sind. Allmählich scheinen die einzelnen Bruchstücke unseres neuen Lebens zusammenzuwachsen.

Natürlich weiß ich nicht, welche Fortschritte Sam in Zukunft machen wird, und bei dem Gedanken daran schwanke ich manchmal immer noch zwischen grenzenlosem Optimismus und düsterem Pessimismus. Ich wünsche mir so vieles für ihn, und es gibt so viele Dinge, die ihm helfen würden. Unglücklicherweise setzen uns die Umstände immer gewisse Grenzen, und ich bin schließlich nur ein Mensch. Doch Sam lebt jetzt unter den besten Bedingungen, die ich momentan für ihn schaffen kann. Was die Zukunft angeht, so bleibt uns nichts anderes übrig als abzuwarten.